# 心内科疾病临床诊治学

主 编　李俊民　张天维　关思虞
　　　　陈 慧　员小利　赵文霞

XINNEIKE JIBING
LINCHUANG ZHENZHIXUE

黑龙江科学技术出版社

图书在版编目（CIP）数据

心内科疾病临床诊治学 / 李俊民等主编. --哈尔滨：
黑龙江科学技术出版社，2018.2
ISBN 978-7-5388-9751-7

Ⅰ.①心… Ⅱ.①李… Ⅲ.①心脏血管疾病-诊疗
Ⅳ.①R54

中国版本图书馆CIP数据核字(2018)第115013号

## 心内科疾病临床诊治学
XINNEIKE JIBING LINCHUANG ZHENZHIXUE

主　　编　李俊民　张天维　关思虞　陈　慧　员小利　赵文霞
副主编　杨　闯　杨晓艳　周　青
责任编辑　李欣育
装帧设计　雅卓图书
出　　版　黑龙江科学技术出版社
　　　　　地址：哈尔滨市南岗区公安街70-2号　邮编：150001
　　　　　电话：（0451）53642106　传真：（0451）53642143
　　　　　网址：www.lkcbs.cn　www.lkpub.cn
发　　行　全国新华书店
印　　刷　济南大地图文快印有限公司
开　　本　880 mm×1 230 mm　1/16
印　　张　13
字　　数　400千字
版　　次　2018年2月第1版
印　　次　2018年2月第1次印刷
书　　号　ISBN 978-7-5388-9751-7
定　　价　88.00元

# 前　言

医学科学发展迅速，随着新理论、新观念、新技术、新方法不断地涌现，心脏病学亦乘势而上。循证医学理念的提出和推广，使诊治疾病、判断预后从以经验为基础转变为以证据为基础，制定出各种规范化的诊治指南，提高了诊治效果。新的诊疗技术和方法的问世，继续提高心血管病的诊疗水平，特别是介入性诊治技术的崛起，逐步成为诊治心血管疾病的常用方法。

本书是编者们结合自身专业特长及多年丰富的临床经验，并参考了大量相关文献撰写的，着重介绍了心内科常用检查和治疗技术以及高血压、心绞痛、心肌梗死等常见疾病的诊治；紧密结合临床实践及现代心血管病学进展，资料新颖，科学实用。

在编写过程中，虽力求做到写作方式和文笔风格的一致，但由于参编人数较多，加上编者经验和精力有限，因此难免有一些疏漏，特别是现代医学发展迅速，科学技术日新月异，本书阐述的某些观点、理论可能需要修改，望广大读者提出宝贵意见和建议。

编　者
2018 年 2 月

# 目　录

# 第一章

## 心脏检查

### 第一节　超声心动图负荷试验

超声心动图负荷试验（stress echocardiography，SE）是通过增加心脏负荷，诱发心肌缺血，产生超声心动图可检测到的室壁运动异常，用于临床冠心病的诊断、筛选治疗方案、评估疗效和判断预后。

冠状动脉具有很强的代偿能力，以满足心肌对氧需求量的增加，表现为应激时冠状动脉扩张及血流速度的增快，使冠状动脉血流量明显增加，冠状动脉血流量的最大增加值可达静息状态时的 4 ~ 5 倍，这种代偿能力称为冠状动脉血流储备。在冠状动脉粥样硬化情况下，当病变血管直径狭窄率达到一定程度（大于 60%）时，虽然在静息状态下心肌的血氧供求尚能维持平衡而无节段性室壁运动异常（regional wall motion abnormality，RWMA），但此时冠状动脉血流储备已开始下降，应激时冠状动脉血流量不能相应地增加或增加能力受限，故可出现 RWMA。

## 一、运动负荷试验

最常用的运动方式有运动平板、直立位踏车或仰卧位踏车。运动负荷试验对诊断冠心病是一种理想的无创性方法，操作简单，安全性高于药物负荷试验，是唯一能够显示患者自然状况的试验。随着运动量的逐级递增，机体代谢增加，心率增快，血压升高，心率与血压乘积增高，心肌耗氧量增加，有冠状动脉狭窄的心肌发生或加重心肌缺血。但由于运动时超声检查困难，往往要在高峰运动后马上进行超声检查，存在时间延迟，影响观察的准确性。并且运动后呼吸急促、心率增快，影响高质量二维图像的获取。

### （一）平板运动试验

【方法】让患者在能够自动调节坡度和转速的平板上行走，按预先设计的运动方案，在一定的时间内逐渐提高平板坡度和速度。根据患者心功能状况行标准的平板运动试验，运动应持续至患者心率达到年龄预计极量心率的 85% 以上。仅在运动前和运动后即刻描记超声心动图。

1. Bruce 方案　根据年龄计算最大心率的 Bruce 方案适合我国人群（表 1 - 1）。对年龄较大的患者则采用修订的 Bruce 方案（表 1 - 2）。

表 1 - 1　Bruce 平板运动试验的分级标准

| 级别 | 时间（min） | 速度（mile/min） | 坡度（°） |
|---|---|---|---|
| 1 | 3 | 1.7 | 10 |
| 2 | 3 | 2.5 | 12 |
| 3 | 3 | 3.4 | 14 |
| 4 | 3 | 4.2 | 16 |
| 5 | 3 | 5.0 | 18 |
| 6 | 3 | 5.0 | 20 |
| 7 | 3 | 6.0 | 20 |

表 1 - 2　修订的 Bruce 分级标准

| 级别 | 时间（min） | 速度（mile/min） | 坡度（°） |
| --- | --- | --- | --- |
| 1 | 3 | 1.7 | 0 |
| 2 | 3 | 1.7 | 5 |
| 3 | 3 | 1.7 | 10 |
| 4 | 3 | 2.5 | 12 |
| 5 | 3 | 3.4 | 14 |
| 6 | 3 | 4.2 | 16 |
| 7 | 3 | 5.0 | 18 |

2. 极量心率预计标准　平板运动试验的极量心率预计标准根据年龄计算。次极量运动试验相当于极量心率的 85%（表 1 - 3）。

表 1 - 3　根据年龄预计靶心率

| 年龄（岁） | 极量心率（$min^{-1}$） | 次级量心率（$min^{-1}$） |
| --- | --- | --- |
| 25 | 200 | 170 |
| 30 | 194 | 165 |
| 35 | 188 | 160 |
| 40 | 182 | 155 |
| 45 | 175 | 150 |
| 50 | 171 | 145 |
| 55 | 165 | 140 |
| 60 | 159 | 135 |
| 65 | 153 | 130 |

3. 心电图监测　不同于常规心电图运动负荷试验，该试验中胸前导联 $V_3 \sim V_5$ 电极应避开超声窗，即将 $V_3 \sim V_5$ 导联位置调低 1 个肋间。运动前描记卧位及立位（或踏车坐位）12 导联心电图，运动中每 3min 记录 1 次，持续心电监护，达到运动终点后立即平卧，描记运动后 0min、2min、4min、6min 的全导联心电图。

4. 血压监测　常规监测肱动脉血压，最好采用电子血压计，方便快捷。运动前测量卧位及立位（或坐位）血压，运动开始后每 3min 复测一次，运动终止后 0min、2min、4min、6min 分别测血压。

5. 超声心动图检查　所有患者运动前快速采集完整的基础超声心动图图像。静息图像应包括胸骨旁长轴、短轴切面和心尖二腔心、四腔心切面。在患者结束运动躺到检查床上时，尽快采集峰运动后图像（左侧卧位）。图像采集切面与基础状态相同。运动前及运动后即刻（3min 内）平卧位或左侧卧位采集超声心动图图像。卧位踏车试验均测量左侧卧位，每 3min 测量 1 次。

6. 运动终点　出现下列情况之一即达到运动终点。

（1）心率达到次极量标准（195 - 年龄）。

（2）出现典型心绞痛发作。

（3）出现新的室壁运动异常或原有室壁运动异常加重。

（4）心电图上 ST 段水平型或下斜型压低大于等于 0.2mV。

（5）出现严重的室性心律失常。

（6）收缩压升高至大于 220mmHg 或下降大于等于 20mmHg（2.66kPa），舒张压下降大于等于 15mmHg（2.00kPa）。

（7）出现头晕、面色苍白、步态不稳或下肢无力不能继续运动。

**（二）踏车运动试验**

让受试者在特制的自行车功量计上（卧位式踏车或坐位式踏车）以等量递增负荷进行踏车。起始负荷量为 25~30W，每隔 2~3min（每级）递增 25~30W，共 8 级。踏车速度保持在 35~100r/min，最理想的速度为 60r/min。

该试验允许检查者在运动前、运动中和运动后连续监测超声心动图［基本方法同"（一）平板运动试验"］。

# 二、药物负荷试验

无法运动或不便于运动的患者可使用药物负荷试验。

常用拟交感神经药物或血管扩张药：①拟交感神经药物：通过激活 $\beta_1$、$\beta_2$、$\alpha_1$ 等肾上腺素能受体，增加心肌收缩力（变力性），增快心率（变时性）和升高血压，从而产生负荷。以多巴酚丁胺应用最为广泛。低剂量多巴酚丁胺［小于 $10\mu g$/（kg·min）］可有效地增加心肌收缩力，而对心率、血压的影响较小，对冬眠、顿抑的心肌可起到暂时性"唤醒"作用；大剂量［大于 $20\mu g$/（kg·min）］时可明显增加心肌收缩力，增快心率，同时使血压轻度升高，从而增加心肌耗氧量，诱发心肌缺血。②血管扩张药物：静脉滴注双嘧达莫或腺苷可引起心肌灌注异常，血液从狭窄冠状动脉所供应心肌分流至其他部位，引起"冠状动脉窃血"现象。腺苷的半衰期较短，不良反应较少，但作用持续时间短，超声不易发现，敏感性低于双嘧达莫。

由于药物负荷的无创性、非运动依赖性及克服了运动方式制约下获取图像的困难，扩展了负荷超声心动图的临床应用范围。但各类药物均有不同程度不良反应，需要心内科医师的参与。多巴酚丁胺负荷试验敏感性高于血管扩张药物，可用于存活心肌的检出，而后者无此功能。

## （一）低剂量多巴酚丁胺负荷试验

1. 原理　低剂量的多巴酚丁胺［小于 $10\mu g$/（kg·min）］可有效地增加心肌收缩力，而对心率、血压的影响较小。对冬眠、顿抑的心肌，多巴酚丁胺可起到暂时性"唤醒"。

2. 适应证　如下所述：

（1）对心肌梗死患者判断是否有存活心肌。

（2）评估、预测心肌血管重建术后的效果。

（3）鉴别缺血性心肌病与扩张型心肌病。

3. 禁忌证　如下所述：

（1）不稳定型心绞痛。

（2）血流动力学不稳定，尤其是正接受儿茶酚胺类药物治疗者。

（3）严重室性心律失常、心房颤动、预激综合征并阵发性室上性心动过速。

（4）有附壁血栓及其他心内占位病变。

（5）假性室壁瘤。

（6）血压过高：SBP≥160mmHg（21.28kPa）和（或）DBP≥110mmHg（14.63kPa）。

（7）对多巴酚丁胺不能耐受者。

4. 试验方法　如下所述：

（1）患者取左侧卧位或平卧位。

（2）建立静脉输液通路。

（3）连接心电、血压监护，在给药前（基线）、每一个剂量下和停药后（恢复期）均须记录心电图、血压及症状。

（4）记录基线二维超声心动图图像。

（5）静脉输注多巴酚丁胺，起始剂量：$2.5\mu g$，后依次按 $5.0\mu g$、$7.5\mu g$、$10\mu g$ 给药。

（6）在每一剂量开始 3min 后记录超声心动图，每一剂量的持续时间控制在 5~10min。停药后 6min 记录恢复期超声心动图。

5. 终止试验指征　如下所述：

（1）节段性室壁运动异常得到改善。

（2）出现新的节段性室壁运动异常。

（3）达到最大剂量。

（4）心电图 ST 段较基线下降超过 0.1mV。

（5）出现心绞痛。

（6）出现严重心律失常。

（7）SBP＞160mmHg（21.28kPa）或 DBP＞110mmHg（14.63kPa），SBP＜90mmHg（11.97kPa）。

（8）出现其他不能耐受的症状。

（9）心率达到（195－年龄）次/min，或心率增快超过基线 50%（部分患者对多巴酚丁胺较敏感，即使在低剂量下，也可能出现类似在高剂量下的反应）。

6. 判断标准　如下所述：

（1）阴性：完成试验，室壁运动异常的节段无任何改善，即无存活心肌。

（2）阳性：试验过程中出现下列情况之一者，表明室壁运动异常的节段有存活心肌。

a. 试验中先出现节段性室壁运动异常改善大于等于 1 级，随试验进行，原室壁运动改善的节段再度恶化，即"双向反应"。

b. 节段性室壁运动异常改善大于等于 1 级。

7. 注意事项　如下所述：

（1）静息状态无室壁运动异常者，不须行本项检查。

（2）注意报告中有无超声心动图图像不清晰或无法显示某些切面图像的说明。

（3）检查时需备有氧气、除颤器、抢救药物等。

（4）对危重患者或急性心肌梗死小于 1 周者，建议尽可能在 CCU/ICU 床旁进行。

（5）应使用微量注射泵或输液泵精确输注药物。

（6）左心室的节段划分推荐使用 16 段分段法。

（7）节段性室壁运动异常按其严重程度划分为 5 级：正常、低动力、无动力、反常运动、室壁瘤。

（8）必要时低剂量多巴酚丁胺负荷超声心动图试验可与高剂量多巴酚丁胺负荷超声心动图试验一起进行，即首先完成低剂量负荷试验，随后继续进行高剂量负荷试验。

8. 结果分析　目前，较多采用美国超声心动图协会指定的 16 节段模型（图 1-1）评价节段性室壁运动。16 节段划分法是用左心室的 3 个长轴切面及 3 个短轴切面将左心室分为基底段及中段各 6 节段，心尖段分为 4 节段。3 个短轴切面分别为左心室短轴二尖瓣口水平、乳头肌水平及心尖水平。3 个长轴切面为左心室长轴切面、心尖四腔心切面和心尖二腔心切面。但该方法的应用基于许多假设，如左前降支总是供应整个心尖部，后壁总是由左回旋支供血等。一般而言，有显著狭窄的冠状动脉数目与超声发现的缺血心肌节段的数目直接相关。超声上判断室壁向心运动异常多以目测与幅度测量相结合，进行定性与半定量诊断。分析如下：

（1）收缩期室壁增厚（心内膜运动）：即收缩期局部心肌心内膜与心外膜的间距，正常值大于 5mm；减弱小于 5mm；无运动小于 2mm。

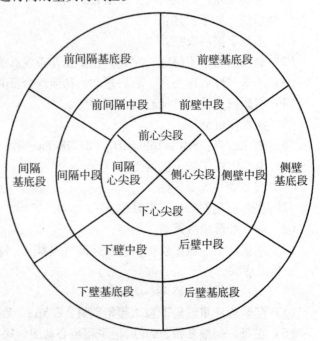

图 1-1　典型的报告 16 心肌节段模型的"牛眼"模式图

（2）收缩期室壁增厚率（TH,%）：即室间隔或左心室后壁收缩末期厚度减去舒张末期厚度再除以舒张末期厚度，乘以100%。正常值大于30%；减弱小于30%；收缩期增厚率消失为无运动。

（3）室壁运动记分法：室壁运动评分标准分为4级（表1-4）。

表1-4 室壁运动评分标准

| 分级 | 评分标准 | 分值 |
|---|---|---|
| 1 | 室壁运动正常，室壁增厚与室壁过度运动，心内膜运动大于等于5mm，收缩期室壁增厚率 >30% | 1 |
| 2 | 室壁运动减弱，心内膜运动 <5mm，收缩期增厚率下降 | 2 |
| 3 | 室壁无运动，心内膜运动及收缩期增厚率消失 | 3 |
| 4 | 室壁反常运动，即矛盾运动：收缩期心内膜面背离室腔，室壁变薄 | 4 |

9. 保健提示　如下所述：

（1）超声心动图负荷试验具有简便、快捷、安全、准确、客观、可重复性好等优点。在临床上广泛用于评价心肌活力，对怀疑或已知冠心病、心肌梗死后、冠脉介入治疗术后、心脏瓣膜置换术后、心脏移植后、非心脏手术后患者的预后有判断价值，对主动脉瓣狭窄、二尖瓣反流、二尖瓣狭窄、肥厚型心肌病等非缺血性心脏病的心功能也有评估价值。此外对于评价按需型起搏器的功能、药物治疗效果也有指导意义。但是需要提及的是，对检查结果的判定存在很大的主观性，容易受操作者的经验技术水平、仪器设备性能、图像质量等因素的影响。

（2）不论选择何种超声心动图负荷试验，在检查前都应该严格掌握适应证、禁忌证及适用人群。检查前向患者及其家属交代检查方法及可能出现的并发症，取得其理解和配合，并签署知情同意书。所有超声心动图负荷试验均需要血流动力学监测设备、心肺复苏药物、除颤仪。试验前禁食4h。根据所选择试验的不同，停用可减慢心率的药物，尤其是β受体阻滞药，或硝酸酯类药物，或茶碱类药物，咖啡、茶、可乐等饮品至少停用2～3d，除非试验目的是为了评估这些药物用于预防运动诱发的心肌缺血的效应。

（3）严格保证负荷试验前、中、后探测部位或取样部位的一致性，良好的可比性是正确诊断的保证。

（4）超声心动图负荷试验的观察指标可根据需要进行调整。

（5）对检查过程中可能出现的不良反应需要提前告知患者：运动负荷试验过程中，如出现头晕、恶心、体力不支、步态不稳等不适，应及时提出并中断试验，平卧位休息，监测血压、心率，糖尿病患者还要警惕检查过程中可能出现的低血糖反应；多巴酚丁胺超声心动图负荷试验中，可出现头痛、面部发胀、心悸、恶心、心前区不适、心律失常，相关症状一般停药后数分钟很快消失，无须特殊处理，症状严重时及时向检查医师报告；双嘧达莫负荷试验中，可有头胀痛、面红、心慌、胸闷、气短、心前区不适、心律失常及心电图缺血性改变，同样应及时向医师报告。

（6）检查结束后，嘱患者卧床休息数小时。如行药物负荷试验，要多饮水促进药物排泄。

## （二）大剂量多巴酚丁胺负荷试验

1. 原理　大剂量［大于20μg/（kg·min）］的多巴酚丁胺可明显增加心肌收缩力，增快心率，同时使血压轻度升高，从而增加心肌耗氧量，诱发心肌缺血。其增加心肌耗氧量的程度与剂量呈正相关。逐步增加多巴酚丁胺的剂量所产生的心脏负荷效应，与逐步增加运动量所产生的负荷效应极为相似。

2. 适应证　如下所述：

（1）冠心病的辅助诊断。

（2）心肌血管重建术后再狭窄的辅助诊断。

（3）对冠心病患者进行危险分层。

（4）评估冠心病患者的活动耐力，或对非心脏手术、有创性检查的耐受力。

3. 禁忌证　如下所述：

（1）不稳定型心绞痛，急性心肌梗死。

（2）未纠正的心功能不全。

（3）梗阻性肥厚型心肌病。

（4）严重室性心律失常、心房颤动、预激综合征并阵发性室上性心动过速。

（5）附壁血栓及其他心内占位病变。

（6）假性室壁瘤。

（7）血压过高：SBP 大于等于 160mmHg（21.28kPa）和（或）DBP 大于等于 110mmHg（14.63kPa）。

（8）对多巴酚丁胺不能耐受。

4. 试验方法　如下所述：

（1）患者取左侧卧位或平卧位。

（2）建立静脉输液通路。

（3）连接标准 12 导联心电图、血压监护，在给药前（基线）、每一个剂量下和停药后（恢复期）均须记录 12 导联心电图、血压及症状。

（4）记录基线二维超声心动图图像。

（5）静脉输注多巴酚丁胺，起始剂量：5μg/（kg·min），此后依次增至 10μg/（kg·min）、20μg/（kg·min）、30μg/（kg·min）、40μg/（kg·min）给药。

（6）在每一剂量开始 3min 后记录超声心动图，每一剂量的持续时间控制在 5~10min。停药后 6min 记录恢复期超声心动图。

5. 终止试验指征　如下所述：

（1）出现节段性室壁运动异常。

（2）出现新的节段性室壁运动异常。

（3）达到最大剂量。

（4）心率达到（195 - 年龄）次/min。

（5）心电图 ST 段较基线下降超过 0.1mV。

（6）出现心绞痛。

（7）出现严重心律失常。

（8）SBP > 160mmHg（21.28kPa）或 DBP > 110mmHg（14.63kPa），SBP < 90mmHg（11.97kPa）。

（9）出现其他不能耐受的症状。

6. 判断标准　如下所述：

（1）阴性：完成试验，无新的节段性室壁运动异常出现。

（2）阳性：试验过程中出现新的节段性室壁运动异常，或原有的节段性室壁运动异常进一步恶化大于等于 1 级。

7. 注意事项　如下所述：

（1）注意报告中有无超声心动图图像不清晰或无法显示某些切面图像的说明。

（2）检查前应停用 β 受体阻滞药、硝酸盐 2~3d。

（3）检查时需备有氧气、除颤器、抢救药物等。

（4）应使用微量注射泵或输液泵精确输注药物。

（5）左心室的节段划分推荐使用 16 段分段法。

（6）节段性室壁运动异常按其严重程度划分为：低动力、无动力、反常运动、室壁瘤。

（7）如果单用多巴酚丁胺无效，可联合使用阿托品以达到目标心率（大于 85% 极量心率），每分钟滴注阿托品 0.25~0.50mg，同时给予多巴酚丁胺 40μg/（kg·min），并持续滴注至试验终点或阿托品总量达 2.0mg。如果患者心率已达到 85% 极量心率但无其他终点事件时，最好能按照试验方案完成试验。

8. 结果分析　同"大剂量多巴酚丁胺负荷试验"。

9. 保健提示　同"大剂量多巴酚丁胺负荷试验"。

### （三）双嘧达莫负荷试验

1. 原理　双嘧达莫可引起冠状动脉血流的再分布，使狭窄的冠状动脉血流量降低，即产生"窃血"现象，诱发心肌缺血。

2. 适应证　同"大剂量多巴酚丁胺负荷试验"。

3. 禁忌证　基本同"大剂量多巴酚丁胺负荷试验"。此外，长期服用黄嘌呤类药物且不能停药者、氨茶碱过敏或不能耐受者亦不适合该检查。

4. 试验方法　如下所述：

（1）一般取左侧卧位或平卧位。

（2）建立静脉输液通路。

（3）连接标准 12 导联心电图、血压监护，在给药前（基线）、给药过程中和停药后（恢复期）均须记录 12 导联心电图、血压、症状。

（4）记录基线二维超声心动图图像。

（5）双嘧达莫给药方案：首选低剂量方案按双嘧达莫 0.56mg/kg 静脉注射，注射 4min 观察 4min，记录超声心动图。如小剂量方案试验为阴性，但临床高度怀疑冠心病者，可酌情继续进行大剂量方案。追加静脉注射双嘧达莫 0.28mg/kg 持续 2min（总量 0.84mg/kg），再观察 4min。无论是否出现节段性室壁运动异常均静脉注射氨茶碱 250mg，结束试验。

（6）停药后 10min 记录恢复期超声心动图。

5. 判断标准　同"大剂量多巴酚丁胺负荷试验"。

6. 注意事项　如下所述：

（1）双嘧达莫负荷超声心动图试验操作简便，但其敏感性低于高剂量多巴酚丁胺负荷超声心动图试验，且耐受性较差，近年来多被多巴酚丁胺试验替代。

（2）检查前 2~3d 应停止饮用咖啡、茶、可乐等富含黄嘌呤的饮料。

（3）氨茶碱为双嘧达莫拮抗药，为试验的必备用药。

7. 结果分析　同"大剂量多巴酚丁胺负荷试验"。

8. 保健提示　同"大剂量多巴酚丁胺负荷试验"。

## 三、心房调搏负荷试验

经静脉或食管心房调搏可产生负荷刺激。但该方法的耐受性较差，引起的心率与血压乘积增加值小于其他方法，目前很少使用。

（李俊民）

## 第二节　心肌放射性核素检查

1926 年，美国波士顿的内科医师 Blumgard 等首先在循环系统的研究中应用天然放射性核素氡测定动静脉血管床之间的"循环时间"，开创了人体循环系统示踪研究的先河。1973 年，Zeret 等应用 $^{43}$K（$^{43}$钾）显像时发现运动可诱发心肌缺血，这是世界上首次报道的运动负荷心肌显像；$^{201}$Tl（$^{201}$铊）作为 $^{43}$K 的类似物于 1974 年成功地应用于临床，至今仍广泛使用，随着新的放射性药物、心肌灌注显像剂、亲心肌梗死灶显像剂的研制成功和计算机化相机、SPECT 等显像仪器的出现，使显像的速度得以提高、质量得以改善，并实现了对心血管系统的动态检查。20 世纪 80 年代以后，$^{99m}$Tc（$^{99m}$锝）标记化合物成为心肌灌注显像的主要药物；此外发射正电子的药物进行心肌 PET 代谢、血流显像也应用于临床，成为临床心血管病诊断及研究的重要手段。

# 一、心肌灌注显像

## （一）原理

利用正常或有功能的心肌细胞能选择性摄取某些碱性离子或放射性核素标记化合物，在静脉注射放射性核素显像剂后，显像剂通过冠状动脉到达有血流供应的心肌，被心肌细胞摄取后停留在心肌细胞内，再应用 γ 照相机或 SPECT 进行心肌平面或断层显像，可用来显示正常或有功能的心肌影像，而缺血心肌影像变淡（稀疏），坏死心肌或坏死后瘢痕组织不显影（缺损），从而达到评价心肌血供和诊断心肌疾病的目的。

## （二）显像剂

1. $^{201}Tl$  心肌细胞对 $^{201}Tl$ 的摄取和清除速度与心肌的血流量成正比。$^{201}Tl$ 出入心肌细胞的过程与 $Na^+ - K^+ - ATP$ 酶泵有关；心肌对 $^{201}Tl$ 的摄取也是有活性的心肌细胞存在完整细胞膜的标志。$^{201}Tl$ 心肌显像的独特之处是可以通过一次静脉注射显像剂后同时获得负荷和静息心肌血流灌注影像。正常部位 $^{201}Tl$ 清除快于冠状动脉狭窄部位，可表现为心肌缺血部位的放射性填充现象，同时，$^{201}Tl$ 在心肌的这种分布，也代表钾池的分布，可反映心肌的活性。

2. $^{99m}Tc$ 标记化合物  $^{99m}Tc$ 标记的甲氧异丁基异腈（$^{99m}Tc - MIBI$）是使用最为广泛的心肌灌注显像剂，其心肌分布类似于 $^{201}Tl$，通过被动弥散进入心肌细胞线粒体。在注射显像剂后的常规显像时间内，与心肌细胞结合牢固，没有明显的再分布现象。因此，如要对静息和负荷时的心肌血流灌注都进行评价，需进行两次药物注射后分别显像。此外，$^{99m}Tc - Tetrofosmin$、$^{99m}Tc - N - NOET$、$^{99m}Tc - Teboroxime$ 等显像剂也可用于心肌灌注显像。

3. 正电子显像剂  用于血流灌注 PET 显像的放射性药物中，常用的正电子显像剂有 $^{86}Rb$（$^{86}$铷）$^{13}N - NH_3$ 和 $^{15}O - H_2O$。

心脏具有很强的代偿功能，即使冠状动脉存在明显狭窄，由于冠状动脉自身的调节作用，仍能使静息状态的冠状动脉血流保持正常，因此，对于诊断冠心病，单纯的静态心肌显像是不合适的，心肌显像应与运动试验或药物负荷试验相结合。负荷试验选择的原则是，凡是能进行运动试验的患者，应该首先考虑运动试验，对于不能达到适当的运动量、不能或不适合运动试验的患者，应该进行药物负荷试验，在选择药物负荷试验方法时，一般先考虑双嘧达莫（双嘧达莫）或腺苷，然后考虑多巴酚丁胺等。

## （三）适应证

（1）冠心病的诊断。

（2）冠状动脉病变范围和程度的评估。

（3）心肌活力的估测。

（4）冠状动脉血管重建适应证的筛选及术后疗效的评估。

（5）急性心肌缺血的诊断和溶栓治疗的疗效评估。

（6）冠心病预后评估或危险性分级。

（7）心肌病的鉴别诊断。

## （四）方法

1. 静息显像  检查前 3～4h 禁食，静脉注射 $^{201}Tl$ 74MBq（2mCi）后 10min，采用相机进行平面显像或用 SPECT 进行断层显像，有明显心肌灌注异常时，应加做 4h 延迟显像，若采用 $^{99m}Tc - MIBI$，则于静脉注射 740～925MBq（20～25mCi）后 60min，嘱患者进食 500ml 牛奶，以促进肝脏放射性核素的清除，1.0～1.5h 后进行心肌平面及断层显像。

2. 负荷试验显像  为了获得理想的显像结果，患者应在负荷试验前 3～4h 开始禁食，应尽可能地停用所有可能影响患者的心率或心肌血流灌注的药物，至少在 24h 前停用普萘洛尔，至少 4h 前停用长效硝酸酯类、硝酸甘油、β 受体阻滞药等。

（1）运动试验：活动平板通常采用 Bruce 方案或改良的 Bruce 方案；踏车试验，一般从 25W 开始，每 2~3min 递增 25W。活动平板或踏车运动试验时，应要求患者完成所能到达的最大负荷量。在达到最大负荷量时，静脉注射 $^{201}$Tl 74~110MBq（2~3mCi）、$^{99m}$Tc‐MIBI 或 $^{99m}$Tc‐Tetrofosmin，再鼓励患者运动 30~60s。

（2）双嘧达莫试验：双嘧达莫具有强有力的血管扩张作用，是间接通过增加内源性腺苷而发生作用的。足量的双嘧达莫可使正常冠状动脉的血流量增加 4~5 倍，而病变的冠状动脉则不可能相应地扩张，其灵敏度和特异性与运动试验相似。禁忌证有不稳定型心绞痛、急性心肌梗死（48h 内）、低血压［收缩压小于 90mmHg（11.97kPa）］、支气管哮喘等。检查前 48h 内停服茶碱类药物，忌用含咖啡类饮料。静脉缓慢注射双嘧达莫 0.14mg/（kg·min），持续 4min。然后静脉注射 $^{201}$Tl 74MBq（2mCi）或 $^{99m}$Tc‐MIBI 740~925MBq（20~25mCi）。注射过程中，同时记录血压、心率，并记录心电图。双嘧达莫注射过程中或注射后，少数病例可出现心绞痛，可静脉注射氨茶碱（氨茶碱 250~500mg 加于 10ml 生理盐水中），以加速症状的缓解。

（3）腺苷试验：基本原理与双嘧达莫试验相似，所不同的是，它通过外源性腺苷而发生作用。禁忌证与双嘧达莫试验相似。由于其有降低窦房结的自律性与房室结的传导速度的作用，对窦房结或房室结病变的患者要慎用。检查前 24h，停用双嘧达莫及茶碱类药物，忌用咖啡。静脉匀速滴注腺苷 0.14mg/（kg·min），持续 6min。于静脉滴注腺苷 3min 末时，静脉注射 $^{201}$Tl 74~110MBq（2~3mCi）或 $^{99m}$Tc‐MI‐BI 740~925MBq（20~25mCi）。滴注腺苷过程中，若出现持续而明显的胸痛，可减缓或停止滴注腺苷，一般 1~2min 后，症状可自行缓解。

（4）多巴酚丁胺试验：多巴酚丁胺作用于心肌的 $\beta_1$ 受体，使心率加快，收缩压升高，心肌收缩力增强，心肌氧耗量增加，其作用与运动试验相似。禁忌证有：不稳定型心绞痛、明显高血压［大于等于 180/100mmHg（23.94/13.30kPa）］、严重心律失常。检查前 48h 内停服 $\beta$ 受体阻滞药。静脉滴注多巴酚丁胺，开始时按 5μg/（kg·min）进行滴注，以后逐级增加用量［每级增加 5μg/（kg·min）］。每级持续滴注 3min，最大可达 40μg/（kg·min）。终止试验指标同心电图运动试验。待达到终止指标时，静脉注射 $^{201}$Tl 74MBq（2mCi）或 $^{99m}$Tc‐MIBI 740~925MBq（20~25mCi），并继续滴注多巴酚丁胺 1min。

### （五）数据采集

1. 平面显像　静脉注射显像剂 $^{201}$Tl 74~111MBq（2~3mCi）后 10min 或 $^{99m}$Tc‐MIBI 740MBq（20mCi）后 60min 进行显像。应用低能通用（或高分辨）平行孔准直器的探头分别行前位、左前斜（LAO）45°和左侧位显像。

2. 单光子断层显像（SPECT）　静脉注射显像剂后，应用 SPECT 进行旋转采集显像，探头从右前斜（RAO）45°开始，至左后斜（IPO）45°，顺时针旋转 180°，采集 32 帧图像，根据计数率高低，每帧采集 20~30s，采集结束后将影像数据输入电子计算机，应用心脏专用断层图像处理软件进行分析。

3. 门控心肌断层显像　静脉注射显像剂后，应用门控装置进行门控心肌显像，由心电图 R 波触发门电路采集心动周期中不同时间间隔的信息，并重建为心肌收缩期与舒张期的断层图像，较非门控心肌灌注显像在 1 次检查可获得更多临床信息，除了解负荷、静息状态下的心肌血流灌注与代谢外，还包括左心室整体与局部功能，并可通过舒张末期和收缩末期的影像计算心室功能参数。

心肌灌注显像长期以来受到特异性不高的困扰，其中最重要的原因是组织衰减对心肌显像图的影响，如女性患者乳房衰减对前壁的影响、横膈对下后壁的影响等，采用门控心肌灌注显像等可进行鉴别，可以明确区分心肌缺血、梗死与组织衰减的影响，提高诊断准确性。

### （六）图像分析

1. 正常影像　如下所述：

（1）平面影像：在静息状态下，一般仅左心室心肌显影，呈马蹄形，心房及右心室心肌较薄，血流量相对较低，故显影不清。心腔和心底部位的心肌内显像剂分布较低，心尖部心肌稍薄，分布略稀疏，心肌其他各壁显像剂分布均匀。不同体位可以显示左心室心肌的不同节段，前位显示前侧壁、心尖和下壁；LAO 45°显示间壁、下壁、心尖和后侧壁；左侧位显示前壁、心尖、下壁和后壁

（2）断层影像：心肌的断层影像依切面视角分为短轴、水平长轴和垂直长轴，其长轴和短轴影像形态各不相同。短轴断层影像是垂直于心脏纵轴、从心尖向心底排列的依次断层图像，第 1 帧为心尖，最后一帧为心底，影像呈环状，短轴断层影像能较完整地显示左心室各壁及心尖的血流灌注情况。心肌的长轴断层影像分为水平长轴和垂直长轴，水平长轴断层显示为倒立马蹄形影像，是平行于心脏长轴、由膈面向上排列的断层影像，能较好地显示间壁、侧壁和心尖；垂直长轴断层影像显示为横位马蹄形，是与心脏长轴垂直、由室间隔向左心室侧壁排列的依次断层影像，可显示前壁、下壁、后壁和心尖，各断面影像。除心尖区和左心室基底部显像剂分布略稀疏外，其余各壁分布均匀，边缘整齐。

（3）负荷显像：正常情况下，运动或药物负荷后的心肌显像与静息影像两者基本相同，放射性分布均匀。

2. 异常影像　如下所述：

（1）可逆性缺损（reversible defects）：在负荷显像时，心肌断层影像可有显像剂分布缺损，而静息显像或延迟显像出现原缺损区显像剂有分布或有填充。其中，$^{201}$Tl 心肌显像随时间的改善称为再分布（redistribution），常提示心肌有可逆性缺血（reversible ischemia）

（2）部分可逆性缺损：心肌负荷显像呈现显像剂分布缺损，而再分布或静息显像时，心肌原缺损区显像剂摄取有增加，但仍低于正常水平，或缺损区明显缩小，提示存在部分心肌的可逆性缺血。

（3）固定缺损（fixed defects）：负荷显像、静息或 $^{201}$Tl 延迟显像都存在显像剂分布缺损而没有变化。这一表现通常提示心肌梗死或瘢痕组织。但是，在某些用 $^{201}$Tl 显像 2～4h 延迟影像有固定缺损的患者，$^{201}$Tl 的 24h 再分布图像或休息时再注射显像剂后，其病灶区心肌摄取有改善，提示心肌仍然存活。

（4）反向再分布（reverse redistribution）：表现为负荷显像时呈正常分布，而静息或 $^{201}$Tl 延迟显像时为显像剂分布稀疏或缺损；或表现为负荷心肌显像出现显像剂分布稀疏缺损，但在静息或 $^{201}$Tl 延迟显像时其稀疏缺损更严重。这种情况常见于严重的冠状动脉狭窄、稳定型冠心病以及 AMI 接受了溶栓治疗或 PTCA 治疗的患者以及个别的正常人。机制尚不清楚，可能是因为在坏死后，瘢痕组织和存活心肌细胞混合在同一灌注区，负荷显像初期有过剩的显像剂摄取，而初期聚集的显像剂随后又迅速从瘢痕组织中清除。应用 $^{18}$F - FDCPET 心肌代谢显像以及 $^{201}$Tl 再次注射法心肌显像等证实，多数反向再分布的区域为存活心肌，但需注意排除由于显像剂用量过低所导致的静息或延迟显像的分布缺损。

（5）花斑样分布：心肌灌注显像表现为在心肌节段内的放射性分布呈降低区与正常分布区相间分布，或散在广泛的心肌放射性分布稀疏，与冠状动脉分支供血区无明显相关。此种改变常见于心肌炎及心肌病时。

（6）$^{201}$Tl 肺摄取：在 $^{201}$Tl 负荷显像中出现肺摄取增高，提示并发有左心室功能不全或运动诱发肺水肿。这种征象常常与多条冠状动脉分支病变的存在、大面积心肌梗死及心力衰竭等有关。$^{201}$Tl 肺摄取常以肺/心比值表示。

（7）左心室腔暂时性扩大：心肌灌注显像表现为左心室腔扩大，以负荷显像时明显，其发生机制目前认为是左心室心内膜下心肌弥漫性血流灌注减低，从而因缺血引起左心室短暂性收缩功能障碍。左心室心内膜下的心肌血流灌注主要发生在左心室舒张期。运动负荷时，心率加快，左心室舒张期缩短，病变冠状动脉的自身调节作用已接近最大限度，其所供应的内层心肌血流灌注不能相应增加反而减少；而心外膜下心肌受收缩期心肌穿壁压力影响较小，还可受到一定程度的心内膜下血管的反流灌注，表现为左心室壁各层血流量的不均匀性，即心外膜心肌"窃血"现象。

## （七）定量评价

1. 缺血程度分级　通过简单肉眼法进行半定量分析。

（1）根据显像剂分布缺损区大小的不同，将缺损分为大、中、小缺损，如果在 1 个以上断层面上出现大于两个心肌节段的较大范围缺损则为大的缺损；在 1 个以上断层面上出现 1 个心肌节段的缺损为中度缺损；而小缺损是指小于 1 个心肌节段的缺损。

（2）根据显像剂分布缺损或稀疏的严重程度不同，采用计分法半定量估计：0 为正常，1 为轻度或可疑减低，2 为中度减低，3 为严重减低。

（3）根据负荷显像缺损的总积分进行危险度分级，通常总积分小于 4 为正常或大致正常；4 ~ 8 为轻度异常；9 ~ 13 为中度异常；大于 13 为重度异常。

2. 心肌计数密度测定法　用感兴趣区（regional of interest，ROI）获得整个左心室心肌中的最大计数区作为 100% 正常参考区，其他任何心肌节段的计数与正常参考区相比，当其计数密度相当于85% ~ 100% 时，视为衰减等因素所导致的非病理性改变；计数密度为 60% ~ 85% 时，为轻度缺损；50% ~ 60% 则为中度缺损；而低于 50% 的计数密度为严重缺损。一般计数密度大于 50% 时，多提示为存活心肌。

3. 极坐标靶心图分析（polar bull's - eye analysis）　是临床上最为常用而又较为简便的心肌灌注断层显像的图像定量分析法，是根据圆周剖面法的原理，将短轴断层影像以极坐标展开成二维图像，并以不同的颜色显示心肌各壁相对计数值的定量分析法。影像的中心为心尖，四周为基底部，上部为左心室前壁，下部为左心室下壁和后壁，左侧为间壁，右侧为侧壁，靶心图各部分由冠状动脉的不同分支供血，相应区域的异常可提示冠状动脉病变的部位。通常可将负荷靶心图与静息或再分布影像靶心图同时显示在 1 个画面上进行比较，并进行影像相减处理，则可逆性缺损的区域可以被显示出来并量化，也可将相对计数值与建立的正常参考值相比较，也可将相对计数值与建立的正常参考值相比较，将低于正常下限的区域用黑色显示，更容易观察病变的程度和范围，称为变黑靶心图。也可将治疗前后两次心肌显像的靶心图相减，获得相减靶心图，以定量估计心肌血流改善的情况。

4. 圆周剖面曲线分析　用于定量分析心肌灌注平面影像，可以显示放射性显像剂平均局部分布。将采集到的影像原始资料进行空间平滑后以左心室腔的中心为中点，以心尖为 90°，按每隔 6° 向心室壁做一条辐射线，将心肌壁分成若干相等的扇形节段，求出每一节段心肌的最大放射性计数值，以所有节段中的最大计数值之和为 100%，再计算出各个节段心肌最大计数值占总和的相对百分数。以百分数为纵坐标，心脏周径为横坐标，绘制成圆周剖面曲线，计算出从负荷显像到延迟显像期间的放射性洗脱率。正常情况下，在圆周剖面图上，所有的数据点都高于正常下限；而有心肌缺血的患者，在相应节段的值就会低于正常下限，可计算出缺损积分。

5. 室壁运动分析　门控心肌显像时，由门电路采集心动周期中不同时间显像剂在心肌内分布的信息，并重建为心肌收缩期与舒张期的断层图像，并可通过舒张末期和收缩末期的影像分析室壁运动情况。在对心肌灌注显像的影像资料进行分析时，应注意识别散射、衰减、心肌厚度不均等因素可能带来的对不同部位心肌所产生的影响，这些应属于放射性分布的正常差异。

6. 假阳性和假阴性判断　心肌灌注显像对病变心肌的检出是以病变区出现放射性分布稀疏缺损改变为依据的，实践中可遇到缺损区被掩盖而产生假阴性以及在正常心肌区出现放射性分布稀疏缺损而带来的假阳性。假阴性导致对心肌病变检出的敏感性降低，而假阳性则导致特异性差。常见原因如下：

（1）心肌组织结构差异导致的影响：在正常心肌组织中，心尖及上间隔区的心肌组织较薄，当心肌处于垂直位时，平面显像上可见心尖区放射性分布的计数减少，显示为灌注缺损（假阳性）；相反，当心脏处于水平位时，由于心尖节段与下壁可能发生重叠，从而导致平面显像中心尖部位的放射性分布的计数明显增多，即使有缺血改变，也有可能被掩盖（假阴性）；在心室上间隔区的膜部，由于缺乏心肌组织，故对显像剂无摄取，当心脏处于垂直位时，平面显像图上的上间隔区就可能显示为灌注缺损（假阳性）。

（2）软组织衰减导致的假阳性：软组织对射线的衰减作用是产生假阳性最常见的原因。女性左侧乳房对射线的屏蔽衰减可造成心肌灌注显像出现假阳性，小而硬的乳房更易出现明显的局限性灌注减低，影像中可见跨过心肌和本底区的乳腺衰减所产生的清晰轮廓。对于这种影响，可以通过右侧卧位进行左侧显像的方法来识别。在肥胖患者中，由于胸壁肥厚，脂肪组织对射线的衰减也可造成心肌灌注减低的表现，同样可通过右侧卧位、左侧显像的方式来鉴别。断层显像中，膈肌和肝脏对心肌下壁放射性的衰减所产生的假阳性也较为常见，负荷显像、呼吸幅度深时更易产生，可通过透射检查衰减校正而降低其影响。

（3）心肌生理变异所导致的影响：左心室同轴肥厚、束支传导阻滞和电轴偏移等生理原因也可导致假阳性，其中以左束支传导阻滞更为多见，表现为间壁的灌注缺损，其产生机制可能与心律不齐时，伴随着心脏舒缩的冠状动脉血流的改变所致的心肌收缩不协调有关。这种异常改变在药物负荷显像中更为常见。

（4）非冠状动脉疾病中的假阳性：扩张型及肥厚型心肌病、系统性红斑狼疮、高血压伴左心室肥厚、糖尿病性心脏病等均可出现类似于冠心病的心肌灌注异常。

（5）药物影响导致的假阳性：某些药物如普萘洛尔等可抑制心肌对显像剂的摄取，从而表现为灌注减低，出现假阳性，从而导致做出多条血管病变的错误判断。

（6）显像仪器影响导致的假阳性：探头的均匀性下降、旋转中心的漂移可导致显像图中放射性分布不均。

（7）影像采集和处理不当的影响：如果在断层图像采集过程中，患者心脏位置移动，可导致重建图像中显像剂分布不均。

（8）非靶器官摄取显像剂导致的假阴性：显像剂能被非靶器官摄取，心肌病变部位若与这些非靶组织邻近，则灌注减低可被非靶组织内的放射性所掩盖，如常见心肌显像时，因显像剂 MIBI 从肝胆分泌、肠道排泄，若采集时间选择不当，则肝胆区的放射性与心肌下后壁的重叠将掩盖下后壁的病变，使可逆性缺损表现为正常，固定缺损表现为可逆缺损。

## （八）注意事项

获得高质量心肌灌注显像的关键是对受检者准备、显像方案选择、采集和处理的整个过程进行严格的质量控制。

1. 显像室准备　审阅检查申请单，选择显像方式。

（1）接到心肌灌注显像申请单后，首先看检查目的和病史摘要等，了解受检者的心血管病史和循环、呼吸系统检查情况。病史中须特别注意受检者的指征、用药、症状、心脏危险因素、预诊断及治疗方案。对申请单内容不详者，及时询问患者或与申请医师联系。如受检者以前曾做过心肌灌注显像，嘱其检查时把结果带来以利于阅片时比较。

（2）确定显像剂及显像方式：普通受检者一般选择$^{99m}$Tc - 甲氧基异丁基异腈（MIBI）心肌灌注断层显像，连续两个上午检查，时间紧迫者亦可选择一日法$^{201}$Tl 心肌灌注显像。如以诊断心肌缺血为目的，首选$^{201}$Tl，也可用 2d 法$^{99m}$Tc - MIBI 负荷 - 静息显像。若心肌显像的目的是判断心肌存活，则可选用$^{201}$Tl 静息 - 再注射显像，或硝酸酯介入$^{99m}$Tc - MIBI 显像。

（3）确定负荷方式：能接受适量运动试验的受检者尽量行运动负荷显像；非心脏疾病原因导致不能进行运动负荷试验的受检者，可使用药物负荷方法。如有支气管痉挛史、肺部疾病（如哮喘或肺动脉高压）患者不能行运动负荷而必须采用药物负荷，不宜用双嘧达莫和腺苷扩血管药物，宜用多巴酚丁胺；有较严重的房室传导阻滞或病态窦房结综合征的受检者、2 个月内发生心肌梗死者、48h 内发生不稳定型心绞痛者、严重的主动脉瓣狭窄者、严重的阻塞性肥厚性心肌病者、严重的直立性低血压者不能用腺苷负荷；双嘧达莫和腺苷负荷试验不适用于妊娠期和哺乳期妇女；不稳定型心绞痛受检者 - 阻塞性肥厚性心肌病受检者或急性心肌梗死早期受检者慎用多巴酚丁胺。特殊受检者如不稳定型心绞痛 48h 内曾有发作，或伴有充血性心力衰竭，试验前 2~4d 曾发生心肌梗死，未控制的高血压或肺动脉高压，未治疗而威胁生命的心律失常，未控制的充血性心力衰竭，严重的房室传导阻滞而未装起搏器，急性心肌炎，急性心包炎，严重二尖瓣或主动脉瓣狭窄，严重的阻塞性肥厚性心肌病和急性全身性疾病禁止行运动负荷试验，可行静息显像。

2. 指导受检者在家或病房的准备工作　如下所述：

（1）显像前几天的准备工作：根据病情，检查前尽量停用改变心律和血压的药物，如 β 受体阻滞药、扩血管药物和氨茶碱（行双嘧达莫负荷试验时）等。若病情较重不宜停药时，应在申请单上注明，供诊断时参考。

（2）检查当天的准备工作：受检者检查前禁食 4h（仅行静息心肌灌注显像者除外），嘱受检者检查时带脂肪餐。简要解释此检查方法，以消除受检者对检查及放射性核素的恐惧感。测量受检者的体重，并注意观察体型，如女性有过于丰满的乳房或男性腹部明显肥胖及胸大肌过于发达，应做记录，供诊断时参考。

3. 负荷试验与注射显像剂　如下所述：

（1）显像剂用量：$^{99m}$Tc - MIBI 注射剂量 740MBq，尽量选择同一生产厂家药物；$^{201}$Tl 注射剂量 111 ~ 148MBq。

（2）注射注意事项：注射前须建立良好的静脉通道，避免因静脉通道破坏致放射性药物进入组织间隙而影响心肌摄取。检查时要密切观察采集图像，当计数率较低，疑有放射性药物外漏时，应将探头置于注射部位，加以确定并计算漏入组织间隙内的剂量。重新设置采集时间，使计数达 $10^5$/帧以上。避免因放射性药物剂量偏低，人为造成"斑片状"分布不均，影响结果判断。负荷和静息状态计数相差甚多时可造成两者图像缺乏可比性。

4. 负荷试验时　行心肌灌注显像负荷试验应配备抢救设施和急救药品，在试验及恢复期，定时记录心率、血压等生命指征和心电图，并由有经验的医师监护；观察和询问受检者有无不适，但应避免过多暗示而造成心理负担；植入除颤器者须做临时调整，避免由负荷引起误触发；运动负荷试验未达次极运动量（最大心率的85%）或出现心绞痛等症状时，应做记录；双嘧达莫负荷试验时尤应注意记录受检者反应，特别是未停用扩血管药物或停药时间不够者。若无不良反应，则可能血管扩张不充分，在诊断时应加以考虑。此时若有轻微填充（小于10%），仍应考虑为心肌缺血。

5. 确定显像时间　$^{201}$Tl 心肌灌注显像，于注射后 10 ~ 13min 行负荷显像，3 ~ 4h 行静息灌注显像。$^{99m}$Tc - MIBI 断层显像常规行 2d 法，一般先行负荷显像，注射 $^{99m}$Tc - MIBI 后 30min 进食脂肪餐，以加速显像剂自胆囊排出，减少肝、胆的干扰，注射后 60 ~ 90min 开始采集，若运动负荷试验显像结果无异常，结合受检者临床资料可考虑免行静息显像。由于 60min 行心肌灌注显像检查时肝脏显影仍较明显，90min 后行心肌灌注显像可明显降低肝脏对心脏显影的干扰。若 1d 内受检者过多时，部分受检者可采用注射药物后 60min 检查，但负荷和静息状态的检查时间点应相符，具可比性，并在检查单上注明，以便在图像处理和阅片时参考。

6. 显像前准备　通常采用仰卧位。显像前须除去受检者胸前阻挡射线的物品，如带钢丝托的胸罩；遇丰胸者，检查前将乳房向上固定（静息和负荷状态尽量使其处于相同位置），以免形成乳腺伪影，造成左心室前壁或侧壁缺血假象；置入体内阻挡射线的物品（如金属、硅等）应预先告知医师。受检者双手应放在探头视野之外。采用卧位可避免由于移动产生位移伪影，同时消除受检者的紧张情绪，嘱受检者保持平稳呼吸以减少因膈肌运动对心肌显像的影响。

## 二、心肌代谢显像

葡萄糖和脂肪酸是心肌细胞代谢的主要能量底物，若将这些底物用放射性核素标记，静脉注射后将被心肌细胞迅速摄取。应用 PET 探测即可行心肌代谢显像。目前用于心肌代谢显像最常用的放射性核素多为发射正电子的放射性核素，主要有 $^{18}$F、$^{11}$C、$^{15}$O 和 $^{13}$N 等。显像仪器为 PET 或 SPECT。正常人在饥饿状态下，脂肪酸是心肌的主要能量来源，进食后血葡萄糖和胰岛素水平上升，血浆脂肪酸水平降低，则心脏主要利用葡萄糖作为能源物质。在饥饿和运动状态下，缺血心肌可摄取葡萄糖，而正常和坏死心肌则不摄取，而在进餐后正常和缺血心肌摄取葡萄糖。在不同生理状态下，应用相应的标记药物进行代谢显像，即可了解心脏的代谢状态，从而用于心脏疾病的诊断和心肌细胞存活的评估。

### （一）葡萄糖代谢显像

1. 原理　$^{18}$F 标记的脱氧葡萄糖（$^{18}$F - FDG）是目前最常用和最主要的葡萄糖代谢显像剂，FDG 代谢显像是判断心肌细胞存活准确而灵敏的指标。

2. 操作步骤　检查前受检者一般需禁食 6h 以上，在显像前 1h，非糖尿病患者口服葡萄糖 50 ~

75g，糖尿病患者使用胰岛素将血糖控制在 $6.7 \sim 8.9mmol/L$，以减少血中脂肪酸水平，增加心肌细胞对$^{18}F - FDG$的摄取。检查中先行透射显像，然后做正电子发射显像。当心肌灌注缺损区或无功能心肌壁$^{18}F - FDG$摄取正常或增高时，提示心肌细胞存活；而无$^{18}F - FDG$摄取则提示心肌坏死。

3. 结果分析　通常将心肌灌注显像与葡萄糖代谢显像结合起来分析，并根据血流与代谢显像匹配与否来判断心肌活性。基本的血流 - 代谢显像匹配模型有下列三种：一是血流与代谢显像心肌显像剂均呈均匀分布，无稀疏缺损，提示为正常。二是血流灌注减低，而葡萄糖摄取正常或相对增加，提示心肌缺血，但无明显坏死。这种血流代谢不匹配的表现，是心肌存活的有力证据。三是局部心肌血流灌注与葡萄糖摄取呈一致性减低，为心肌坏死、坏死后瘢痕和不可逆损伤的标志。

### （二）脂肪酸代谢显像

脂肪酸是心肌能量供应的重要底物，心肌脂肪酸利用的异常变化，对心肌缺血性病变的早期诊断、心肌梗死区存活心肌的有效判断及其他心脏疾病的代谢估价具有重要的临床意义。

1. 原理　常用的显像剂为$^{11}C - $棕榈酸（$^{11}C - PA$）标记的非脂化脂肪酸。生理状态下，棕榈酸占血循环中脂肪酸总量的 $25\% \sim 30\%$。正常禁食状态或运动时，血乳酸水平上升，乳酸等脂肪酸成为心肌的主要能量来源，此时将放射性核素标记的非酯化脂肪酸静脉注射后，能迅速被心肌细胞所摄取，参与心肌的脂肪酸代谢过程。

2. 结果分析　正常左心室心肌对$^{11}C - PA$等显像剂摄取均匀，而心肌缺血患者，当冠状动脉狭窄大于 $70\%$ 时，心肌对$^{11}C - PA$的摄取减少，清除缓慢。心脏缺血情况下，脂肪酸代谢显像与葡萄糖代谢显像的影像特征有较大差异，缺血区脂肪酸代谢显像呈局灶性缺损。

### （三）有氧代谢显像

心肌有氧代谢显像使用的显像剂为$^{11}C - $乙酸。在心肌代谢中，乙酸首先通过合成酶被转化为乙酰辅酶A，然后在心肌细胞的线粒体内经三羧酸循环氧化，转变为$^{11}C - CO_2$，而$^{11}C - CO_2$的清除反映了心肌的血流和代谢状态，用于评价心肌的有氧代谢。

1. 原理　正常静息状态时，静脉注射$^{11}C - $乙酸后，血流清除曲线的初始部分其清除常数与心肌耗氧量呈线性关系，通过对曲线进行动力学分析，能准确反映心肌耗氧量和人体线粒体氧化通量；多巴酚丁胺负荷试验心肌对$^{11}C - $乙酸的摄取均匀增加。

2. 结果分析　在心肌梗死患者，心肌对$^{11}C - $乙酸的摄取和清除均减慢，表明局部心肌耗氧量减低。$^{11}C - $乙酸心肌代谢显像在心肌活性研究中的另一个作用是用于区别 AMI 患者存活与非存活的心肌，其氧化代谢参数较之$^{18}F - FDG$显像更为准确。此外，由于$^{11}C - $乙酸不受底物活性的影响，故在伴有糖尿病的慢性冠状动脉疾病患者，可能比$^{18}F - FDG$更有用处。

### （四）氨基酸代谢显像

氨基酸是合成蛋白质的主要成分。应用放射性核素标记氨基酸进行心肌显像是研究心肌氨基酸代谢的有用手段。

1. 原理　心肌氨基酸代谢显像剂为$^{11}N - $谷氨酸，它能被肺和心脏摄取，在心肌缺血患者，$^{11}N - $谷氨酸的心肌清除比正常人快，而且心脏摄取不均匀。

2. 结果分析　在心肌梗死患者，缺血区心肌对$^{11}N - $谷氨酸的摄取，与运动负荷$^{201}Tl$心肌显像呈现较好的相关性，而与$^{18}F - FDG$的摄取不平行。因此，$^{11}N - $谷氨酸可能是心肌血流灌注的标志，而不是心肌代谢的标志。

## 三、急性心肌梗死显像

急性心肌梗死（AMI）显像是利用显像剂能特异性积聚在新发梗死的心肌区域，在显像图上出现显像剂浓聚的"热区"，从而显示梗死心肌病变区。因此，AMI 显像能做出 AMI 病变大小和范围的诊断，在临床上有较大的实用价值。显像剂中以$^{99m}Tc - $焦磷酸盐（$^{99m}Tc - PYP$）应用最为广泛，因单位质量梗死心肌组织对$^{99m}Tc - PYP$的浓聚较高，而放射性核素标记抗肌凝蛋白抗体则是高特异性的心肌梗死显像剂。

## （一）$^{99m}Tc$ – PYP AMI 显像

1972 年，Shen 和 Tenrung 发现钙能以结晶体和亚结晶体的形式沉积在不可恢复的受损伤心肌组织中。1974 年，Bonte 最早用$^{99m}Tc$ – PYP 来显示不可恢复的受损伤心肌组织，从而逐步发展和建立起 AMI 的$^{99m}Tc$ – PYP 显像。

1. 原理　AMI 发生后，可能有钙离子迅速进入病灶区，并在梗死心肌细胞线粒体内形成羟基磷灰石结晶沉积下来，而$^{99m}Tc$ – PYP 通过与该结晶进行离子交换或化学吸附或者以与钙离子相似的方式聚集在不可逆性损害但仍有残留血流灌注的心肌细胞内，从而使梗死病灶显影。急性冠状血管闭塞后，仅在血流量下降 20% ~40% 的区域，见到$^{99m}Tc$ – PYP 的摄取增加，且受损心肌与正常心肌之间的$^{99m}Tc$ – PYP 摄取比值最高。若局部血流量继续下降，则受损心肌和正常心肌对$^{99m}Tc$ – PYP 的摄取比值开始下降。

2. 显像方法　显像剂$^{99m}Tc$ – PYP 的标记率应在 98% 以上，避免因游离$^{99m}Tc$ 过多而造成假阳性，用量 555 ~740MBq （15 ~20mCi），常规进行前位、左侧位和 1 个以上的左前斜位显像。注射$^{99m}Tc$ – PYP 后开始显像的时间应选择在高血浓度至明显的骨摄取之间，为注射后 1.0 ~1.5h，若有肾功能不全，骨代谢转换率低，则高血浓度的持续时间较长，心血池的放射性影响显像质量，可在 2 ~3h 后再进行显像。

3. 图像分析　$^{99m}Tc$ – PYP 显像时，正常心肌不显影，但胸骨、肋骨及脊柱等骨骼可以显影。AMI 时，病变心肌可出现不同程度的放射性异常浓聚显影，根据其放射性浓聚程度不同，可将图像分为 5 级，这种分级和受损区域大小无关。0 级表示心肌部位无显像剂浓聚；Ⅰ 级为心肌区有可疑显像剂浓聚；Ⅱ 级为心肌部位有明显的显像剂浓聚，但其强度低于胸骨；Ⅲ 级为心肌病变部位的放射性浓聚程度与胸骨相等；Ⅳ 级为心肌的显像剂浓度高于胸骨。一般 Ⅱ 级以上为阳性，提示有心肌梗死病灶。$^{99m}Tc$ – PYP 图像对于 AMI 诊断的灵敏度取决于梗死后检查的时间，通常在发生胸痛 4 ~8h 后即可出现显像阳性，5d 内可持续阳性，48 ~72h 阳性率最高，2 周左右转为阴性，在发病后的 2 周内阳性率为 95% 左右，特异性大于 90%，但对于较小的和非穿透性（如心内膜下）梗死的阳性率较低。引起假阳性的因素有：部分陈旧性心肌梗死、瓣膜或心包的钙化灶、室壁瘤、肋软骨钙化、心肌心包炎等。

## （二）抗肌凝蛋白单克隆抗体显像

1. 原理　肌凝蛋白是心肌组织中含量最多的结构蛋白质，完整心肌的肌凝蛋白，其分子量约为 500ku，由 2 条重链和 4 条轻链组成。当心肌发生缺血损伤时，心肌细胞的通透性发生改变，造成细胞内某些物质的外溢。肌凝蛋白的轻链部分由于分子量小，也可溢出到细胞外，造成血中肌凝蛋白轻链水平的增高；而重链部分分子量大，能较长时间地停留在坏死心肌的细胞内，而且心肌的肌凝蛋白具有独特的抗原特征，与骨骼肌和平滑肌的肌凝蛋白无交叉反应。因此，在心肌细胞坏死后，若将放射性核素标记的抗肌凝蛋白抗体或抗体片段注射到体内，则抗体特异性的和肌凝蛋白抗原结合而浓集于坏死的心肌细胞处，而且，坏死梗死区域越大，浓集放射性抗体或抗体片段就越多。

2. 显像方法　用纯化的心肌肌凝蛋白或重链部分免疫动物筛选出稳定的、能分泌特异性抗体的杂交瘤细胞，从而可持续获得高效价的特异性单克隆抗心肌肌凝蛋白抗体。显像过程中，多使用抗体片段而不用完整的免疫球蛋白分子，因为使用抗体片段能降低与肌凝蛋白的轻链的不必要的免疫反应和加速示踪剂从血中的清除，从而提高了靶与本底的比值，并较早地显示梗死区。显像一般选择前位、侧位和左前斜位三种常规体位，必要时加其他体位，均可采用平面显像，也可采用 SPECT 断层显像。

3. 图像分析　用$^{111}In$ 标记抗肌凝蛋白单克隆抗体显像时，正常心肌不显影。而 AMI 患者，$^{111}In$ 抗肌凝蛋白抗体显像在梗死区可出现异常放射性浓聚，根据受累心肌的范围不同而表现为局灶性浓聚或弥漫性放射性浓聚。浓聚量最高的区域就是局部血流量减少最严重的区域，也就是心肌损害最严重的部位。即抗肌凝蛋白抗体在心肌的摄取与局部血流量呈反指数关系。用于诊断 AMI 的敏感性达 87% ~100%。

## （三）$^{131}I$ – MIBG 心肌显像

1. 原理　MIBG 是一种肾上腺素能神经阻滞药——胍乙啶的类似物，可以聚集在交感神经末梢的储存囊泡内。MIBG 在神经末梢与去甲肾上腺素（NE）有相同的摄取、储存和释放方式，但是不被甲基转移酶及单氨氧化酶代谢，被看做非代谢的 NE。[131]I - MIBG 心肌显像可以反映心肌肾上腺素能神经功能的变化。

2. 显像方法　正常情况下心肌均匀摄取[131]I - MIBG，随年龄的增长会有些不均匀摄取。在急性心肌缺血或梗死区域内，交感神经也因缺血、梗死或周围缺血代谢产物的影响而产生功能障碍，导致缺血梗死区域失神经支配，其严重程度与心肌梗死后心律失常相关。同时心肌梗死边缘区由于受缺血及梗死区域释放一些因子的影响，交感神经功能受到抑制，因此交感神经功能障碍区域大于缺血及梗死区域。

3. 图像分析　由于 MIBG 心肌神经受体显像是一种检测心脏神经功能的方法，心脏摄取 MIBG 的多少反映了心脏神经的功能状态，而其清除则反映了神经元的活性（分泌功能），异常地浓聚则提示神经元的功能有改变。充血性心力衰竭时交感神经活动性增高可能是心脏收缩力降低的一种反映。心力衰竭早期，心交感神经储存的去甲肾上腺素即已大量消耗，显像时的摄取减低与心脏去甲肾上腺素储存耗尽的病理生理学结果一致。AMI 患者也可表现为心脏摄取 MIBG 异常，并可反映心肌梗死后的无神经区，心肌梗死 MIBG 显像无神经区明显大于血流灌注缺损区。

# 四、心肌乏氧显像

乏氧显像能直接提供组织低氧但存活的证据，不仅能用于心肌梗死的早期诊断，还能迅速区分存活、缺血和梗死心肌，为临床诊断和治疗决策提供重要的信息。放射性标记的硝基咪唑（nitroimidazole）可弥散通过细胞膜并在细胞质中还原成基团形式。

## （一）原理

当细胞内氧丰富时，硝基咪唑对基团阴离子起反应，产生超氧化物，然后弥散至细胞外；当细胞内缺氧时，不能产生再氧化，与细胞内的聚合分子呈不可逆性共价结合而滞留在细胞内。因此，利用放射性核素标记的硝基咪唑滞留于乏氧组织中可以进行显像。

## （二）显像剂

乏氧显像剂主要有$^{99m}$Tc - PnAO - 2 - 硝基咪唑和$^{99m}$Tc - HL91（$^{99m}$Tc - BnAO）两种，在正常心肌组织内摄取很少，在梗死心肌中无明显滞留，但在缺血心肌中有明显滞留。用$^{201}$Tl 与$^{99m}$Tc - HL91 双放射性核素显像评价心肌灌注与乏氧更具有意义，$^{201}$Tl 灌注缺损心肌节段在$^{99m}$Tc - HL91 显像中显影，提示在这些心肌梗死节段中有存活心肌。$^{99m}$Tc - HL91 显像心尖部可出现放射性浓聚，原因为心尖由血管末端供血，心尖部血流量低、血液流速缓慢导致灌注显像稀疏而乏氧显像显影。

# 五、心肌细胞凋亡显像

细胞凋亡是机体为维持内环境的平衡产生的一个主动程序化的细胞自杀性过程，不仅在正常人体生理状态而且在许多病理状态下起重要的调节作用。凋亡细胞的细胞膜上磷脂酰丝氨酸异常表达，而膜联蛋白（annexin V）对细胞膜上的磷脂酰丝氨酸分子具有很高的亲和力，放射性核素显像应用最多的是$^{99m}$Tc 标记的膜联蛋白（$^{99m}$Tc - annexin V）显像，用来探测 AMI、心脏移植后的早期排斥及诊断急性心肌炎等。

# 六、显像检查与冠心病治疗

## （一）介入治疗

放射性核素心肌显像在冠心病的治疗中有重要意义，特别是在术前筛查、疗效评价、预后判断等方面发挥重要作用，是一种高效价比、高依从性的冠心病治疗决策研究手段和疗效评价工具。

介入治疗是治疗冠状动脉狭窄的一种十分有效的手段，包括冠状动脉腔内成形术（percutaneous transluminal coronary angioplasty，PTCA）、支架置入等，但不是所有经冠状动脉造影证实有狭窄的患者全部需要对狭窄血管进行介入治疗和血供重建，可以用心肌显像进行术前筛查。

1. 无需介入治疗　通常，负荷心肌灌注显像无明显缺血或仅有轻度灌注异常的患者无须介入治疗，其介入治疗后心脏事件的发生率有可能还高于药物治疗。而且，即使是介入治疗也并非每处都有必要进行血管重建。

2. 确定介入治疗血管　冠状动脉造影可以清晰显示各病变血管的狭窄部位和程度，但因无法了解心肌细胞的病理生理信息，确定"犯罪"血管困难。通过心肌显像检出的"犯罪"血管并非总是狭窄程度最重的血管。缺血但仍存活心肌的存在是再发心脏事件的最危险因素。"犯罪"血管是根据所支配部位的缺血但仍存活心肌的量来判断，而不是根据病变血管的狭窄程度来确定。

3. 三级显像　PTCA 治疗前后，为全面反映心肌病理生理状况、评价治疗效果，可采用分级组合方案进行心肌显像：于 PTCA 术前 1 周内，依次分日进行三级显像，即运动心肌显像、静息心肌显像和介入心肌显像。PTCA 术后 1～2 周进行运动、静息二级显像。运动显像采用平板、踏车次极量与症状限制性运动试验。术前三级显像能够判断缺血与存活心肌，术后显像可观察心肌再灌注与功能恢复情况。

（1）适宜 PTCA 治疗：①静息显像有放射性缺损，介入显像缺损改善且运动显像缺损加重者。②静息显像有放射性缺损，运动显像无缺损加重，而介入显像缺损改善者。③静息显像有放射性缺损，介入显像无明显改善，而运动显像缺损加重者。④静息显像无放射性缺损，运动显像出现放射性明显缺损者。

（2）不适合 PTCA 治疗：①静息显像有放射性缺损，运动和介入显像缺损无明显改善者。②静息显像无放射性缺损，运动显像无明显变化者。

4. 介入治疗效果判断　如下所述：

（1）术前 1 周内的运动、静息、介入三级显像心肌病变放射性减低程度依次改善者，PTCA 治疗效果往往较为理想。国内对 PTCA 术后患者的随访主要限于临床症状及心电图，但患者术后即使发生了再狭窄，也仅部分患者有临床症状，常规心电图可表现为正常，运动试验心电图对发现心肌缺血的灵敏度也不是很高；再次冠状动脉造影能够确定再狭窄的存在与否，但是多数患者不能接受；因而需要灵敏度高的无创伤性检查，对患者进行随访与评价。

（2）介入治疗后心肌灌注显像的定量分析和负荷试验是评价冠心病疗效的首选方法：在治疗前应用负荷心肌灌注显像了解到的心肌的缺血部位和范围，通过治疗后进行比较，可以帮助判断缺血区的血流灌注有无改善及改善的程度。介入治疗 PTCA 术后 3～6 个月的再狭窄率高达 30%～50%，支架术后的再狭窄率为 15%～32%，无症状再狭窄率可高达 50%，而因依从性和经济性难以被接受，以冠状动脉造影随访评估率只有 10%～20%。腺苷负荷试验放射性核素心肌灌注显像对支架置入后再狭窄有很高的检测价值，敏感性为 82%，特异性为 84%，准确性为 83%；对 PTCA 术后再狭窄的敏感性为 94%，特异性为 84%，准确性为 87%。

## （二）冠状动脉搭桥术

冠状动脉搭桥术（CABG）通过移植血管取代管腔已闭锁的冠状血管，实现血管再通和血供重建，恢复梗死区血供和心肌活力。

1. 判断心肌活力　术前需对梗死区内是否存在有心肌活力出准确判断，可逆性的灌注缺损区表明心肌功能变为缺血所致的暂时性功能丧失，一旦心肌的血流灌注得以恢复，其功能亦可恢复。这种经历缺血后又恢复的心肌称为"顿抑"心肌或"冬眠"心肌。

2. 判断疗效　腺苷负荷试验放射性核素心肌灌注像可有效评估无症状随访患者的疗效与预后。

## （三）静脉溶栓治疗

溶栓治疗血供再通者，治疗前、后心肌显像异常节段数比较有明显差异。如果溶栓后心肌放射性分布明显改善，异常节段数明显减少，提示溶栓治疗有效，预后良好；反之则提示治疗无效，预后差。

## （四）非粥样硬化型冠状动脉疾病

1. 冠状动脉畸形　指包括冠状动脉起源、行程异常和形态异常的一类冠状动脉疾病，多由于先天性冠状动脉管壁纤维肌肉发育不良，造成管腔狭窄、闭塞或短小。

2. 冠状动脉肌桥　少数冠状动脉在走行过程中短暂穿入心肌再回到心外膜下运行，冠状动脉造影可见收缩期冠状动脉受压而变窄，称为肌桥，最多见于 LAD 中段。患者多数无症状，有症状者常较重，类似心绞痛，少数可引起心肌梗死。

3. 冠状动脉瘘　冠状动脉与心腔、大血管或其他血管的异常交通称冠状动脉瘘，多见于冠状动脉与左、右心腔或血管瘘，以与肺动脉瘘最常见。

4. 冠状动脉瘤　又称冠状动脉扩张、膨胀，是指冠状动脉原发性或继发性、节段性或弥漫性管腔扩大，伴或不伴有局部冠状动脉狭窄或血栓形成，用其他检测方法阳性率较低，国内报道运动心电图阳性率仅 28.6%，而心肌灌注显像能较好的显示有无心肌血流灌注减低。

# 七、重要建议

总体上看，心脏的放射性核素显像对有冠状动脉疾病的中高危人群进行诊断及风险评估是非常有价值的，但作为对低危人群的一般筛查或常规复查是无益的。围手术期的应用在有基础心脏病或手术风险高的患者中是有益的。如能够对病情判断及治疗策略提供重要的指导，该检查就是合理的。具体实施检查期间，必须重视以下建议。

1. 慢性缺血症状患者　如下所述：

（1）心电图正常并能够运动的患者，临床评估有冠心病的可能性较小者，不适宜应用心脏核素检查，且不推荐首选。对此类患者将运动或药物负荷心肌灌注显像作为诊断的首选检查。

（2）临床评估有冠心病的可能性较大者，如果患者心电图有左束支传导阻滞或室性心律失常，推荐行药物负荷心肌灌注显像；而对于有预激或心室肥厚的患者，适合于应用运动负荷心肌灌注显像确定缺血心肌的范围、程度及部位；如果心电图异常且不能运动，为心脏核素检查的适应证，推荐行药物负荷心肌灌注显像。

（3）对于临床评估具有极大冠心病可能性者，静息心电图正常或者并发预激且能运动的患者将运动负荷心肌灌注显像、药物负荷心肌灌注显像作为进行诊断的首选检查。对于高危的糖尿病或者冠心病事件在 10 年发生率超过 20% 的患者，不能运动者，将药物负荷心肌灌注显像作为诊断或危险分层的首选检查。

2. 急性胸痛患者　对于心电图无缺血或伴有左束支传导阻滞或室性心律失常的患者、肌钙蛋白是临界值或轻度升高疑为急性冠脉综合征的患者，强烈推荐心脏核素显像检查。已确诊急性冠脉综合征的患者，不推荐应用。

3. 无缺血症状患者　如下所述：

（1）无临床症状的患者应用心脏核素检查的建议：根据 ATP Ⅲ 的风险标准评估，冠心病的低危患者和心电图正常的冠心病中危患者，不推荐应用。对于心电图异常的冠心病中危患者尚不确定是否推荐。不建议此类患者将运动和药物负荷心肌灌注显像作为诊断的首选检查。而对于冠心病高危患者可以推荐。能运动的患者将运动心肌灌注显像作为诊断或危险分层的首选，而不能运动的患者将药物负荷心肌灌注显像作为诊断或危险分层的首选。

（2）无缺血证据、左心室收缩功能障碍的心力衰竭患者应用心脏核素检查的建议：既往未对冠状动脉进行评估也不计划冠脉造影的患者，强烈推荐心脏核素检查。无心绞痛的冠状动脉疾病患者可以应用心脏核素检查进行基本评估。对于心力衰竭的患者不建议行无创性显像检查以确定冠状动脉疾病的可能性。

（3）病因不明确的初发房颤患者，应用心脏核素检查进行初步评估的价值不确定。

（4）对于室速伴有发生冠心病低危、中危、高危者，行心脏核素检查有价值。

（5）发生过晕厥的患者应用心脏核素检查时，评估发生冠心病为低危/中危者，不推荐使用心脏核素检查；而对高危冠心病风险者强烈推荐。

（6）肌钙蛋白升高但无其他急性冠脉综合征证据的患者建议心脏核素检查：对于已经通过心电图和（或）血清标志物或酶学检查在临床中已经证实了心肌缺血坏死的患者不主张急诊行心脏核素检查。

4. 特定患者的风险评估 如下所述：

（1）既往负荷试验结果正常、无症状或症状稳定的患者，如估计发生冠心病的风险低，不建议心脏核素检查；评估发生冠心病的风险为中危者也不推荐；冠心病风险高危的患者中尚不确定。

（2）对无血供重建史、无症状或症状稳定的、既往冠脉造影确诊为冠心病或者既往负荷试验异常的，曾接受过负荷试验的患者，不推荐心脏核素检查；其中心肌灌注显像不能明确冠心病诊断或危险分层的患者应行药物负荷 PET 显像。

（3）既往的检查结果不明确或与临床冠心病诊断不相符者，强烈推荐心脏核素检查。

（4）初发的或症状恶化心绞痛患者，既往冠脉造影或负荷试验结果异常者强烈推荐心脏核素检查；而对既往检查正常的患者是否推荐应用不确定。建议能运动的患者复查运动心肌灌注显像，不能运动的患者复查药物负荷心肌灌注显像重新确定心脏事件的风险。

（5）对于冠脉造影存在冠脉狭窄或意义不明确的解剖学异常的患者，强烈推荐应用心脏核素检查。

（6）无症状的、既往行冠脉钙化评分的患者，Agatston 评分小于 100 的患者不推荐应用心脏核素检查。评分在 100~400 的冠心病低危者不确定是否推荐。而对冠心病发生中危/高危者和 Agatston >400 者推荐应用。

（7）行 DUKE 平板试验评分为低危的患者不推荐心脏核素检查，评分为中危和高危的患者强烈推荐应用心脏核素检查。

（8）对低危非心脏手术的患者不建议进行心脏核素检查；对于临床冠心病发生率低、无临床症状的患者在非心脏手术前将心脏负荷灌注显像作为常规筛查也不做推荐。

（9）对于手术风险为中度的患者，如身体条件较好，无临床危险因素，无症状，推测冠心病的发生率低，不推荐心脏核素检查，即使心电图有左束支传导阻滞或预激也不主张在非心脏手术前行运动心肌灌注显像。如果患者运动能力差，并有多个危险因素或者行血管外科手术建议行心脏核素检查，此类患者如果曾行心导管检查为正常或者行心脏血管重建术后 1 年无症状，不推荐心脏核素检查。CABG 术后 5 年以上，既往冠脉造影或无创心肌灌注评估异常 2 年以上，在非心脏术前可以行心脏负荷核素检查进行评估。

（10）ST 段抬高心肌梗死患者：既往行 PCI 实现了完全血供重建，症状发作不频繁的患者不做推荐。未行冠脉造影、血流动力学稳定的、胸痛发作不频繁的、无心力衰竭征象的患者推荐应用。溶栓后、不能运动的、未接受心导管检查的患者在出院前或出院建议早期应用药物负荷灌注核素扫描以发现潜在的缺血心肌。血流动力学不稳定、有心源性休克征象的或有严重并发症的患者不建议检查。

（11）不稳定型心绞痛或非 ST 段抬高心肌梗死的患者：如未行冠脉造影、血流动力学稳定的、胸痛发作不频繁或无心力衰竭征象，建议应用心脏核素检查对潜在的心肌缺血进行评估。建议对于静息或低活动水平时无缺血发生、至少在 12~24h 无心力衰竭发作的患者中使用药物负荷试验进行危险分层；对于心电图静息时 ST 段压低大于等于 0.1mV、左心室肥厚、束支传导阻滞、室内差异性传导、预激或能运动的患者应行影像学检查进行危险分层。确诊为 ACS、不计划行冠脉或左心室造影的患者，建议应用无创检查（超声心动图、放射性核素造影）评估左心室功能。在急诊或门诊疑为缺血性心脏病的疑似 ACS 患者，如果 12 导联心电图和心肌标志物均是正常的，应在 72h 内及时做运动或药物负荷试验诱发缺血并将其作为收入院的依据。低危且负荷诊断试验为阴性的患者应该在门诊接受治疗；疑为 ACS 的患者心肌标志物正常、不能运动或静息心电图异常的患者应该接受药物负荷试验。

5. 血管重建术（PCI/CABG）后无临床症状的 ACS 患者 对有缺血证据的患者应用心脏核素检查进行评估。对未进行完全的再血管化、可再次行血供重建的患者建议应用心脏核素检查。对能够运动的患者复查运动心肌灌注显像，而不能运动的患者复查药物负荷心肌灌注显像重新确定心脏事件的风险。CABG 术后 5 年内是否行心脏核素检查尚不确定，而大于等于 5 年的患者建议应用心脏核素检查。PCI 术后 2 年内不做推荐。大于等于 2 年的患者是否应用尚不确定。

6. 强烈推荐应用心脏核素检查 对严重左心室功能障碍、可行血供重建的缺血性心肌病患者的存活心肌进行评估。对于冠心病和无心绞痛的左心室收缩功能障碍的患者为了血供重建建议应用心脏核素检查评估存活心肌，除非患者不适合任何类型的血供重建术。对于不能运动的、计划择期行 PCI 的患者建议应用药物负荷心肌灌注显像评价冠脉病变。

由于洋地黄的使用、左心室肥厚、静息时 ST 段压低大于 1mm、预激综合征或左束支传导阻滞使心电图的评估不可靠时，并通过年龄、症状、性别预测冠心病的发生率为中度室性心律失常的患者建议应用心脏核素检查检测无症状性心肌缺血。而由于体力限制而不能进行运动试验者，建议应用药物负荷核灌注显像检测无症状性心肌缺血。

7. 评估左心室功能  对于近期缺少对左心室功能进行可靠诊断的影像学检查的患者，建议应用心脏核素检查对左心室功能进行评估。心力衰竭患者应用放射性核素显像初步评估静息时左心室和右心室的功能，也可以行放射性核素心室造影评估左心室射血分数和容积。超声心动图结果欠佳的患者可行放射性核素血管造影对静息时左心室的容积及功能进行评估。对于未计划行冠脉及左心室造影的 ACS 患者建议行放射性核素血管造影评价左心室功能。对于室性心律失常的患者当心脏超声不能精确地评估左心室、右心室功能和（或）结构的改变时，可以应用放射性核素血管造影。有三支冠脉斑块、轻度、中度狭窄或左冠优势的左主干轻或中度狭窄的患者是否选择应用心脏核素检查联合静息或负荷门控 MRI 尚不确定。

8. 可能引起心脏药物毒性的患者  在毒性证据出现后建议应用心脏核素检查对左心室功能进行系列评估。建议对有心肌病家族史或接受心脏毒性药物治疗的患者进行左心室功能的无创评估。接受可能存在心脏毒性的药物治疗期间建议应用静息心脏磁共振成像检查对左心室功能进行基础及系列监测。

（李俊民）

# 第三节  心电图运动负荷试验

在临床运动负荷试验中，对所记录的心电图进行分析，根据测定参数对受试者心脏功能状态和心肌缺血做出判断，其适应证从最初的诊断冠心病已扩展至筛选高危冠心病患者以及心脏病内外科疗效评价，已成为应用广泛的无创心功能检测方法之一。

## 一、常用方式

目前多采用活动平板运动试验或踏车运动试验两种方式。

1. 活动平板试验  采用活动平板，以改变平板机转速及坡度来改变受试者的运动量。每级运动时间为 2～3min。运动中连续心电图监护，每间隔 2～3min 记录 1 次心电图、测量血压，保证其安全性。国际上，活动平板试验尚无统一的方案。目前 Bruce 及其改进方案在临床应用较为广泛，积累了许多经验资料，并为许多医院所采用。

2. 踏车运动试验  采用踏车功量计，运动量以 kg/（m·min）为单位，计量方法客观准确，过程与活动平板试验相似。在踏车运动试验中，通常设定每级运动时间为 3min，递增运动量为 150～300kg/（m·min），记录每阶段的运动心电信号。其优点是易于保持受试者上身相对平稳，易于检测血压，并使所监测的运动心电图基线稳定，受噪声影响较小，能为进一步分析提供高质量的心电图记录，也为大多数医疗中心所采用。

## 二、负荷强度

目前常采用极量运动试验和次极量运动试验。

1. 极量运动试验  是指在逐级增加运动量时，氧耗量平行增加，在达到某一最高水平运动量时耗氧量也达到最大，并且继续增加运动量，耗氧量不再增加，这时的运动量称为极量运动。临床运动试验中无须直接测量耗氧量，可根据既定的试验方案由换算表直接查出每级运动的耗氧量，当受试者运动至"筋疲力尽"时可认为已达到极量运动。此时，心率应达到该年龄组的最大心率平均值。由于"筋疲力尽"这个量难以掌握，因此极量运动的应用受到一定的限制。

2. 次极量运动试验　是指运动量相当于极量运动试验的 85% ～90%，如以耗氧量为准则，应相当于 $MVO_{2max}$ 的 85% ～90%。临床大多采用次极量运动试验的心率为目标心率。不同年龄组这一目标心率是不同的。目前，通常采用下列公式来计算目标心率：目标心率 = 195 - 受试者年龄（岁）。

# 三、禁忌证

1. 绝对禁忌证　如下所述：

（1）急性心肌梗死 5d 内。

（2）近期内心绞痛频繁发作及不稳定型心绞痛。

（3）休息心电图已有明显缺血性改变或有心肌梗死改变者。

（4）心脏明显扩大并有心力衰竭者。

（5）有引起症状或血流动力障碍的未控制的严重心律失常。

（6）血压大于 180/110mmHg （23.94/14.63kPa） 的高血压患者。

（7）急慢性心瓣膜病、心肌病及其他器质性心脏病患者。

（8）妊娠、贫血、甲状腺功能亢进、肺气肿及患有其他严重疾病者。

（9）电解质紊乱或服用强心苷类药物者。

（10）急性心肌炎、心包炎或心内膜炎。

（11）急性主动脉夹层。

（12）急性肺栓塞或肺梗死。

2. 相对禁忌证　如下所述：

（1）冠状动脉左主干狭窄。

（2）中度狭窄的心脏瓣膜病。

（3）电解质异常（低钾血症、低镁血症等）。

（4）肥厚型梗阻性心肌病及其他形式的流出道梗阻。

（5）导致不能充分运动的精神障碍。

（6）高度房室传导阻滞。

（7）频发或复杂的室性异位心律。

（8）固定频率起搏器。

（9）室壁瘤。

（10）晚期或有并发症的妊娠。

# 四、试验方案

国际上尚无统一的运动方案，目前常用的方案有 4 种，即 Bruce 方案、Balke 方案、Ellestad 方案和 Astrand 方案，这 4 种方案各有其优缺点。各方案的最大耗氧量、心率和血压的变化等均无明显差异。对于绝大多数无特殊要求的患者，国内外普遍采用的是 Bruce 方案，该方案有 7 级，每级运动时间均为 3min，以便在增加运动负量之前达到稳定状态。缺点在于运动级之间的摄氧量（$VO_2$）增加相对较大，从 0 级开始就增加了 10% 的坡度，运动速度和坡度逐级增加，到第 3 级后由于速度较快，多数受检者往往需跑步，加之坡度较大，与行走相比消耗的体力更多，对于多数心脏病患者而言也就达到了最大负荷量。对于高龄和病情较重的患者而言运动负荷量偏重。修订后的 Bruce 方案分为 9 级，对初始运动速度和坡度均做了调整，降低了运动中的负荷，更有利于不能耐受大运动量或不能适应在短时间内运动量剧增的患者。

国内多采用 Bruce 方案，方法为逐渐增加运动量，由 1 级开始每 3min 增加 1 级并相应增加坡度直到达到次最大心率后，立即停止运动并测量血压，每分钟 1 次，直至达到试验前水平。同时记录 0min、2min、4min、6min 的心电图，必要时增加记录 8min 和 10min 的心电图，直至恢复正常。

1. 症状限制性运动试验　在冠心患者，运动试验常在未达到极量或次极量运动水平时已出现重度心肌缺血（心绞痛、ST段下降）而终止运动。症状限制性运动是以患者出现重度症状、体征为终止运动的指标。除心肌缺血表现外尚有血压下降、严重心律失常、呼吸困难、头晕、步态不稳等。

2. 极量运动试验和次极量运动试验　前者是逐渐增加运动量，耗氧量平行增加，达到某一高水平运动量时耗氧量最大，继续增加运动量耗氧量不再增加，这时的运动量称为极量运动。当受试者运动至筋疲力尽时可认为已达到极量运动，此时心率应达到该年龄组的最大心率平均值。后者是一种人为的指标，一般取平均预期最大心率的85%或90%为其预期心率。部分患者不易达到最大预期心率，则可按此心率为终点。对次极量运动结果的诊断评价应注意假阴性。次极量运动还可作为某些患有周围血管病变、肺疾病等患者的一种替代方案。

## 五、常规准备

（1）必须在电极放置的位置做适当的皮肤准备，电极—放大器—记录系统的最关键点是电极与皮肤间的界面，因此检查前1d应该洗澡。

（2）放电极部位应先剃毛并用乙醇纱布洗涤擦拭，在皮肤干后并用细沙纸或粗布擦一下，擦掉皮肤表浅层可明显降低阻力，减少信噪比，再贴上特制电极。

（3）女性，尤其是乳房大的肥胖者，应戴胸罩固定乳房，减少胸部电极移动造成伪差。

（4）当使用单通道心电图记录仪时，最广泛使用的是改良的双极导联系统，正极放置在左腋前线第5肋间隙，负极可放置在下列各部位，如额部、右锁骨下、右肩胛位、胸骨柄、左第5肋间隙或背部。

（5）采集完整病史，完成体格检查。

（6）认真审查适应证和禁忌证；判定是否存在心脏急症情况或潜在的禁忌证，运动前描记12导联心电图。

（7）仔细考虑能引起心电图试验假阳性或假阴性的各种因素。应仔细查明患者是否服用过能影响心电图运动试验结果的药物。

（8）胸部X线摄片（必要时），虽然不必在运动试验前即时拍摄胸部X线片，但最好在运动试验前数周完成胸部X线摄片。

（9）在运动试验之前，应让患者签署运动试验知情同意书。

（10）进行皮肤准备，并放置相应电极。

（11）向患者做好解释工作，介绍检查方法，必要时可做示范动作。

（12）采用适当的心电图导联系统。

（13）试验前先记录静态心电图，并在过度通气后30s再记录1次心电图，以做对照。

（14）运动试验过程中要严密观察心电图变化，每提高1次运动量均需测血压并记录心电图；定时测血压。

（15）患者可随时要求终止运动试验。运动中如出现心绞痛，明显气短、面色异常、严重心律失常或体力不支者，应立即停止试验并卧床描记心电图。

（16）运动试验结束后，受检者应休息20min，无不适方可离去。

（17）室内备有易于启用的心肺复苏设备和药物，以便发生意外情况时立即抢救。

## 六、操作步骤

（1）打开平板仪电脑主机电源开关并进入检查程疗。

（2）打开平板仪跑台电源。

（3）给受检者进行皮肤准备，以降低电阻力，减少信噪比。

（4）在身体选定部位安放电极。

（5）让受检者平卧于检查床。

（6）描记卧位12导联心电图并测量卧位血压。

（7）让受检者立位，描记立位 12 导联心电图并测量立位血压。

（8）根据受检者实际情况选择运动方案。

（9）让受检者走上平板仪跑台，并开动平板仪，以 1 英里/h 速度做适应性步行。

（10）按选择的运动方案进行检查。

（11）同步记录 12 导联心电图并每 3min 测量 1 次血压。

（12）当出现终止运动试验指征时立即终止运动。

（13）让受检者在平板仪跑台上做减速慢步 1min。

（14）让受检者坐于检查床，同时监测心电图及血压 6～8min。

（15）终止平板检查程序。

# 七、终止试验指征

1. 绝对指征　指所有严重表现，通常提示存在严重冠心病。

（1）急性心肌梗死或怀疑心肌梗死。

（2）新发作中、重度心绞痛或原有心绞痛加重。

（3）随工作负荷增加，收缩压较运动前下降 10mmHg（1.33kPa），伴心肌缺血症状。

（4）严重心律失常，如室性期前收缩二联律、多源性室性期前收缩、R－on－T 现象、室性心动过速、持续室上性心动过速等心律失常；二度或三度房室传导阻滞或缓慢型心律失常，出现束支阻滞或不能与室性心动过速相鉴别的室内阻滞。

（5）出现中枢神经系统症状，如共济失调、眩晕、视物模糊、近乎晕厥、步态不稳、精神错乱。

（6）周围灌注不良征象，如皮肤发绀或苍白。

（7）患者要求终止。

2. 相对指征　需要引起操作者注意与警惕，可能会导致终止试验的情况，主要依赖于操作者的判断，不应轻易做出继续试验的决定。

（1）心电图 ST 段水平或下斜型压低大于等于 2mm 或除 aVR 导联外 ST 段抬高大于 2mm。

（2）任何形式的胸痛加重。

（3）体征或主诉严重疲乏或气喘。

（4）下肢抽搐或间歇性跛行。

（5）血压升高，收缩压大于 260mmHg（34.58kPa），舒张压大于 115mmHg（15.30kPa）。

（6）不严重的心律失常，如室上性心动过速。

（7）运动诱发的不能和室性心动过速相鉴别的束支传导阻滞。

# 八、应急处理

1. 心绞痛　立即停止运动、休息、给氧、注意监护，硝酸甘油 0.3～0.6mg 舌下含化或硝酸异山梨酯 5～10mg 舌下含化。同时可考虑应用镇静药。

2. 急性心肌梗死　立即休息、给氧、监护、解除疼痛，注意消除心律失常，控制休克，尽早进行再灌注心肌治疗。

3. 室性心动过速　患者如无显著的血流动力学障碍，首先给予静脉注射利多卡因或普鲁卡因胺，同时静脉持续滴注。利多卡因先用 50～100mg 静脉注射，每 5～10min 重复 1 次，继以 1～3mg/min 的速度静脉滴注维持，情况稳定后改服美西律 150mg，1 次/6h 维持。奎尼丁静脉注射会引起低血压，应避免使用。静脉注射索他洛尔与普罗帕酮亦十分有效。其他药物治疗无效时，可以选用胺碘酮注射或改用直流电复律。如患者已发生低血压、休克、心绞痛、充血性心力衰竭或脑血流灌注不足等症状，应迅速施行直流电复律。

4. 心室扑动和颤动　两者均为致命性心律失常，心室扑动呈正弦波图形，波幅大而规则，频率 150～300/min，心室颤动的波形、振幅、频率均极不规则，无法识别 QRS 波群、ST 段与 T 波。临床症状包括意识丧失、抽搐、呼吸停顿甚至死亡。一旦出现心搏骤停，应立即尝试捶击复律。方法是从20～25cm 高度向胸骨中下 1/3 段交界处捶击 1～2 次，部分患者可瞬即复律。失败者立即施行人工呼吸、胸按压、电除颤和复律，并给予利多卡因、葡萄糖酸钙、肾上腺素、阿托品等药物治疗。注意防治脑缺氧和脑水肿、急性肾功能衰竭等，加强监护。

5. 房室传导阻滞　一度房室阻滞与二度Ⅰ型房室阻滞心室率不太慢者，无须接受治疗。二度Ⅱ型房室阻滞与三度房室阻滞如心室率显著缓慢，伴有血流动力学障碍者，甚至 Adams-Stokes 综合征发作者，应给予适当治疗。可给予阿托品 0.5～2.0mg 静脉注射，或异丙肾上腺素 1～4mg/min 静脉滴注。值得注意的是 AMI 时异丙肾上腺素的应用应十分慎重，因可能导致严重室性心律失常。因此对于症状明显、心室率缓慢者，应及早给予临时性心脏起搏治疗。

6. 室上性心动过速　首选腺苷 6～12mg 快速静脉注射，或用维拉帕米 5mg 静脉注射，还可以应用洋地黄、β 受体阻滞药控制心室率，不能控制时宜用同步直流电转复窦性心率或用抗快速心律失常的起搏治疗。

7. 心房扑动、心房颤动　出现心室率过快时，应用钙拮抗药或 β 受体阻滞药、洋地黄制剂控制心室率，也可以应用直流电复律。

# 九、注意事项

1. 受检者准备　如下所述：

（1）试验前详细询问受检者病史并查体，评估疾病状态，避免急性期症状或严重精神障碍。

（2）告知受检者试验过程中可能出现的并发症并签署书面知情同意书。

（3）试验前 1d 嘱咐受检者晚上洗澡，穿棉质短袖内衣、宽大罩衫或宽松的便裤及运动鞋，避免穿紧身内衣。

（4）试验当天避免明显的劳累或运动。

（5）告知受检者试验后可能会疲劳，提前安排家属接送。

（6）应在试验前 3h 内限制摄入不消化食物、乙醇、咖啡因或吸烟，以免影响试验结果。

（7）年老体弱受检者应嘱咐家属或保健医师亲自陪同。

（8）如果试验以诊断为目的，与心内科医师商量停用心血管药物的可能性及防范措施；如果试验以功能测试为目的，则受检者应照常服药，以使对运动的反应能力与运动训练中预期的反应能力保持一致。

（9）运动前描记 12 导联心电图，记录运动试验开始前及过换气后的心电图可有助于发现假阳性心电图改变。

2. 试验药物准备　受检者携带用药清单备用。试验之前，在主管医师指导下停用心血管药物，对提高试验的敏感性有重要意义。

（1）β 受体阻滞药：服用中等剂量或大剂量 β 受体阻滞药者心率常不能充分地增加以达到试验所需的负荷水平，但也不提倡突然停药，因其可导致反射性心动过速。最好的解决方法是只要可能，在试验前逐渐停用 β 受体阻滞药 4～5 个半衰期（通常约48h）。但由于时间限制或治疗需要，通常不可能停用该类药物，检查医师应当记录在试验时服用了 β 受体阻滞药。在高危患者中，试验一般仍会呈阳性。

（2）地高辛：可能会对试验的解释造成干扰。为避免出现不能用于明确诊断的记录，应在试验前 2 周停用地高辛。

（3）抗心绞痛药物：能改变血流动力学对运动的反应，显著降低缺血性心电图改变的敏感性，如能耐受，尽量减为短效制剂或停用。

（4）利尿药：试验前停用。

（5）抗高血压药物和血管扩张药：对运动试验的影响主要是改变了血压的血流动力学反应。根据情况停用。

（6）氟卡尼：可导致运动诱发的急性室性心动过速，如非必需，可停用。

3. 试验后处理 某些异常反应只发生在运动后的恢复期。如想获得最大敏感性，试验后经过减速慢步1min。医师应扶患者下平板仪让患者取坐位。试验后的心电监测应持续6~8min直到变化趋于稳定，心率及心电图接近基础水平。约85%有异常反应的患者只在此时出现异常或同时有其他时间的异常。只在恢复期出现心电图异常反应的并非罕见。增加恢复期可增加试验的安全性。恢复时程可从30s至数分钟不等。总的原则是保证足够的时间使心率降至110次/min以下。

# 十、结果判断

大量临床观察发现，在正常人中运动负荷试验引起心电图改变是十分常见的一种现象，这种改变均与运动后心率增快有关。充分了解运动心电图这些特征，规范心电图的测量，对准确判断运动负荷试验心电图的结果非常重要。

运动所致心肌缺血受累最大的部位是左心室心尖及其邻近的前壁和前侧壁。因为心肌收缩时血液容易流至心外膜，所以心肌缺血最显著的区域为心内膜下，这种变化在R波最高的导联，即左心室导联反应最明显。运动引起心电图的变化包括P、QRS、T和U波，P-R、Q-T间期和ST段。

1. P波和P-R间期改变 运动引起P波振幅增高是最常见的一种改变，表现为P波在Ⅱ、Ⅲ、aVF导联高尖。当心率增快大于等于120次/min时，就会出现T-P融合。心率增快大于等于160次/min时，P波的振幅可超出静息时的2倍，但P波的时限往往不增宽。部分患者静息时的心电图有U波存在，由于运动后心率加快，会出现P波与U波融合，此时应注意鉴别。运动后出于心房复极波（Ta波）增大，由于Ta波的方向与P波相反，即P波直立的导联，Ta波则缓缓地斜型向下，并融入QRS波群之中，其结果会导致P-R段下移；Ta波也可延伸到QRS波群终末，引起ST段呈J点下移。运动还可以引起P-R间期的缩短，也是一种常见的正常反应，表明运动时交感神经张力增高，在运动开始1min时就可观察到这种变化。

2. Q波变化 部分正常人在运动时可引起Q波振幅增加，在冠状动脉狭窄的患者中，大多数运动后CM5导联（或其他左侧导联）无Q波或Q波振幅不增加。运动时Q波振幅增加的患者伴随ST段压低者，75%为假阳性；相反，运动后无Q波伴ST段压低者，与冠状动脉病变相关性良好。由于左侧导联Q波反应的是室间隔的除极向量，因此推测是运动导致左前降支引起的心肌缺血，引起的室间隔活动异常或收缩消失。相反，也有少数患者在运动中出现一过性异常Q波，这种现象可能是由于严重的心肌缺血导致的心肌生化和超微结构异常的结果，在变异型和不稳定型心绞痛患者中易出现一过性的异常Q波。

3. R波振幅改变 有观点认为R波振幅的变化与左心室容量有关。即增加或减少左心室容量，必然会增大或降低R波振幅，这种现象称为Brody效应。在临床上所见到的心力衰竭患者一旦心力衰竭得以纠正，R波振幅便降低，也可理解为Brody效应。Bonoris和Green-beg等提出，在运动负荷试验时R波明显增加是冠心病的又一指征，认为R波振幅增高和ST段改变联合应用，可明显提高运动负荷试验诊断冠心病的可靠性。往往在运动中当心率达到120~150/min，R波振幅多增高，心率大于150次/min时，R波振幅则降低，而绝大多数患者心率在120~150次/min时也就终止了运动，因此，R波振幅增高的发生率较高。而在正常人群中，运动中心率可大于150次/min时，甚至更高，因此，R波振幅降低的发生率也就高。冠心病患者运动中R波振幅增高的机制不十分明确，可能由于心肌缺血引起左心室容积增加所致。近年也有观点认为运动负荷试验时左心室容积的改变与R波振幅的改变无关。因此这项指标对诊断冠心病无多大的临床价值。

4. QRS波群时限改变 运动负荷试验通常不会引起QRS波群时限的改变。研究表明，急性心肌缺血时蒲肯野纤维和心室肌传导纤维的传导功能减退。对150例受试者进行运动负荷试验、放射性核素心肌灌注显像与冠状动脉造影对比发现，在冠状动脉正常的人中运动使QRS波群时限缩短，而有冠状动脉病变者QRS波群时限则延长，延长的程度与冠状动脉受累支数成正比关系。因此，运动中出现QRS波群时限延长属于异常，是心肌缺血的一种表现，反映了冠状动脉的病变程度，对病情评估有一定价值。

5. QRS 波形记分　Michaelides 等对 246 例经冠状动脉造影证实的冠心病患者和对照组 160 人进行次极量 Bruce 方案活动平板运动负荷试验，采用 Athens 记分法评价，结果发现冠状动脉正常者记分值为 $(7.85 \pm 5.23)$ mm，一支冠状动脉病变为 $(5.20 \pm 5.30)$ mm，双支冠状动脉病变为 $(0.85 \pm 5.40)$ mm，3 支冠状动脉病变为 $(-3.50 \pm 5.80)$ mm。记分值小于 0mm 均为冠状动脉病变者。计分值与冠状动脉阻塞的数目之间成相反关系，和 ST 段下降与否无关，负值均为冠状动脉病变者。Athens 的 QRS 记分值（mm）= $(DR - DQ - DS)$ aVF + $(DR - DQ - DS)$ Vs，式中：D 代表运动前 Q、R、S 波振幅与运动后 Q、R、S 波振幅的差。

6. ST 段偏移　由于引起 ST 段偏移的因素很多，其机制十分复杂，所以，ST 段偏移的机制一直是心电学上的一个难题。理论上正常 ST 段不应发生偏移，因为在心室复极的 2 相平台期，无明显的电位差。实际上，在复极的早期即存在电位差。在最早与最后除极化的心肌纤维之间，在除极化的开始至复极的平台时相内，都存在一定的电位差。在除极化终点后至平台期的电位差，即形成 J 点和 ST 段早期的偏移。

（1）生理性偏移：临床观察发现，约 75% 的正常人在肢体导联上 ST 段位于等电位线。由于 ST 向量通常是指向左下方的，故在下壁导联（Ⅲ 导联除外）和 Ⅰ 导联上，正常时 ST 段压低少见，而抬高则很常见。由于 ST 向量在横面的投影是指向左前方的。因此，在任何胸导联上出现 ST 段的压低都是异常。相反，90% 的正常人可见胸前导联 ST 段抬高，并且男性比女性明显，在 V₂ 和 V₃ 导联上抬高可高达 3mm，40 岁以上的正常人很少大于 2mm。在 V₅ 和 V₆ 导联抬高应小于 1mm。年轻人中 ST 段抬高幅度较大，尤其在 V₂ ~ V₄ 导联明显，被认为这与迷走神经张力增高有关。部分年轻人中，可因心外膜心肌纤维提前复极化，导致 ST 段明显抬高，通常称这种现象为早期复极化，属正常变异，但近年有观点对此提出质疑。由于在运动中和运动后心动过速，心房复极波（Ta 波）常重叠在 ST 段部位，引起 ST 段的假性偏移，这是运动负荷试验中一种常见的现象，需注意鉴别。运动中和运动终止后的即刻，由于受试者呼吸急促，导致基线漂移可引起假性 ST 段改变，需注意识别。过度换气同样也可引起 ST 段的偏移。

（2）心肌缺血时偏移：目前普遍认为，心肌缺血时 ST 段偏移有两种机制。①收缩期损伤电流：动作电位时程缩短，幅度降低，复极时产生电位差，即收缩期损伤电流导致 ST 段偏移。②舒张期损伤电流：除极时静息膜电位负性较少，电舒张时除极产生电位差，舒张期损伤电流导致 ST 段偏移。

（3）无心肌缺血时偏移

a. 正常人 ST 段偏移随心率而变化，心率快则 2 相平台期缩短，单位时间内电流强度增强，复极化 2 相平台期斜率增加，在复极化的全部或大部时程内都存在电位差，从而引起更明显的 ST 段偏移，这就是心动过速及运动时引起非缺血性 ST 段压低的原因。

b. 其他能引起 2 相平台期缩短的因素，如洋地黄作用和低血钾等，都能导致 ST 段的偏移程度加重，一般表现为 ST 段明显压低。这种因 2 相平台期缩短引起的 ST 段改变为原发性 ST 段改变。

c. 由运动诱发的 ST 段偏移的机制不清楚。但目前普遍认为，在运动时当心肌灌注不能适应氧的需要时，首先引起心内膜下心肌缺血，在该区域产生舒张期损伤电流，其向量与 QRS 向量方向相反，造成以 R 波为主的导联上 ST 段压低。这与静息状态下心绞痛发作时引起的 ST 段压低相似，都有一发展和动态演变过程。首先表现为 QRS 波群与 ST 段的连接点（J 点）压低，随后 ST 段呈上斜型压低，并逐渐淹没在 T 波中。随运动的继续进行，缺血进一步加重，J 点压低的程度也加深，其 ST 段的形态由 J 点压低逐渐变成水平或下斜型压低。在非 Q 波导联上，ST 段抬高提示心肌缺血较 ST 段压低更严重。

d. 由于 2 相复极的坡度变陡，使复极时产生的电位差引起非缺血性 ST 段偏移。这就是在无心肌缺血时，由运动产生心动过速引起 ST 段压低的原因。

（4）心外膜和心内膜损伤引起的偏移：心外膜损伤可引起 ST 段抬高，心内膜下损伤则可引起 ST 段压低，静态心电图不能检测基线偏移，因而不能鉴别收缩期损伤电流或是舒张期损伤电流引起的 ST 段偏移。

（5）ST 段偏移的测量

a. 测量点与偏移幅度：在心电图的分析中 ST 段偏移的测量，正确选择参照点十分重要。以往通常选择 T－P 段作为参照点，但由于运动后心率增快，P 波往往与 T 波终末衔接，甚至融合在 T 波之中，而无法确定 T－P 段。另外，如运动后出现 U 波，此时，T－U－P 3 个波相互衔接或重叠，也无法定位参照点。为此，近年来欧共体心电图标准化（CSE）小组和国际心电学会推荐另一标准，即以 QRS 波群起始点水平作为参照点。并同时还认为以前用 T－P 段作为等电位（零电位）也是心电图学理论上的一个小的失误。QRS 波群起点确定后，随后明确 J 点（即 QRS 波群的终末与 ST 段的连接点），从 J 点延后 60ms 或 80ms 处，即为 ST 段的测量点，此点与 QRS 波群起点的幅度差，就是 ST 段偏移的幅度。

b. 计算机测量：目前，活动平板运动心电图系统均应用了计算机系统，能筛选平均数或选择心电图波群中位数来分析测量 J 点移位、ST 段斜率，以及 J 点后 60ms、80ms 处 ST 段（ST 60ms、ST 80ms）偏移幅度。ST 60ms 或 ST 80ms 的选择取决于心室率快慢，当心室率大于等于 130 次/min 时，在 T 波直立的导联，ST 80ms 测量点就会落在 T 波的上升支，在 T 波倒置的导联测量点就会落在 T 波的降支上，此种情况应以 ST 60ms 测量点来分析。但有的计算机系统 ST 段 J 点后的测量点不能随心室率的快慢而自动调整，另一种情况就是计算机系统对 PQ 连接点的确定，有时会识别不准。以上两种情况都会导致结果错误，需要医师注意识别。

7. ST 段形态改变　正确识别 ST 段的形态十分重要，其划分的方法是：以 ST 段的延续线与 R 波顶峰垂直线的夹角（即 R－ST 夹角）来划分。通常划分为以下几种类型：压低类型有上斜型（又称 J 点压低）类水平型、水平型、下斜型和下垂型（又称鱼钩型），不同类型的 ST 段压低的诊断标准和临床意义是完全不同的。目前习惯将水平型和下斜型（包括下垂型）ST 段压低，称为缺血型，其临床意义最大。类水平型称之近似缺血型。上斜型被称为生理性压低，其临床意义较小。常见的抬高类型有上斜型和弓背型抬高。

8. ST 段压低　如下所述：

（1）安静状态下压低：在安静状态下的 ST 段压低，除冠心病心肌缺血引起者外，还有如束支传导阻滞、左心室肥大、药物影响等非特异性 ST 段改变。

（2）运动前或运动时均正常：运动后出现 ST 段压低，如 ST 段压低是轻度下斜型压低小于 0.1mV，并不伴有其他心肌缺血的表现，亦无胸痛等症状，患者又常能耐受极量或次极量运动，这样的患者常无冠状动脉病变，而呈假阳性结果。

（3）短暂特异性压低：表现为静息时 ST 段正常，当运动达到峰值时出现 ST 段压低，当终止运动后几乎立即就恢复至正常。这种 ST 段压低程度一般较轻，并多呈上斜型压低，持续时间有时可达 1min，但大多几乎在停止运动后几秒钟即恢复正常，此种 ST 段压低，并不一定是心肌缺血所致。

（4）持久性缺血性压低：是持久性心肌缺血的一种表现。运动中 ST 段压低常出现在中等运动量或 70% 预期最大心率时，ST 段压低的程度一般较明显，随运动量的增加，ST 段压低幅度也随之加深，运动后压低更明显，其 ST 段也多是呈下斜型压低，并同时伴 T 波倒置，患者常伴有胸痛。ST 段压低可持续 5～20min，先是 T 波由深倒置逐渐恢复直立，然后 ST 段才完全恢复至正常。

（5）运动后（即恢复阶段）压低：有少数患者的 ST 段压低仅发生在患者运动终止后的恢复期，诊断心肌缺血的敏感性与运动中出现的 ST 段压低相似。如 ST 段是轻度的下斜型压低小于 0.1mV，而不伴有其他的心肌缺血表现，患者常能完成极量或近似极量的运动负荷，这种患者多无冠状动脉病变，其 ST 段压低多与运动后恢复过程中的交感神经和迷走神经功能不平衡有关。相反，如果患者在运动后出现缺血性 ST 段压低大于等于 0.1mV，且伴有胸痛和（或）低血压等缺血反应，常为冠状动脉病变的表现。这种在终止运动后的恢复过程中才发生的心肌缺血，可能是由于运动后回心血量减少，导致心排出量突然下降的结果。因此，对在运动后恢复期才出现 ST 段改变的患者延长心电图的观察时间，是非常重要的。

（6）交替性压低：运动时或运动后出现 ST 段交替性改变，有时呈逐跳改变现象。这是电交替的一种，常可发展为典型的心电交替现象，并不一定反映冠状动脉本身的病变，而是心肌受损的表现。因呼吸引起的 ST 段交替改变，亦可出现随呼吸运动有关的 ST 段压低和正常的交替，常是左心室顺应性降低的表现，亦不一定反映冠状动脉本身病变。

（7）血管调节无力性压低：许多健康人在安静时，可表现为非特异性 ST 段压低并伴有 T 波改变，在站立及过度通气时加重，这种现象称为"血管调节性无力"。这种情况可在不同性别的任何年龄组发生，但多见于青年女性，常有过度的情感活动，同时常伴有胸痛及阳性家族史。静息时 ST 段异常，在运动开始 3~6min 加重，但运动量再进一步增加或达次极量心率时或在运动终止的即刻，反可使 ST 段及 T 波正常，这类患者并无冠状动脉病变，其 ST – T 改变可能由血管调节功能降低所致。

（8）Reynold 综合征：有一些健康人，静态时 12 导联心电图上无 ST – T 异常，在站立及过度呼吸时出现 ST 段压低，运动时 ST 段压低加重，但达到运动终点时却又恢复正常。这类患者常有交感神经张力增高，但冠状动脉造影结果正常，心导管检查发现心排血量高于常人，而动静脉氧差较小，心率易变，常因站立或轻度活动引起过度的窦性心动过速。这种患者的 ST – T 改变的原因亦为血管调节无力，是一种变异型，且 ST – T 改变常可出现在多个导联上。

（9）代谢性 ST 段压低：代谢因素也可使运动后 ST 段压低，其中血钾浓度的影响最大。低血钾时导致细胞内低钾，即出现疲劳、虚弱，静息时心电图上会出现缺血样 ST 段压低，在过度呼吸及运动后加重。β 受体阻滞药可显著改善低血钾所致的缺血样 ST 段改变，故不能用以鉴别是否系真性缺血反应。因此，低血钾引起的心电图运动负荷试验假阳性结果，目前尚较难以鉴别，需在运动负荷试验前予以注意。在长期应用利尿药患者中尤需注意低血钾的可能。甲状腺素是目前已知的另一影响 ST 段改变的代谢因素。甲状腺素作为一种神经递质，使儿茶酚胺样效应增加。应用甲状腺素或甲状腺功能亢进患者可加重心绞痛发作及运动早期即引起明显 ST 段压低。而甲状腺功能低下者，心室收缩力减弱，引起运动能力降低，同时亦引起静息和运动时 ST 段呈明显下垂型压低和非特异性 T 波改变。

（10）其他非冠状动脉病变引起的压低

a. 心室激动顺序异常：心室尤其是左心室的激动顺序异常可引起复极异常，导致 ST 段改变，如左束支传导阻滞、左前分支传导阻滞、预激综合征等。预激综合征如是间歇性的，则常可引起运动负荷试验呈假阳性结果，需注意识别。右束支传导阻滞时，运动负荷试验能检出左心室心肌缺血，但敏感性稍低。

b. 左心室压力负荷增加：由高血压或左心室流出道梗阻引起左心室后负荷增加，使心肌肥厚，心脏需氧量增加，从而导致心内膜下冠状动脉血流灌注相对减少，当达到一定程度，即使无冠状动脉病变，亦可引起 ST 段压低，此时的 ST 段压低仍反映心内膜下心肌缺血。故在有左心室压力负荷增加，安静时有左心室肥厚或压力负荷过重表现者，在运动负荷试验时，可引起 ST 段进一步明显压低，反映左心室心内膜下心肌缺血加重或左心室功能不全，但不反映冠状动脉本身病变，而呈阳性结果。有后负荷增加病变，静息时心电图尚正常者，如冠状动脉无病变时，运动负荷试验则一般不引起 ST 段改变。

c. 二尖瓣脱垂：二尖瓣脱垂患者可在安静时出现 ST 段压低，运动时加重或安静时正常，运动时出现 ST 段压低。其引起 ST 段压低的原因尚不完全清楚，但目前认为可能是因冠状动脉小血管病变或细胞代谢异常所致。

9. ST 段"假性正常化"　在某些心肌缺血的患者中，静息时的心电图表现为异常的 ST 段压低。在运动负荷试验或心绞痛发作时，原静息时异常的 ST 段改变此时却变为"正常"，较为少见。原因可能为：①冠状动脉主要分支无狭窄，或受累分支狭窄程度较轻，范围小。②有冠状动脉狭窄，但侧支循环良好。③心脏互为对应的部位都有缺血，表现为缺血的向量相互抵消，心电图则表现为"正常化"；④也可能患者运动的负荷量不足。

10. 药物性 ST 段改变　如下所述：

（1）洋地黄类制剂：洋地黄类制剂的作用部位即在 ST 段部位。在安静时尚未在心电图上表现出洋地黄效应时，在运动试验时即可引起 ST 段压低。故保守的方案需停用洋地黄制剂 1 周后，才进行运动负荷试验，如病情不允许停用，则不宜进行运动负荷试验。

（2）精神病类药物：三环类或其他抗抑郁药物能引起运动负荷试验的假阳性和假阴性反应，其机制尚不清楚。此类药物引起的运动负荷试验假阳性反应女性多于男性。

（3）降血压药物和血管扩张药：许多降压药对运动心电图的影响还不了解。目前已知甲基多巴和排钾利尿药能引起运动负荷试验中 ST 段压低。硝酸酯制剂、硝苯地平等血管扩张药，能增加冠心病患者运动耐受量，而不能预防运动引起的心肌缺血，故一般不会产生假阴性结果，通过运动负荷试验可了解该类药物对心肌保护的程度。

（4）β 受体阻滞药：β 受体阻滞药能降低运动负荷时心肌氧耗，使运动耐受量增加，ST 段压低程度减轻。因此能引起运动负荷试验的假阴性结果。另外，由于其负性变时作用，使运动负荷试验时难以达到预期心率。进行运动负荷试验时，至少应停用 β 受体阻滞药 2d，在停药期间可用短时硝酸酯制剂。另外，需注意 β 受体阻滞药在完全停药前，应逐步减量而不宜突然停药，以免症状"反跳"。

11. T 波改变　大多数健康人运动负荷试验时 T 波振幅增加，但也有一部分人 T 波变为低平或倒置，亦有由倒置转为直立者，故在有 T 波改变时，要结合 ST 段等改变进行综合分析。在正常人中，运动负荷试验的早期几乎所有导联均可见 T 波逐渐减低，当达最大运动负荷时又开始增加，在运动恢复的初期 1min 内 T 波又恢复至运动前水平。T 波的形态受到体位、呼吸和过度通气的影响，偶尔静息时 12 导联心电图上有 T 波倒置而做运动负荷试验，T 波的假性正常化（即运动后 T 波由静息时的倒置变为直立）并不具有诊断意义。

（1）T 波倒置：运动后出现巨大的倒置 T 波提示有 3 支冠状动脉病变或左主干病变，其诊断敏感性为 99.0%，阳性预测价值为 83%。但对其改变的诊断价值尚有争议。

（2）静息时 T 波倒置，运动时 T 波直立：多认为是心肌缺血的标志。运动致这种 T 波"假性正常化"的现象，如同时伴有 ST 段异常压低者多为冠心病。运动后致倒置 T 波"正常化"，其临床意义目前还未完全阐明。有研究表明，运动后倒置 T 波变为直立提示有冠心病的存在。

（3）运动后 T 波改变：其机制可能有以下几种：①运动后引起心室内传导障碍。②运动引起原有的心室内传导障碍消失。③缺血性 T 波改变加重。④由心率增快导致心室变化幅度减小，T 波振幅减小。⑤交感神经兴奋，使 T 波增高、倒置 T 波程度减轻，倒置 T 波"正常化"。⑥心内膜下心肌缺血引起 T 波改变，心外膜下心肌缺血引起 T 波改变。

12. T 波高耸　运动中或运动后出现 T 波高耸其临床意义尚不明确。

13. Q-T 间期改变　Q-T 间期与心率有关，Q-T 间期代表心室除极与复极所需的全部时间，也称为电机械收缩时间。冠心病患者 Q-T 间期延长的机制是心肌缺血引起心室复极不平衡、钙离子内流改变，以及交感神经活性不平衡。Q-T 间期延长和冠心病、高血压性心脏病的相关性良好。一般认为：①45 岁以上者运动时 Q-Tc 变化明显。②正常人运动后 Q-Tc 缩短。③经冠状动脉造影证实的冠心病患者运动后 Q-Tc 延长或无变化。④冠心病患者运动后 Q-Tc 延长是运动负荷试验异常的常见表现，有时甚至为唯一表现。⑤Q-Tc 延长对上斜型 ST 段压低的患者诊断冠心病最有帮助，但不能作为独立的预报因子。运动后 Q-Tc 变化诊断冠心病的敏感性可达 100%，特异性约为 90%。

14. U 波改变　U 波异常改变分为 U 波倒置、U 波增高、U 波双向等。在一般正常人群中，U 波与 QRS 波群的振幅无关。U 波改变对冠状动脉病变具有相对特异性，但相对缺乏敏感性。除 aVR 导联外，其他导联出现 U 波的异常改变几乎总是发生在病理情况下。其中 U 波倒置临床意义最大。多发生在心肌缺血、心肌梗死、心室肥大、高血压、瓣膜病性反流等心血管病中，常伴有其他心电图异常。变异型心绞痛患者 U 波倒置出现的比例更大。冠心病患者心绞痛发作时可出现一过性 U 波倒置，U 波倒置随心绞痛的缓解而消失，绝大多数同时伴有 ST-T 改变。运动负荷试验可以诱发 U 波倒置，对诊断冠心病有重要意义。

## 十一、诊断依据

1. ST 段压低　如下所述：

（1）在以 R 波为主的导联上，ST 段呈缺血型压低，在基线平稳的心电图上连续 3 个心搏的 QRS 波群，在 J 点后 80ms 处压低大于等于 0.1mV，至少持续 1min，则认为是心肌缺血的指征。

（2）如在静息心电图上已有 ST 段压低，运动后则要在原有 ST 段压低水平的基础上，再增加压低大于等于0.1mV 为阳性。

（3）有早期复极化和静息时 ST 段抬高的患者，运动时 ST 段恢复至等电位线（P－Q 连接点）是正常的。早期复极化患者的异常 ST 段压低应从 P－Q 连接点处测量，缓慢上斜型 ST 段压低定义为 J 点压低伴上斜的 ST 段（大于1mV/s），且连续 3 个心搏的 J 点后 60～80ms 处 ST 段压低在 0.15mV。

（4）约10%的冠心病患者，心肌缺血反应仅仅出现在运动恢复期，因此仅有运动恢复期的 ST 段压低，也是反映心肌缺血，此时，ST 段呈缺血性压低大于等于 0.1mV 亦为运动试验阳性。

（5）下壁导联由于 Ta 波的影响易引起假阳性，故目前建议下壁导联呈缺血性压低大于等于 0.15～0.20mV 为阳性标准。此标准兼顾了敏感性（63%）和特异性（94%）。如以压低 0.05mV 为标准，虽然可提高敏感性（68%），但特异性（仅为80%）降低。如果将 ST 段压低的标准提高到 0.20mV 为阳性，其特异性虽可提高到99%，但敏感性却明显减低（仅为28%）。

（6）连接点或 J 点下移是极量运动过程中的正常表现，迅速的上斜型 ST 段（大于1mV/s）于 J 点后压低小于 0.15mV 应视为正常。但是，偶尔 J 点后 80ms 处 ST 段压低大于等于 0.15mV。这种缓慢上斜型 ST 段压低可能是有明确的阻塞性冠状动脉病患者的唯一心电图表现，且取决于所采用的导联组。冠状动脉病高发人群，J 点后 80ms 处呈缓慢上斜型的 ST 段压低大于等于 0.15mV 应视为异常。但对无症状者或冠状动脉病低患病率人群，这一心电图表现的重要性不明确。对心电图有缓慢上斜型 ST 段压低的患者，若 J 点后 80ms 处 ST 段压低程度增加大于等于 0.20mV，会增加特异性，但却降低敏感性。

（7）运动诱发的 ST 段压低并不局限于心脏缺血的部位，也不能提示累及的哪支冠状动脉血管。例如，孤立性右冠状动脉病变患者运动试验诱发的 ST 段压低在 V₄～V₆ 导联上出现并非少见。左前降支病变患者运动诱发的 ST 段偏移在 Ⅱ、Ⅲ、aVF 导联上也不少见，运动诱发的 ST 段抬高对评分心肌缺血区域和累及的冠状动脉血管相对较具特异性。

2. ST 段抬高  多数冠心病患者运动后出现 ST 段压低，少数可出现 ST 段抬高，有些患者可见心室壁运动异常或心室壁瘤。既往存在心肌梗死是运动中出现 ST 段抬高常见的原因，如在 1 次运动负荷试验中同时出现 ST 段压低和 ST 段抬高提示可能存在多支冠状动脉病变。运动负荷试验中 ST 段明显抬高多数患者有严重的冠状动脉狭窄或冠状动脉病变不稳定，需尽早行冠状动脉造影检查，积极治疗，以防止发生 AMI 或猝死。运动诱发的 ST 段抬高可见于 Q 波或非 Q 波导联。J 点抬高大于等于 0.1mV，且连续 3 个心搏的 J 点持续抬高大于等于 0.1mV 应考虑为异常反应，即认为是心肌缺血的表现，为运动负荷试验的阳性诊断标准。

（1）左胸导联及下壁导联 ST 段弓背向上抬高大于等于 0.1mV，即认为是心肌缺血的表现，为运动负荷试验的阳性诊断标准。在运动负荷试验中，右胸导联上轻度的 ST 段抬高常是正常反应，并无诊断意义。运动负荷试验中 ST 段抬高可见于室壁瘤、早期复极综合征、变异型心绞痛、严重的冠状动脉狭窄造成心肌全层缺血、左心室壁运动异常等。室壁瘤时在运动前即有 ST 段抬高，在运动后 ST 段可进一步抬高。

（2）早期复极综合征者在运动前及运动早期即有 ST 段抬高（胸前及下壁导联），而运动后 ST 段多恢复等电位线。运动可诱发变异型心绞痛出现 ST 段抬高。运动还可使有严重冠状动脉病变的患者心肌发生严重贯穿于全层的缺血，造成 ST 段抬高。运动后所造成左心室壁运动异常也可使运动负荷试验中出现 ST 段抬高。

# 十二、判断标准

活动平板运动负荷试验判断标准见表 1－5，表 1－6。

表1-5 活动平板运动负荷试验判断标准

| | 阳性 | 可疑阳性* | 阴性** |
|---|---|---|---|
| 临床表现 | (1) 运动中或运动后出现典型心绞痛。<br>(2) 运动负荷增加时，收缩压反而下降大于等于10mmHg。<br>(3) 运动峰值收缩压＜130mmHg（17.29kPa），或较安静收缩压增加＜20mmHg（2.66kPa）（女），或＜30mmHg（3.99kPa）（男） | (1) 在R波为主的导联上，ST段呈水平或下斜型压低（J点后80ms处）大于等于0.05mV，但＜0.10mV，持续1min。<br>(2) ST段上斜型压低（J点后80ms处）大于等于0.15mV或ST段斜率＜1mV/s（走纸速度25mm/s），持续至少1min。 | (1) 一直到目标心率。<br>(2) 达到10MET以上。<br>(3) 无缺血性胸痛。 |
| 心电图改变 | (1) ST段压低：运动中或运动后出现ST段水平或下斜型压低（自P-Q连接点测量）大于等于0.10mV。原有ST段压低者，应在原有压低的基础上再压低大于等于0.10mV。<br>(2) ST段上斜型压低（J点后80ms处）大于等于0.20mV或ST段斜率＜1mV/s（走纸速度25mm/s），持续至少1min。<br>(3) ST段抬高：呈凸面向上至少连续3次搏动抬高大于等于0.10mV；<br>以上标准适用于标准12导联心电图记录中以R波为主的导联，双极胸导联（CM5）建议应用ST段水平或下斜型压低0.15～0.20mV。Frank导联（x、y、z）建议应用0.05～0.10mV或0.08mV标准。 | (3) 运动中或运动后出现孤立性U波倒置。<br>(4) 低负荷运动量时出现频发或成串的室性期前收缩或室性心动过速。<br>(5) 运动时收缩压较安静时或前一级运动时下降大于等于10mmHg（1.33kPa） | (4) 心电图各波、段、间期和形态与运动前比较无明显异常变化。<br>(5) 不出现缺血性心律失常。常伴有期前收缩、短阵心动过速等心律失常发生 |

注：*：运动中或运动恢复期出现下列条件之一者，为可疑阳性；**：运动中或运动后符合下列条件者为阴性。

表1-6 活动平板运动负荷试验出现假阴性和假阳性的原因

| 假阴性 | 假阳性** |
|---|---|
| (1) 主要与此项检查的敏感性有关，与特定人群无关。<br>(2) 对于有典型心绞痛症状等的高危人群，运动负荷试验的敏感性高。如果以冠状动脉造影所见作为对照的话，运动负荷试验假阴性是指：虽然有50%～70%以上的冠状动脉狭窄（50%以下的冠状动脉狭窄也不能否定患有冠心病），但是运动负荷试验阴性。<br>(3) 对于运动负荷试验阴性的患者也不能完全否定冠心病的存在 | (1) 生理性假阳性：正常人在运动负荷试验时可表现为J点压低，此为心房复极的影响所致。正常人突然而剧烈的运动也可使ST段压低。过度换气可出现假阳性反应，可能为过度换气引起交感神经兴奋。呼吸性碱中毒及离子紊乱等。某些血管神经调节不良的患者也可出现假阳性反应，ST-T改变可在改变体位、餐后、精神紧张及运动后发生，有些患者静息时有ST-T改变，在运动后出现假性正常化。<br>(2) 冠心病以外的器质性心脏病：高血压、心脏瓣膜病、心肌病等发生左心室肥厚时，较易出现假阳性，原因可能为心肌肥厚，后负荷增加等引起心肌耗氧量增加，运动后出现心肌相对供血不足。小动脉硬化也可加重心肌供血不足，导致运动后ST段进一步压低。二尖瓣脱垂患者运动后可出现ST段压低、频发室性期前收缩甚至出现短阵室性心动过速。<br>(3) 室内传导异常：有左束支、右束支传导阻滞及预激综合征的患者，由于心室除极及复极的顺序改变，引起静态心电图的ST-T继发性改变。这些患者即使无冠心病，也可出现运动后ST段的明显压低。右束支传导阻滞患者在左侧胸前导联出现ST段压低，多提示存在心肌缺血。预激综合征患者绝大多数出现运动负荷试验的假阳性反应。<br>(4) 代谢性因素及药物作用：代谢性因素如电解质紊乱特别是低钾血症可以引起运动负荷试验的假阳性反应；药物影响，如用洋地黄制剂、排钾利尿药、降压药、镇静药和雌激素等也可以引起运动后ST段改变。故在行运动负荷试验前要对患者进行详细检查，服用上述药物治疗的患者应尽量停用。<br>(5) 其他：如育龄妇女、过度通气、糖摄入和漏斗胸等 |

注：*：非冠心病患者亦可出现运动负荷试验阳性，即假阳性，其出现的多少主要与此项检查的特异性有关。

（李俊民）

# 第四节 心血管系统MRI和CT检查

## 一、MRI检查

磁共振成像（MRI）是通过对静磁场中的人体施加射频脉冲，使人体组织中的氢质子受到激发而产生磁共振现象，当脉冲停止后，质子在弛豫过程中感应磁共振（MR）信号，对 MR 信号进行接收、空间编码和图像重建等处理过程后，获得 MR 图像。目前最常见的磁场强度为 1.0T、1.5T 以及 3.0T，一般来说，场强越高，所能达到的图像空间分辨率也可以更高，心血管结构轮廓显示更清晰。

心脏 MRI 常用扫描体位包括基本成像体位和心脏特有成像体位。基本体位包括横轴位、矢状位和冠状位。心脏特有成像体位包括心脏长轴位（两腔心、四腔心）和心脏短轴位。基本体位能较好地显示心脏各腔室及大血管的形态及位置关系。四腔心可显示 4 个心腔，右侧前后分别为右心室及右心房，左侧为左心室和左心房，还能显示房室间的二尖瓣和三尖瓣。短轴位心底部层面显示主动脉根部，往往能观察到 3 个主动脉窦。左心室中部层面可清楚观察到左心室前间壁、侧壁、侧后壁、后壁及室间隔。

## （一）优点

（1）具有良好的组织对比性，能够清楚地评价心脏肿瘤、脂肪浸润、组织变性，显示囊肿及积液。

（2）具有在任意方向不受任何限制地进行容积资料采集的能力，三维图像可以在重建后资料进一步处理之前迅速获得。

（3）无放射性，并不需含碘对比剂的应用。

（4）MRI 对血流具有特殊敏感性，能够评价流速、流量甚至血流方向。

（5）MRI 能够准确无误地显示解剖、形态、功能、血流灌注及心肌活性。

鉴于上述 MRI 具有的多方面优势，心血管磁共振检查可作为对心脏综合评价的一种检查手段，包括解剖形态、血流灌注、心肌活性及心脏功能等，而且可应用于评价心脏手术或介入治疗效果的无创性随访研究。

## （二）临床应用

1. 冠状动脉粥样硬化性心脏病　MRI 主要用于评价可疑有缺血性心脏病，但静息 ECG 无异常发现或不能进行运动 ECG 检查；冠状动脉介入治疗之前的术前评估；冠心病患者预后评估。正常心肌灌注成像时，心肌逐渐从心内膜到心外膜出现信号强度升高，心肌增强幅度均匀一致。

（1）冠状动脉狭窄时，其供血的局部心肌血流量相对减少，对比剂含量低于正常灌注的心肌组织。根据心肌缺血程度的不同，灌注异常可表现为：①静息状态各段心肌灌注正常，负荷状态心内膜下心肌或全层心肌透壁性灌注减低或缺损。②静息状态缺血心肌灌注减低或延迟，负荷状态灌注缺损。③静息状态缺血心肌灌注缺损。

（2）心肌梗死时心肌形态学变化包括梗死心肌在 $T_2WI$ 图像上高信号、心肌变薄等。延迟对比增强技术使得心血管磁共振成像能鉴别心肌梗死区及存活心肌细胞，可分辨出内膜下、外膜下区域，从而有利于评价跨壁梗死的范围；同时相对于 PET，其对缺血性心肌病及左心室功能不全诊断的敏感性为 94%，特异性为 84%；在检测跨壁心肌梗死时，可与静息状态下 $^{201}Tl$ 心肌灌注显像相当（敏感性、特异性分别为 97%，98%），在检测心内膜下心肌梗死时准确性更高。根据强化范围可分为透壁增强、非透壁增强和混合型增强三种。心肌梗死后心肌活性的诊断为心脏血供重建提供了依据，并能够对术后血供恢复情况做出诊断。还能利用磁共振血管造影（MRA）对桥血管成像，判断血供重建术后血管通畅情况。

（3）对于冠状动脉显影而言，随着成像技术不断改进，尤其对比剂（Gd－DTPA）的应用，明显提高了冠状动脉成像的时间、空间和对比分辨率。目前在评价冠脉起源变异、冠状动脉瘤方面的应用较成熟，而对冠状动脉狭窄程度的判断仍有限度。MRI 显示和分析冠状动脉斑块的厚度、大小和成分，较检测管腔狭窄更有价值。应用高分辨率、黑血、薄层 MR 扫描可检测冠状动脉壁和斑块，根据信号强度和形态有助于分析斑块成分，如脂质、纤维和钙化，如 $T_2$ 加权像分别呈低、中－高和低－无信号等，但在实际临床应用中仍有较大限度。

2. 先天性心脏病　如下所述：

（1）主要优势：①由于心血管 MRI 视野大有利于评价心脏血管间的解剖关系（包括各房室和大血管的对接通联关系）。②拥有先进且丰富的成像技术便于显示先天性心脏病中复杂的病理生理改变（包括心脏和大血管的血流分析）。③多种影像方法可以用于心室功能的评价。

（2）应用范围：磁共振检查是较好的诊断先天性心脏病的手段，特别适用于术后、瘢痕组织形成后心血管影像学的随诊，主要包括：①评价胸主动脉异常。②显示体循环侧支及其连接方式，全面显示复杂的心内异常解剖、空间位置及连接关系。③测量心室容积、分流量，评价心功能。④清晰显示肺静脉异常连接、走行。⑤对于右心排血受阻疾病，如法洛四联症、肺动脉闭锁等显示其肺动脉的发育情况，测定肺动脉指数。

（3）对于小儿先天性心脏病患者，由于磁共振检查没有电离辐射，只要患者有断层影像检查的指征，且有专业人员进行操作分析时，可优先使用心血管磁共振检查。

（4）成人先天性心脏病不仅需要终身随访，有时候还需根据患者情况进行针对性的治疗。磁共振检查无疑是最理想的方法，其突出优势在于无辐射可重复扫描，大视野以及较好的时间和空间分辨率，兼形态和功能为一体，更为全面细致地明确解剖和相关畸形。心血管核磁定性和定量测定血流的能力也十分有助于评估血管包括外科手术通道，因此特别适合成人先天性心脏病的随访。

3. 非缺血性心肌病　包括遗传性（肥厚型心肌病、致心律失常性右心室心肌病、左心室致密化不全等）混合性（扩张型心肌病、限制型心肌病等）、获得性（心肌炎等）。心血管磁共振成像作为一种无创性的检查手段，可以通过确定心室腔的大小和结构以及判断左右心室的收缩功能、灌注、组织构成情况来分析诊断病因。心血管核磁在显示和分析这些心肌病变特异相关的组织方面，确实具有其独特的优势，如显示急性心肌炎水肿高信号、致心律失常性右心室心肌病心肌组织脂肪化的检测等。

4. 心脏瓣膜病　磁共振检查不仅能够分析瓣膜狭窄、反流、穿孔、赘生物以及人工瓣膜情况，还可用于评价瓣膜病变对左心室功能造成的影响，包括左心室收缩功能、心腔大小容积、心肌质量、射血分数，这些数据对于治疗方案的制订具有重要价值。

5. 主动脉疾病　主要包括主动脉夹层、壁间血肿、穿透性动脉粥样硬化性溃疡和主动脉瘤等。主动脉疾病急性发作病死率高，因此迅速而准确的诊断和及时正确的治疗对于主动脉疾病极为重要。磁共振成像除可以显示病变结构，如主动脉夹层的破口位置、累及范围等，还可以进行血流测量，显示腔内血流在心动周期不同阶段的速率和方向，为正确及时治疗提供形态学和功能信息。

6. 心力衰竭　心血管磁共振成像被认为是检测心室质量、射血分数以及心肌容量的金标准。心血管核磁电门控的屏气状态下完成的电影血流亮度序列，可用于计算心室质量，并通过在检查完成后描记下来的心内膜及心外膜轮廓，计算出舒张末期容量、收缩末期容量、每搏输出量、射血分数以及心肌质量。因此其可用于评价左右心室腔的大小和形态、收缩舒张功能，进行延迟增强扫描还有助于心力衰竭病因的诊断分析。可以用于随访心脏介入治疗前后患者的心功能变化，在评价心力衰竭患者心肌代谢方面具有潜在的应用价值。

7. 心脏占位性病变和心包疾病　心血管磁共振成像对于心脏占位性病变也有很高的诊断价值，不仅能更清晰地反映心脏内肿物的大小、范围，而且通过分析有助于对病变的性质做出合理的诊断。可用于病变的定位、定性诊断，判断其向外浸润的情况。心包增厚或心包积液可在心血管核磁上清楚显示。在缩窄性心包炎中，其优势在于两个方面：直接显示心包并测量其厚度；评价其带来的病理生理改变。但对于心包的钙化，CT 检查为首选。

### （三）注意事项

MRI 对饮食、药物没有特别要求。

总体上讲，心血管系统磁共振检查的安全性较高，但也存在一定的风险，其来源分为三大类：即MR 扫描室内金属物体飞射、体内植入设备、与对比剂相关的问题。

（1）MR 室外设有明显标志，禁止携带任何铁磁性物体进入磁共振检查室。受检者进入核磁检查室前必须取下一切含金属铁的物品，如金属手表、眼镜、项链、义齿、义眼、纽扣、皮带、助听器等。

（2）装有心脏起搏器、植入式心脏除颤器（ICD）、心室辅助装置或应用主动脉内球囊反搏泵的患者，由于仪器本身含有复杂的铁磁性材料电磁元件，目前仍禁止做 MRI 检查。

（3）非磁性材料制作的植入物，如300 余种不锈钢、钛合金、镍钛合金制成的不含电磁元件且不会因磁共振检查产热的患者均可以在植入后立即进行心脏磁共振成像。对于具有弱磁性的物体，安全性还没有完全确立，如果置入后立即扫描，有可能造成这些置入物的移位，但对于牢固固定于血管壁的置入装置，一般在磁场中不会发生移位，包括冠状动脉及外周血管支架、人工心脏瓣膜和瓣膜成形环、封堵伞和左心耳封堵器、下腔静脉滤器、栓塞弹簧圈等以及胸骨固定钢丝等。事实上，人工心脏瓣膜受到的心脏搏动及血流冲击的力量，远大于磁共振对这种弱磁性物体的作用力。目前认为，植入支架可于术后6~8周因组织生长而进一步固定，因此，对于具有弱磁性的植入物，如果确实需要心脏磁共振检查，可等待一段时间后（如植入6周以后），再考虑检查是安全的。

（4）非磁性的冠状动脉支架，进行磁共振检查通常是安全的，但不主张在3.0T场强下扫描。对于药物洗脱支架，其安全性问题仍有待商榷。

（5）对于其他磁性不明确的植入物，应当在检查前查看包装说明书或使用手册。

（6）体内有弹片残留者，一般不能做MRI。

（7）手术后留有金属银夹的患者，是否能做MRI检查要医师慎重决定。

（8）检查期间保持呼吸平稳，切忌咳嗽或进行吞咽动作。

（9）鉴于钆造影剂的安全性问题，对于肾功能受损的患者，特别是老年患者、慢性肾病或慢性肾功能衰竭患者、肾移植患者，需慎重考虑心血管磁共振增强检查，对于严重肝脏疾病以及肝移植相关的肝肾综合征的患者，也不主张进行心血管磁共振增强检查。

# 二、CT 检查

计算机断层扫描（CT）主要是利用X线管球围绕患者旋转并发射X线，除部分X线被患者组织吸收外，其余X线被电子探测器捕捉并传给计算机产生图像。心脏是一个持续且快速跳动的器官，尽管在舒张期大部分心肌组织处于静止的状态，在这一期采集数据重建图像质量比较好，但是随着心率的增快，舒张期也在不断缩短，这决定了心脏成像需要高的时间分辨率。提高时间分辨率的主要手段是缩短机架旋转时间，其他一些因素如采集模式等也可影响到时间分辨率；另外，硬件条件的不断改进也为时间分辨率的提高创造了良好的条件。自多层螺旋CT（MSCT）1998年问世以来，CT扫描技术取得了飞速的发展。探测器的宽度和厚度，基本上决定了图像的空间分辨率和整体采集速度。对于实时运动的冠状动脉而言，每幅图像的采集速度（一般称作图像的时间分辨率）至关重要，取决于X线球管围绕人体旋转一周的时间以及图像的多扇区采集和"算法"。从最初的4排发展为目前的64排、256排、320排螺旋CT，扫描速度不断加快，时间和空间分辨率明显提高，具有更薄的扫描层厚和更宽的扫描覆盖范围，使MSCT在心血管疾病的早期诊断、防治、病情监测及预后评价等方面发挥着越来越重要的作用，应用领域日益广泛。

## （一）主要种类

1.64排螺旋CT　2004年，64-MSCT投入使用。64-MSCT可在1次屏气中完成全心脏扫描，其较高的时间和空间分辨率带来良好的临床应用价值，可评估冠状动脉斑块的范围、成分及形态；评估直径小于1mm的冠状动脉分支；观察心动周期中室壁厚度的变化及瓣膜的运动情况。

2.256排螺旋CT　2007年推出的128排探测器256-CT，即飞利浦Brilliance 256排CT（iCT），也称极速CT、智能CT，具有较高的时间及空间分辨率，较64-MSCT扫描速度明显加快，其旋转速度从64排的0.35s/转提高到了0.27s/转，时间分辨率达到了33.75ms。256-CT在行冠状动脉造影检查时基本不需要用药物控制心率，减少了检查前等待时间，极大地方便了患者，特别是怀疑急性心肌梗死的患者。256-MSCT具有80mm宽的探测器，可在两次心动周期中完成心脏成像。扫描时间缩短，冠状动脉造影所需要的辐射剂量减少80%，降至1~2mSv。

3.320排CT　东芝医疗集团推出的Aquilion ONE（320排）CT采用160mm大面积量子探测器，不需移动病床，机架只需旋转一圈，即可获取从心底到心尖完整的全心范围扫描数据，将心脏（甚至包括大血管）完全冻结，由于不需要螺旋扫描，根除了螺旋伪影的干扰，冠状动脉清晰呈现，全心器官时间分辨率只需0.35s，实现1次心跳心脏冻结。国际心脏病协会将Aquilion ONE（320排）CT这一表现称为"心脏闪电模式"。对于特殊的心脏病患者，可以不用心电门控，无须患者屏气也能成功实施心脏检查和优质心脏成像。

4. 双源CT（DSCT）　DSCT系统同时使用了两个射线源和对应的两个探测器系统，能够以0.83ms的时间分辨率采集与心电图同步的心脏和冠状动脉图像，扫描速度达到或接近0.30s。同时检查时较单源CT的射线剂量大大减低。因此在临床应用中DSCT能较好地评估冠状动脉狭窄、支架内再狭窄，且不必控制心率；在心肌桥的诊断中，DSCT能更形象、可靠地显示出病理现象，而且可以可靠评估心室功能。

5. 其他　宝石探测器CT是一种利用宝石做探测器材料的新型CT机，采用全新的动态变焦球管，瞬时变能高压发生器新的数据采集和计算方法，虽然探测器数量与64－MSCT一样，但其空间分辨率有望提高47%，同时心脏成像剂量最多降低83%，能对运动的脏器、冠状动脉的分支、斑块以及冠状动脉支架进行细微观察和诊断，而最重要的一点是其使用能谱分析物质组成成分，可用于判断血管硬化斑块的性质和稳定性，在冠脉病变诊断中具有广阔的应用前景。

## （二）诊断应用

1. 冠心病　如下所述：

（1）冠状动脉钙化扫描，是目前测量冠状动脉钙化斑块负荷的"金标准"。

（2）冠状动脉CT血管造影，可以显示管壁上的动脉粥样硬化斑块，并对狭窄程度进行量化。

（3）血流灌注扫描，可以评估冠状动脉内血流量、血流储备和心肌灌注量。

（4）心功能测定，可以定量评价心肌区域性和心室整体性收缩和舒张运动功能。

（5）经皮冠状动脉腔内血管成形术（PTCA）和支架置入术后随访，是术后随访管腔或支架通畅性最有价值的无创影像方法。

（6）冠状动脉搭桥（CABG）术后随访，是术后随访桥血管通畅性最有价值的无创影像方法。

2. 肺动脉血栓栓塞（PE）　如下所述：

（1）CT血管造影和肺灌注扫描可以对PE进行综合诊断，为PE的诊断提供直接的诊断依据。

（2）判断陈旧或新鲜PE。

（3）评估PE内科溶栓治疗或外科取栓术的疗效。

3. 大血管病　如主动脉夹层、真性动脉瘤、假性动脉瘤、大动脉炎、先天性主动脉缩窄等大血管病。

4. 先天性心脏病　用于对复杂性先天性心脏病或并发主动脉弓降部发育异常的诊断；对房室连接关系、房室结构、主动脉和肺动脉起源及发育情况、肺静脉畸形引流等有较高的诊断价值。

5. 心包疾病和心脏肿瘤　是显示心包解剖和增厚、钙化或占位病变最好的影像方法。对心包、心腔内或心肌内肿瘤有明显的诊断优势。

## （三）临床评价

1. 冠心病　如下所述：

（1）冠状动脉粥样硬化和狭窄斑块：自从4排螺旋CT问世以来，随着CT技术的不断发展，冠状动脉CT（CTA）检查的诊断准确率也不断提高。近来有3个多中心多人群（冠心病发病率在25%～68%）的前瞻性研究完成并得出结论，冠状动脉CT的敏感性为85%～99%，特异性为为64%～90%，阳性预测值64%～91%，阴性预测值83%～99%。而CTA在预测需要相继进行冠状动脉再血管化的可能性上与介入性冠状动脉造影术基本相同。CTA在准确评价冠状动脉粥样硬化管腔狭窄程度的同时，可分析斑块的成分以及观察斑块的形态，对冠状动脉综合征的预防和处理具有重要意义，在显示粥样硬化斑块形态及评价血管重构方面的价值与血管内超声相似，高于冠状动脉血管造影。斑块密度可作为评价斑块稳定性的预测因素，但是斑块密度的测量受多种因素的影响，包括扫描机型及扫描厚度、部分容积效应、螺距、管电压、对比剂的剂量和浓度等，而且斑块含纤维帽、脂核、钙化等成分，破裂后还伴有血栓形成，MSCT难以将各种成分有效区分，因此，目前还难以确定明确的CT值为诊断易损斑块的标准。但易损斑块脂核较大，纤维帽较薄，常无钙化，其 CT 值偏低；而稳定性斑块脂核较小，纤维帽较厚，钙化相对较明显，其 CT 值偏高。

（2）冠心病预后判断：利用心肌灌注成像手段可以判断心肌缺血，利用冠状动脉钙化评分量化斑块负担可以推测心血管事件风险及预后；同样，CTA 有望通过测量钙化斑块和非钙化斑块来为可疑冠心病患者提供预测性信息。CTA 检查前的冠状动脉钙化积分扫描采用低剂量平扫，不仅可以准确提示 CTA 扫描范围，而且可以使患者适应扫描过程和配合屏气，所采集的容积数据经专用软件对冠状动脉钙化进行定量检测，预测心脏事件发生的危险程度，从而显示出其在冠心病早期诊断中的独特价值。CTA 能够准确的预测冠心病患者的预后。

（3）冠状动脉支架术后及冠状动脉侧支循环评价：MSCT 是一种理想的冠状动脉腔内支架成形术后的随访手段。但支架管径和材质是制约 MSCT 评价支架内再狭窄（ISR）的两个主要因素，MSCT 对管径小于 3mm 和锰铬合金支架的评价受限。近来 GE 公司推出的宝石能谱 CT 及能谱 "MARS 技术" 能够使各类斑块清晰显示，准确评估冠状动脉狭窄程度以及冠状动脉支架内有无再狭窄。近来的很多研究提示，CTA 可以较准确地评估冠状动脉侧支循环。

（4）冠状动脉旁路移植术前后评估：CTA 可以很好地显示心脏大血管的解剖关系、冠状动脉的病变形态和走行，为手术方式的选择提供指导；移植术后复查时，宜选用自足向头方向的扫描方案，既可以获得受心脏和呼吸移动影响较大的远段自身冠状动脉的诊断图像，又可以使受心跳和呼吸影响较小的较粗大移植血管显示良好。CTA 对冠状动脉旁路移植血管的敏感性和特异性均达到或者接近 100%，并可较准确地评估冠状动脉侧支循环。

2. 心肌灌注和心室功能　如下所述：

（1）常用的放射性核素心肌灌注显像显示放射性核素在心肌细胞内的分布，CT 血管造影则显示碘造影剂在心肌细胞间的分布，因此可应用碘造影剂对心肌血流灌注做出评价。和 PET – CT 比较，64 排 CT 在显示心肌活力及可逆性心肌缺血方面能力有限。心脏磁共振在心肌灌注成像检测冠心病心肌缺血方面与单光子发射 CT（SPECT）有着很好的一致性。且 MRI 具有多参数、多序列任意层面成像的优点，使其成为判断心脏功能方面的 "金标准"。

（2）双源 CT 对心脏左心室射血分数（LVEF）、左心室收缩末期容积（LVESV）、舒张末期容积（LVEDV）、每搏输出量（LVSV）、心排血量（CO）等指标的检测均具有较好的相关性。CT 对于心脏的左心室容积测定较心室造影更接近实际，并且通过其横断面成像可很容易计算出节段心功能。双源 CT 的优越性在于其对于左心功能的检测可在对冠状动脉显像的同时获得数据，无须增加放射暴露。320 排 CT 应用回顾性心电门控技术，以 10% R – R 间期重建，得到 10 期相的图像顺序循环播放，动态观察心脏的收缩舒张运动；输入患者的身高、体重等信息，软件自动计算出 LVEF、LVESV、LV – EDV、LVSV、CO 等指标。

3. 冠状动脉发育异常及心脏肿瘤　如下所述：

（1）对于冠状动脉先天性异常，CT 是首选的检查方法。CTA 与冠状动脉造影比较，准确率更高，并能显示更多的诊断信息，是诊断冠状动脉起源异常的 "金标准"。64 排 CT 对于婴儿左冠状动脉起源于肺动脉的畸形可提供准确直观的图像，已经成为首要的检查方法。DSCT 可以很好地显示右冠状动脉起源异常和走行及在心动周期内的变化，为阐明心肌缺血提供线索。

（2）先天性心脏病 MSCT 诊断准确率为 83%。先天性心脏病并发冠状动脉开口与走行异常的比例较高，冠状动脉解剖对先天性心脏病手术影响很大，无论是否存在冠状动脉开口与走行异常，手术前必须明确冠状动脉开口与走行情况，CT 在显示心脏大血管解剖的同时可显示冠状动脉。DSCT 对 3 岁以上或心率大于 100 次/min 患者的冠状动脉开口与走行显示其有很高的诊断价值；对 3 岁以下或心率大于 100 次/min 患者的冠状动脉开口与走行显示效果需进一步改善，只具有参考意义。

（3）64 排以上 CT 克服了心脏搏动伪影，使心脏肿瘤的清晰显示成为现实，增强后 CT 值的测量有利于推断肿瘤的血供和组织学基础。心脏脂肪瘤成人常见，肿瘤内脂肪密度为其特征性表现；黏液瘤中老年人多见，钙化为其基本 CT 征象；纤维瘤青少年多见，左心室游离壁和室间隔易受累，单发、可含钙化、强化不明显为其重要 CT 特征；横纹肌瘤婴幼儿多见，其 CT 特征是起自房室间隔的多发结节状病灶，增强后 CT 值与邻近左心室肌壁相似，伴或不伴有结节性硬化。此外，心脏 CT 还能显示二尖瓣瓣膜钙化、二尖瓣狭窄并发主动脉瓣钙化、主动脉瓣脱垂、心包积液。

4. 急性胸痛鉴别诊断　急性胸痛是急诊中常见的症状，占急诊总数的 5%～20%，在三级医院里更是占了 20%～30%。AMI、主动脉夹层、肺动脉栓塞是导致急性胸痛的三种常见疾病，其不仅死亡率高而且预后具有时间依赖性，即诊断越早治疗越及时、预后越好。近年来，随着 64 排螺旋 CT 时间分辨率和空间分辨率的提高，扫描 1 次就可同时清晰显示冠状动脉、胸主动脉、肺动脉亚段以上分支以及肺组织结构，在诊断不明的急性胸痛患者中应用日益广泛。CTA 在排除明显的冠状动脉狭窄时阴性预测值较高，故其作为急诊胸痛患者排除冠心病的有效诊断手段之一，具有高的敏感性（77%～100%）和阴性预测值（98%～100%），但特异性（74%～92%）和阳性预测值（25%～87%）较低。

（1）主动脉夹层：主动脉从内膜撕开裂口后在中层将动脉血管壁分为两层，随时有可能破裂引起患者死亡。其发病急骤，在心前区或胸骨后突然出现剧烈烧灼样或撕裂样痛，持续数小时至数天，硝酸甘油不缓解。主动脉强化 CT 检查可明确大血管病变情况和主要内脏血管开口供血状况，对决定治疗方法非常关键。有时主动脉夹层累及冠状动脉开口而出现 AMI 的症状，这时 CT 检查对于明确诊断具有决定性作用。

（2）肺动脉栓塞：是由于内源性或外源性栓子堵塞肺动脉而引起肺循环障碍的临床和病理生理综合征，主要表现为呼吸困难、胸痛和咯血等，其发病率、病死率及误诊率均颇高。下肢深静脉血栓是肺栓塞的标志，多排强化 CT 是其确诊的金标准，在复杂的不典型胸痛患者中可以快速明确诊断。

## （四）安全性

心脏 CT 成像要求在时间分辨率、空间分辨率、密度分辨率、组织分辨率上均达到最佳，因而需要扫描中 X 线球管在单位时间内产生较高的射线量。对 MSCT、电子束 CT（EBCT）及导管法冠状动脉造影术射线剂量的对照研究结果表明，MSCT 冠状动脉成像射线剂量是 EBCT 的 4～7 倍，是导管法冠状动脉造影术的 3～5 倍。如何在保证心脏 CT 检查图像质量的同时又有效地减少患者接受的辐射剂量，是近几年研究的热点。目前降低辐射剂量的措施涉及以下方面：

1. 降低管电压和管电流　辐射剂量与管电压的平方成正比、与管电流成正比，适当降低管电压、管电流将较大幅度降低辐射剂量，但超过一定程度时会导致图像质量下降而影响对病变的分析和判断，因此应根据受检者的体重指数、心胸比、胸廓大小、女性乳腺体积、膈肌位置和肌肉量等因素进行个性化选择。

2. 调整 Z 轴扫描范围　心脏 CT 扫描时应根据实际观察病变范围的需求来设置扫描层数，避免因扫描范围设置不当而遗漏病变或增加受检者的不必要照射的现象。

3. 心脏仿形前置滤过器、智能性心脏滤波及电流调制技术　分别利用不同原理达到减少辐射并优化心脏成像的目的。

4. 前瞻性心电图（ECG）触发扫描技术　是利用心电信号控制管电流大小，通过减少心脏循环的特定阶段球管电流量来降低辐射剂量。前瞻性心电门控扫描软件已在现代 64 排螺旋 CT、DSCT 及更多层（如 320 排）CT 中普遍应用。前瞻性心电门控扫描在降低辐射剂量方面有很大潜力，可以减少10%～40% 的辐射剂量。但对需要分析心功能的患者不能使用前瞻性心电门控扫描方案，因为该方案不能获得整个心动周期的数据。

## （五）注意事项

1. MSCT　在诊断心血管疾病方面有以下局限性。

（1）图像质量需要严格控制，检查前适当口服 β 受体阻滞药控制心率 70 次/min 以下，明显心律不齐者不适合检查，需要经治疗好转后再安排。

（2）冠状动脉细小分支不能显示。

（3）对心脏和心肌的运动功能诊断不足。

（4）对冠状动脉内支架内再狭窄的评估受限。

（5）肺动脉高压时不能评估肺动脉压力和血流动力学指标。

（6）先天性心脏病心率过快时，图像分辨率不足，不能提供血流动力学指标。

（7）对肿瘤的组织定性略显不足。

2.64 排螺旋 CT  对于冠状动脉病变的诊断具有很高的敏感性和特异性，并且对病变程度的估计也很准确。但是，由于 64 排螺旋 CT 的时间分辨率（最快可达 40ms）和空间分辨率（最高可达 0.4mm）仍不及目前冠状动脉病变诊断的"金标准"——冠状动脉造影，加之心脏的不断跳动和冠状动脉毫米级的管径，要使冠状动脉血管造影 CT 检查的图像满足诊断的要求，并非易事。检查前的准备、检查过程中的注意事项对保证图像质量至关重要。

3. 取得受检者配合  针对受检者在等待检查过程中的心理状态，做好解释和安抚工作，把检查过程中的要求和需要注意的事项简单扼要地对受检者进行宣教，以使其消除顾虑，有利于检查顺利进行。宣教内容如下：

（1）检查中的正常反应（如造影剂注入体内时受检者会产生全身的发热感），避免因受检者紧张，致使心率加快，影响检查质量。

（2）呼吸训练也是一个不能忽视的环节。吸气幅度以中度为宜（同正常呼吸的吸气幅度一样，忌深吸气），切记叮嘱受检者每一次呼吸的幅度要保持一致，以防止在增强扫描时，因受检者呼吸过深或过浅，丢失应有的检查区域；同时要求受检者在屏气的同时胸腹部保持静止状态，切勿运动，以避免图像产生运动伪影；在受检者进行呼吸训练的同时，观察其心率变化情况，尽量避免因吸气、屏气不良造成心率的变化过大。

4. 做过敏试验  优维显和碘海醇等非离子造影剂的药品说明书上都没有使用前做过敏试验的要求，但在目前的情况下，为了避免意外情况，应坚持术前做过敏试验。在做过敏试验和做检查的过程中，大多数受检者的异常反应为紧张、血糖降低等因素造成，如恶心、头晕、短暂的意识模糊、虚汗、低血压等。只有少数受检者因个体差异，会有轻微过敏反应，主要表现为皮疹。针对过敏反应、低血糖、情绪紧张等分别使用地塞米松、50% 葡萄糖、地西泮进行对症处理即可。

5. 适当控制心率  受检者心率要在 70 次/min 以下，且心律要整齐。对于心律不齐的受检者做冠状动脉 CT 血管造影，应视情况而定，房颤心律、偶发的房性和室性期前收缩，以及比较严重的窦性心律不齐（心率变化超过 5uqw/min 以上）的情况，会对重建后的图像产生非常大的影响，尽管经过个性化的后处理，其用于诊断的图像也往往只能达到三级的标准。心率过快（大于 75 次/min）也会增加图像后处理的难度和造成图像质量不理想。因此，对于临床检查过程中比较常见的情况，如心率过快或窦性心律不齐，依据适应证在检查前 0.5～1.0h 适当使用 β 受体阻滞药控制心率是必要的。

美托洛尔的使用方法分为口服和静脉给药两种：口服法常规服用 25～100mg，嚼碎后舌下含服。心率小于 80 次/min，服用 25～50mg（视受检者基础用药中有无美托洛尔而定）。心率快得比较明显的常常需要再观察 30min 之后视情况追加口服 25mg，但最大用药量不应超过 100mg。口服用药过程中，应分别记录受检者用药前、用药后 10min、20min、30min 的心率、血压变化。

静脉法以 1mg/min 的速度静脉给药 5mg，同时观察心率和血压变化，如达不到目标心率，间隔 2min 再注射 5mg，总剂量一般不超过 15mg。常见的不良反应有：疲劳感、头晕、肢端发冷、心动过缓、胃痛、恶心、呕吐、腹泻、便秘。对伴有房室传导阻滞、心功能不全、慢性阻塞性肺疾病与支气管哮喘、低血压［收缩压小于 100mmHg（13.30kPa），舒张压小于 60mmHg（7.98kPa）］等的受检者慎重使用美托洛尔。

6. 保持静脉通路  预先以 4.0～5.5ml/s 的流速注入 20～30ml 的生理盐水，通过试验注射观察静脉通路是否通畅是防止注射过程中造影剂外渗的方法之一。同时对于检查过程中可能出现的不良反应，静脉通道的建立便于及时救治。

7. 体位及电极位置  受检者不要穿毛衣及含化纤的衣裤，检查床上不要铺塑料床单，以免产生静电；手机应关机，以排除心电干扰；受检者体位稍躺右侧一些，以使心脏在检查床中间。ECG 导联的放置有两种方法：一种是红色导联放在右锁骨中线锁骨正下方，黄色导联放在左锁骨中线第 6 或第 7 肋间，黑色导联放在右锁骨中线第 6 或第 7 肋间；另一种方法是红色导联和黄色导联分别放在右侧和左侧锁骨中线锁骨正下方，黑色导联放在左锁骨中线第 6 或第 7 肋间。连接线和电极片要粘牢，避免脱落。电极片和皮肤粘不紧，可以用水或乙醇擦拭皮肤。连接完毕查看 ECG 信号是否清晰稳定和有无显著的 R 波，若信号和 R 波不好，通常对调黄色和黑色导联的位置即能解决问题。

8. 硝酸甘油的作用和造影剂浓度的选择　有观点认为，在冠状动脉 CT 检查过程中适当使用硝酸甘油有利于改善图像质量。方法分为舌下给药和口腔喷雾给药两种，同时需监测血压和心率的变化。用低浓度造影剂时服用硝酸甘油可以提高图像对比度，但同用高浓度造影剂所得到的图像相比无明显差异，同时如果患者有不同程度的头痛及反射性的心率加快，反而会影响检查过程的稳定和增加后处理的难度。用低浓度造影剂而未服用硝酸甘油所得到的图像对比度与用高浓度造影剂所得到的图像质量相比有差异。

9. 造影剂肾病　应用造影剂 2 ~ 3d 血清肌酐增加大于 44.2μmol/L 或较前增加 25% 是另一重要安全性问题。造影剂可对肾小管上皮组织产生直接毒性作用、氧化应激、缺血损伤、肾小管梗阻等。神经激素作用也可能对造影剂肾病的发病产生影响。造影剂肾病使临床预后不良，与造影剂肾病相关的危险因素包括低血压、充血性心力衰竭、慢性肾病、糖尿病、年龄大于 75 岁、贫血以及造影剂用量。目前的 MSCT 扫描技术通常要求较高甚至最高程度的聚碘率及较快注射速率，以尽可能得到最好的冠脉影像效果。一般来说，静脉注射的造影剂肾病发病率较低（小于 21%）。减少造影剂肾病的措施包括：记录 CTA 检查前血清肌酐水平并计算肾小球滤过；了解糖尿病、冠心病、外周血管疾病以及其他潜在高危因素；尽可能限制造影剂用量；检查前后充分水化。临床医师应与 CT 医师之间进行充分的沟通。

（张天维）

# 第五节　血管内皮功能无创检测

血管内皮细胞是一层连续覆盖于血管内表面的扁平鳞状细胞，呈梭形、多角形，是人体最大的内分泌和旁分泌器官。它既是感应细胞又是效应细胞，能感知血液中的炎性信号、激素水平、切应力、压力等信息，同时通过释放活性物质对这些信息做出反应。血管内皮功能障碍时，发生活性物质激活或者释放、血管收缩痉挛、血小板自凝、平滑肌细胞增生、血管重塑等。血管内皮功能障碍是动脉粥样硬化的最早期病理改变，并且对动脉粥样硬化进展及并发症（如粥样硬化斑块形成和血栓形成）的发生发展有重要影响。可见，血管内皮是心血管病发病的关键所在，血管内皮功能障碍是心血管病的主要危险因素之一，准确评价这一器官功能有着重大的临床意义。血管舒张可分为内皮依赖性舒张和非内皮依赖性舒张，后者是指不依赖于血管内皮而直接作用于血管平滑肌引起血管舒张，前者详细介绍如下：

## 一、内皮依赖性血管舒张的概念

内皮依赖性血管舒张，是指在药物或生理刺激下，内皮细胞中的一氧化氮合酶（NOS）将左旋精氨酸（L - Arg）转化为一氧化氮（NO），即内皮依赖性舒张因子（EDRF），通过环单磷酸鸟苷（cGMP）途径引起平滑肌细胞舒张。NO 被认为是引起内皮依赖性舒张最重要的因子，乙酰胆碱、缓激肽、腺苷及血管剪切力的提高均可增加 NOS 活性，继而通过 NO 的增加引起血管舒张。内皮细胞不仅产生舒张因子，亦可产生一系列收缩因子，如内皮素 1（ET - 1）、血栓素 $A_2$（$TXA_2$）、前列腺素 $H_2$（$PGH_2$），其中 ET - 1 是迄今为止所知道的最强的收缩因子。生理状态下，血管内皮所介导的舒张和收缩作用保持动态平衡。

肱动脉 FMD 已经被临床医师广泛应用，是衡量内皮功能的"金指标"。

### （一）原理

内皮衍生一氧化氮（eNO）作为内皮依赖性血管扩张的主要介质，介导血管舒张效应。正常肱动脉阻断 5min 后血流介导的肱动脉直径扩张为 10% ~ 20%，而伴有内皮功能障碍者扩张率明显减少或无扩张。

## （二）方法

1. 血管基础内径检测　使受试者处于基础状态下（平卧休息 10min），将 710MHz 探头置于右臂肘上 2～15cm，显示肱动脉长轴切面，在心电图 R 波顶点时心室舒张末期测肱动脉前后内膜之间的距离作为血管基础内径。

2. 反应性充血试验　将血压带在肘关节以下充气加压至 300mmHg（39.90kPa），持续 5min 后迅速放气，于 60s 内测量血管内径。此时，前臂肱动脉反应性充血和血管壁切应力升高，触发内皮释放 NO，引起动脉产生内皮依赖性舒张效应。

3. 硝酸甘油试验　休息至少 15min，待血管完全恢复正常后，于舌下含服硝酸甘油 0.5mg，5min 后再次测量血管内径。硝酸甘油是 NO 前体物，不依赖于内皮细胞而直接作用于平滑肌，反映非内皮依赖性舒张功能。

4. 内皮功能状态判断　计算肱动脉反应性充血后及含服硝酸甘油后相对于静息状态的扩张百分率，即可判断内皮功能的状态。

## （三）临床意义

病理条件下，血管内皮功能障碍是一种全身性的血管功能异常。因此，理论上外周血管内皮功能可反映冠状动脉内皮功能，具有潜在的诊断"窗口"作用。有研究显示，冠状动脉与血流介导的肱动脉扩张高度相关，其可间接反映冠状动脉的内皮功能。因此，该方法可作为冠状动脉粥样硬化性心脏病的筛选试验之一。同时，肱动脉 FMD 可以作为独立预测心血管事件的指标。该方法可重复性好，安全无创，可以用于包括儿童、老年人等特殊人群在内的大规模人群内皮功能普查以及评价某种生活方式或药物干预对内皮生理功能的影响。

## （四）局限性

需要训练有素的操作者，血压袖带位置、切面选取及探头按压力度都会对结果产生影响，很难完全消除外界环境及自身身体条件对检测结果的影响（如活动、摄取咖啡因等物质、情绪波动及体温变化等）。

# 二、血管内皮功能的无创检测方法

临床上评价内皮功能的无创检测方法主要集中有以下两种技术：内皮依赖性舒张功能的评价；动脉弹性功能的评价。

## （一）内皮依赖性舒张功能的评价

1. 血流介导的血管扩张（flow mediated dilation，FMD）　是指通过超声测量动脉血流介导的血管扩张功能，现已成为评价内皮功能最常用的无创方法。

2. 离子电渗透激光多普勒血流测定　利用离子电渗透技术将内皮依赖性血管扩张药乙酰胆碱和内皮非依赖性血管扩张药硝普钠无创导入到前臂皮肤，采用标探头激光多普勒法测定药物导入部位皮肤微血管灌注。药物导入前，记录基础图像，导入后记录峰值血流灌注量，比较前、后血流灌注量可以反映血管内皮功能。

3. 外周动脉张力测定　外周动脉张力测定（peripheral artery tonometry，PAT）是近年来出现的通过测量阻断肱动脉血流前后指尖脉搏波振幅来评价内皮功能的分析方法，适应证及具体方法均与 FMD 相似。PAT 与 FMD 有显著的相关性，检测冠状动脉内皮功能不全的敏感性和特异性分别为 80% 及 85%，有较好的可重复性。不足之处在于仍需要大样本实验的论证，且易受周围环境及自主神经的影响。

4. 冷加压负荷试验　冷加压负荷试验，是通过经胸超声心动图评价冠状动脉内皮功能的试验。

通过冠状动脉主干的长轴图像测量左主干内径，而后让受检者将一侧手及前臂浸入冰水中保持90s，记录此时冠状动脉左主干内径，计算内径变化百分率即内皮依赖血管舒张功能检测；间隔 15min 后，进行非内皮依赖血管舒张功能检测，让受检者舌下含服 0.3mg 硝酸甘油，5min 后再记录冠状动脉左主干内径，观察冠状动脉左主干内径的变化。试验时冠状动脉的内径变化取决于血流介导的内皮依赖性血管扩张与 $\alpha_2$ 受体介导的血管收缩两者之间的平衡。内皮功能正常的健康人表现为冠状动脉扩张，而具有动脉粥样硬化危险因素的患者表现为扩张程度减低或收缩。

### （二）动脉弹性检测技术

动脉弹性又称动脉顺应性，主要反映动脉舒张功能的状态，而内皮功能受损导致动脉壁结构和舒缩功能的变化是引起动脉弹性下降的主要原因。因此，动脉弹性检测可作为反映血管内皮功能的重要指标。

1. 脉搏波传导速度（pulse wave velocity，PWV）测定　是目前经典的检测大动脉弹性的方法。PWV 还是心血管病患者的独立预后指标。颈 – 股动脉 PWV 是评价血管僵硬度的"金标准"。

心动周期中左心室收缩将血液射入主动脉，扩张主动脉壁产生脉搏波，脉搏波以一定速度沿着血管壁传播至整个动脉系统。由于血液是不可压缩的液体，能量传递主要通过血管壁传导，因此血管功能是影响 PWV 的主要因素。通过测量动脉血管两点间 PWV，可以反映动脉血管的僵硬度。颈 – 股动脉 PWV 的正常值小于 9m/s，臂 – 踝 PWV 的正常参考值小于 14m/s，大于该值提示全身动脉僵硬度升高。PWV 与年龄、高血压、体质量指数、颈动脉内膜中膜厚度（IMT）及颈动脉斑块、糖耐量异常或糖尿病等心血管危险因素有密切的关系。年龄和血压水平是影响 PWV 的最重要因素。

2. 脉搏波形分析（pulse wave analysis，PWA）　是动脉压力波形的特征性分析方法。该方法通过桡动脉测定仪测量大动脉弹性指数（容量顺应性，C1）和小动脉弹性指数（振荡顺应性，C2）。C1 与 C2 分别反映大动脉与小动脉弹性功能，C1 和 C2 越小，表示大动脉与小动脉弹性越差。C1 与 C2 明显受性别、年龄和血压水平（尤其 SBP）的影响。C2 降低被认为是搏动性动脉功能受损的早期特征，可筛选出无症状的亚临床血管病变，为早期积极干预提供依据并可用来评价干预效果。

3. 反射波增量百分比（augmentation index，AI）　表示反射波增量在脉压中所占的百分比，是反映动脉硬化度的重要指标。

当压力波沿着动脉壁向外周前向传导时，在组织结构明显不同的血管处产生波反射，反射波以同样的速度向近心端动脉逆向传导，通常反射波与前向压力波在舒张期重叠。如果反射点提前或 PWV 增快，那么重叠就可以发生在收缩晚期。在中心动脉（即主动脉）部位，发生重叠的反射波高度与整个收缩期压力波高度（即中心动脉 PP）的比值，称为 AI。AI 能定量反映整个动脉系统的总体弹性。PWV 和 AI 均与心脏缺血开始时间呈负相关，即 PWV 和 AI 越大，心脏越易发生缺血。

综上所述，目前各种无创性内皮功能检测方法有利于及时筛查亚临床血管病变者并给予生活方式指导及药物干预，从根本上预防心血管事件的发生。今后可以进一步建立各类检测方法的适合国民的正常参考值，并希望出现更多实用、便于操作的检测方法，提高心血管病的诊疗水平。

【注意事项】

（1）目前血管内皮功能检测以肱动脉 FMD 较为常用，检测过程中必须尽量考虑所有影响 FMD 的因素。许多因素可影响血流介导的血管舒张，如温度、药物、食物和交感神经刺激等。因此，受检者检查前必须空腹 8～12h，而且在安静、温度恒定的房间中进行检查。受检者应停用血管活性药物至少 4 个半衰期以上，受试前 4h 不能锻炼或进食影响 FMD 的食物如咖啡、高脂食品、维生素 C 及吸烟等。操作者还应询问女性受检者的月经周期（月经期也可影响 FMD）。

（2）高质量的超声成像系统是准确检测肱动脉反应性的保证。必须要配备具有 2D 成像、彩色多普勒功能的高分辨率的超声仪器，并要求内置同步 ECG 监测和至少 7MHz 的高频线阵探头，最好兼有超声录像监测系统。

（3）操作应该由熟练的超声科医师进行，并保证检测方法有很好的重复性。由于没有单一理想的测量值来评价此技术的可重复性，因此在检测中，包括基础值、反应性充血和含服硝酸甘油后都应该要了解同一观察者反复测量和不同观察者测量的变异系数，并定期评价方法的可重复性。相关系数越高，可重复性越好。由于 FMD 是用百分数表示的，观察者间很小的差别可能表现为很大。

（张天维）

# 第六节　存活心肌检测与评价

发生了心肌缺血的心肌仍然是存活的，经过再灌注治疗后可以恢复一定的心肌功能。对于存在相当数量存活心肌的患者再血管化比单纯药物治疗减少年病死率75%，相反地，在没有检查到有存活心肌的患者中，再血管化并不获益，而且有死亡以及非致死事件发生增多的趋势。因此，治疗前正确鉴别心肌梗死区活性与非活性的区段十分关键，直接影响到再通术的疗效及患者的预后。正确评价心肌活性，不仅可以帮助临床医师估测预后，还能够合理筛选需行血供重建术的患者，避免给患者造成不必要的创伤，节约医疗费用。

## 一、基本概念

最早在1973年，Chatterjee等发现某些未发生心肌梗死的心功能不全的冠心病患者在CABG后，心功能可以显著改善，从而引出心肌存活性的讨论。不久，Heyndrick等在缺血再灌注的实验模型中发现并提出了心肌顿抑（stunning myocardium）的概念。Diamond在总结某些慢性缺血而无心肌梗死的患者在CABG术后心功能显著改善，提出了心肌可能存在冬眠状态。Rahimtoola将这一现象正式命名为冬眠心肌（hibernating myocardium）。20世纪90年代，Boden等提出，冬眠心肌和顿抑心肌并不能满意地解释急性心肌梗死（AMI）再灌注后心肌功能延迟且不完全恢复的现象，因而首次提出了重创心肌（maimed myocardium）的概念。目前所谓存活心肌的概念为不管是否有收缩功能或对外界刺激有无反应，只要存在活的心肌细胞即为存活心肌。

1. 顿抑心肌　在急性短暂的缺血性损伤后，心肌细胞尚存活，但其代谢、结果和功能却发生异常，即使心肌得以有效的血流灌注，这种改变可能在数小时、数天或数周内才可恢复。其特点为可逆性的缺血再灌注性损伤，静息心肌灌注正常，血流与收缩功能不匹配，再血管化后功能可快速完全恢复正常。有关发生机制目前存在多种学说，如氧自由基学说、能量利用学说、中性粒细胞累积学说、钙超载学说、胶原组织异常学说等。

2. 冬眠心肌　因长期冠状动脉血流减少，局部心肌细胞的能量储备不足，而引起保护性的收缩功能下调、代谢减低，结果减少能量消耗，保持细胞的活力与结构的完整，但同时也造成了静息时左心室功能的持久性减退。当心肌再灌注或需氧减少，血氧供求重新平衡后，心功能可恢复正常。其特点为慢性持续性收缩功能不全，静息心肌灌注低下，心肌血流与收缩功能相匹配，再血管化后功能可部分或全部恢复。发生机制尚有待研究，可能有关的因素包括：反复心肌顿抑、肿瘤坏死因子α和诱导型一氧化氮合酶的介导作用、肾上腺素能受体的作用、钙离子与钙调蛋白的作用等。

3. 重创心肌　因为不能解释心肌梗死血供重建后心功能延迟或不能完全恢复，有学者提出重创心肌的概念：即指AMI区域内存活但严重损伤的心肌，即使再灌注后其功能恢复延迟且不完全。机制尚不清楚。与冬眠和顿抑心肌的根本区别是已有部分心肌坏死。

在现实的临床病例中，心肌顿抑、心肌冬眠及重伤心肌可同时存在，有时很难严格区分。存活心肌的最可靠标志是代谢活动的存在，而一定量的血流灌注则是保证代谢活动的基础。因此能够反映心肌血流灌注和代谢活动存在的任何方法均可以判定心肌细胞的存活性。总结存活心肌的特征如下：①具有代谢功能。②具有完整的细胞膜。③有血流灌注。④有收缩期储备即对正性肌力药有收缩增强反应。

## 二、常用方法

检测存活心肌已经成为临床普遍关注的问题。存活心肌的判断方法很多，主要从心肌代谢、心肌血流灌注、心室壁运动及解剖、形态等方面来判断，最常用的方法有：单光子发射型计算机断层显像（SPECT）正电子发射型计算机断层显像（PET）、超声心动图、MRI及多层螺旋CT（MSCT）等。伴随影像学技术的不断提高，每种存活心肌评价方法都得到各自的应用和发展，各有优缺点和适用范围。

### （一）核医学显像

心肌放射性核素显像判断存活心肌的价值已得到了充分肯定，其中灌注加 FDG – PET、$^{201}$铊（$^{201}$Tl）负荷 – 延迟 – 再注射或静息 – 延迟显像和静息$^{99m}$锝 – 甲氧基异丁基异腈（$^{99m}$Tc – sestamibi，$^{99m}$Tc – MI-BI）SPECT 列为 I 类推荐。

1. 正电子发射断层显像（PET） 目前应用最多的是$^{18}$F – FDG（$^{18}$F 标记的氟代脱氧葡萄糖）PET 心肌代谢显像，$^{18}$F – FDG 是葡萄糖的模拟物，主要通过比较心肌血流灌注与代谢之间的匹配状态对心肌存活进行评估。顿抑心肌表现为血流正常而$^{18}$F – FDG 代谢降低。冬眠心肌显像表现为血流降低与$^{18}$F – FDG 高摄取，而坏死心肌或心肌梗死瘢痕表现为血流减少与$^{18}$F – FDG 代谢降低，血流代谢缺损匹配。它是目前判断心肌存活最准确的方法，被认为是"金标准"，是检测梗死后心肌存活最敏感和最有价值的方法。

（1）心肌代谢显像的特点：①PET 心肌显像空间分辨率优于 SPECT，可进行四维立体显像。②PET 所用的放射性核素（C、N、O、F）是人体的基本元素，合乎生理要求，不干扰人体的组织代谢和内环境平衡。③$^{18}$F 的半衰期短，在生物体内积分剂量低，可以用较大剂量，获得清晰图像。

（2）局限性：①心肌对$^{18}$F – FDG 的摄取取决于饮食状态。②它只反映葡萄糖代谢的首始过程，对糖尿病和 AMI 早期患者，$^{18}$F – FDG 不适合于鉴别坏死与存活心肌。③不能提供有关节段性室壁运动的信息。④PET 显像价格昂贵，技术复杂，不利推广。

2. 单光子发射计算机体层摄影（SPECT） SPECT 是采用放射性核素$^{201}$铊和$^{99m}$锝心肌显像，前者可检测心肌细胞膜的完整性，后者可评价心肌血流灌注和线粒体结构，通过其在心肌中的相对分布来评价血流量。具有特异性强的优点，能准确反映缺血部位、程度及范围大小，而且 SPECT 心肌灌注断层显像成本较低，使用方便，是心脏病学的常规方法。最常见的方法如下：

（1）$^{201}$铊（$^{201}$Tl）负荷 – 延迟 – 再注射或静息 – 延迟显像：用于评价缺血及存活心肌应用最早、也最为广泛，目前仍是最常用的方法之一。常规负荷 – 延迟$^{201}$铊单光子断层心肌显像是基于存活心肌的细胞膜完整来识别的。细胞死亡的标志为代谢活动停止和细胞完整性消失。$^{201}$铊是钾的类似物，静脉注射后心肌对其摄取的多少与局部血流量及心肌对$^{201}$铊的摄取份数成正比，随后心肌与血液中的$^{201}$铊不断交换，这是形成$^{201}$铊再分布的基础。在血流灌注减低但心肌存活的区域，延迟显像出现再分布图像，而瘢痕及坏死组织则无再分布图像。但是常规的再分布$^{201}$铊显像评价存活心肌的缺点是明显低估存活心肌。为克服这一缺点，对$^{201}$铊常规负荷 – 延迟心肌显像进行了改良，即负荷 – 延迟 – 再注射或静息 – 延迟显像。许多研究表明改良后的心肌显像估价存活心肌的能力明显优于常规延迟显像。

（2）静息$^{99m}$锝 – MIBI（$^{99m}$Tc – MIBI）SPECT 显像：$^{99m}$Tc – MIBI 是脂溶性单价离子复合物，进入心肌细胞后主要存在于线粒体中。心肌细胞不可逆损伤后，膜的完整性及其代谢功能受到损害，对其摄取能力显著降低，表明$^{99m}$Tc – MIBI 的心肌积聚与心肌的存活性和细胞膜的完整性密切相关。因此，可用于识别存活心肌。通过硝酸甘油灌注及$^{99m}$Tc – MIBI 灌注显像，可明显提高其对存活心肌的检出率。与$^{201}$铊（$^{201}$Tl）负荷 – 延迟 – 再注射对比，两种检查符合率为 78%。

（3）$^{18}$F – FDG SPECT 显像：虽然 FDG – SPECT 与 FDG – PET 的显像方法和步骤不完全相同，但两种方法对有无存活心肌，以及存活心肌的部位、大小、数目上无明显差异。用$^{18}$F – FDG 作为心肌灌注显像剂，一般注射$^{18}$F – FDG 111～370MBq 1h 后进行发射扫描。在心肌缺血过程中，能量的产生由游离脂肪酸的氧化转变为葡萄糖，葡萄糖成为心肌能量主要来源，故其葡萄糖利用率增加，$^{18}$F – FDG 显像时，缺血区显像剂摄取增加，而不可逆心肌损害的心肌节段组织中葡萄糖的利用与血流量呈平行降低。一般公认$^{18}$F – FDG PET 显像是判定心肌细胞存活的"金标准"，而$^{18}$F – FDG SPECT 显像在评价心肌活性的准确率方面与$^{18}$F – FDG PET 显像有较好的一致性，检测存活心肌的敏感性较高，但因其价格远远低于 PET，临床上有逐渐替代 PET 的趋势。

（4）$^{99m}$Tc – MIBI 门控心肌断层显像（G – SPECT）：是近年来应用越来越多的一种核医学显像方法，负荷与静息方案均同$^{99m}$Tc – MIBI 一般心肌断层显像，影像重建与一般断层图像相同，但分辨率及灵敏度提高，而且可在获得心肌血流灌注影像的同时，观察左心室壁运动及收缩末期和舒张末期室壁厚度的变化率，并获得左心室功能参数。门控 SPECT 通过测定舒张末期和收缩末期图像心室壁计数变化，可准确获得心室壁局部收缩功能的定量信息，结合局部运动变化及室壁增厚率等门控信息有助于存活心肌的检出。可提高对小范围灌注异常的检出率。

## （二）超声心动图

超声心动图可以反映出心室壁节段性运动异常，存活心肌具有收缩功能储备，在正性肌力药物或调节血流再分布药物负荷作用下可恢复局部收缩功能，药物负荷超声心动图检测存活心肌的基本原理在于此。

1. 药物负荷超声心动图　常用药物有多巴酚丁胺、硝酸甘油、双嘧达莫等，其中小剂量多巴酚丁胺负荷超声心动图是最广泛的药物负荷试验。多巴酚丁胺具有相对的 $\beta_1$ 受体选择性，对 $\beta_2$ 及 $\alpha$ 受体作用较弱，小剂量［小于 $10\mu g/$（kg·min）］主要表现为正性肌力作用，对心率及血压影响较小。按美国超声心动学会（ASE）推荐的标准，将左心室划分为 16 节段，通过观察静息状态和小剂量多巴酚丁胺负荷后心肌室壁运动的改变，正常心肌在多巴酚丁胺作用下运动及室壁增厚率均有明显增加，坏死心肌对其无反应，而存活心肌在小剂量作用下运动增强，LDDSE 对于存活心肌的检测有着较高的敏感性和特异性，对于血供重建术后心功能的恢复以及患者的长期生存率有很好的预测效果。

2. 心肌声学造影（MCE）　使用直径小于红细胞的声学充气微泡作为造影剂，经冠状动脉或外周静脉注入后，通过测定缺血区的侧支循环是否充分来评估心肌存活。当心肌微循环未受损时，声学造影剂均匀填充于心肌内，可见心肌云雾状影像增强，提示心肌存活；心肌梗死时，微循环受损，局部节段心肌出现充盈缺损。MCE 对运动消失室壁节段存活心肌识别的敏感性为 78%，与 MRI 晚期增强识别结果相似，特异性为 72%，较 MRI 高。心肌声学灌注缺损指数是心源性死亡及再发心肌梗死强有力的预测因子。与 DSE 相比，MCE 对于存活心肌的检测有较高的敏感性，但特异性较差。因此目前主张把两者结合起来检测存活心肌，来评价血供重建术后心功能的恢复。

3. 多普勒组织成像技术（DTI）　由于多普勒组织成像能对心肌运动进行定量分析，敏感地检测出常规超声不能看到或仅定性看到的室壁运动异常，因此被广泛应用于冠心病室壁运动及心肌活性的研究。近年来在 DSE 基础上发展了组织追踪成像技术（TT）和应变率成像技术（SRI），对室壁运动的分析定量化，将心肌运动状态用彩色编码显示，能够实时显示不同节段心肌运动的时间、方向和速度，定量分析心肌运动和功能及检测室壁运动异常。

## （三）磁共振检查（MRI）

1. 静息 MRI 检测室壁厚度　在早期，磁共振评价心肌活性的方法是描述存活心肌的功能与解剖学特点。慢性透壁心肌梗死会有局限性室壁变薄。测定心室壁厚度来评价存活心肌，其原理和超声心动图相似，其优势在于其影像分辨力高，而且相对 DSE 其负荷试验时可定量分析室壁增厚程度，增强了客观性，通过计算心室壁增厚率来判定室壁运动情况。

2. 对比增强 MRI 延迟扫描　延迟强化是心肌坏死的标志，根据强化范围可分为透壁增强、非透壁增强和混合型增强三种。进行心肌活性检测的对比剂为顺磁性钆螯合物，最为常用的是二乙三胺五乙酸钆（Gd - DTPA）。静脉注入 Gd - DTPA 后，组织信号增强的程度取决于组织灌注及细胞外间隙的大小。MRI 延迟增强范围与组织病理学心肌梗死范围几乎完全吻合。同时可逆的损伤心肌没有延迟增强，可以定量判断非存活心肌。

3. 多巴酚丁胺负荷 MRI　其原理与多巴酚丁胺负荷超声心动图相同，存活心肌对多巴酚丁胺的刺激表现为收缩期室壁增厚，而完全坏死心肌则没有以上表现。通常使用的标准有多巴酚丁胺使用后室壁增厚大于等于 2mm，以及根据每个节段的室壁运动进行分级，0 级：正常室壁运动；1 级：轻至中度的室壁运动障碍；2 级：严重的室壁运动障碍；3 级：室壁无运动；4 级：室壁反向运动。对多巴酚丁胺有反应的节段在行冠状动脉搭桥术后室壁增厚率明显改善，两者呈正相关，故其可有效预测冠状动脉血供重建后相应室壁节段的功能改善情况。

### （四）64 排螺旋 CT

64 排螺旋 CT 的时间分辨力和空间分辨力是其突出优点，对显示心内膜下结构的微小病变具有独特的优势。在心脏增强 CT 检查中，注入非离子型碘对比剂后，正常心肌内的浓度迅速达到峰值，表现为均匀一致的早期强化及随后延迟期的强化程度下降；而缺血和梗死心肌则表现出不同类型的强化，包括早期缺损、剩余缺损和延迟强化。正常心肌和病变组织间的对比剂浓度差异，是螺旋 CT 评估存活心肌的基础。心脏延迟扫描可提供心肌灌注、存活性、心室收缩功能及冠状动脉血管情况，在冠心病患者的检查中有着良好的前景。

众所周知，冠心病患者远期的评估主要在于患者的心功能恢复情况，梗死缺血区域心肌的存活性的判断就显得非常重要了。通过以上这些手段来全面评价患者的心脏功能、梗死区域内心肌的存活性，可以为我们临床判断血供重建后患者的远期预后做出指导性的意见。目前这些检测手段还有待于进一步研究和发展，但随着科技的进步，其在临床中的应用有着长远的发展空间和美好的希望。

【注意事项】

检测心肌活力的各种方法均有其优、缺点，可结合临床需要单独或联合应用。

（1）PET 可评价心肌灌注和心肌代谢，是存活心肌检测的"金标准"，而且可以鉴别出顿抑心肌和冬眠心肌，但 PET 设备有限，费用高昂，不利于临床常规开展，而且空间分辨力较差，可能漏诊心内膜下的微小梗死。

（2）SPECT 是目前临床和实验中比较常用的检测存活心肌的方法，其成本相对低廉，但其空间分辨力较差，无法区别冬眠和顿抑心肌。

（3）多巴酚丁胺负荷超声（LDDSE）评价心肌收缩功能储备，具有操作减低、检查费用低的优点，结合超声定量分析技术，特别是应变和应变率成像技术，将使 LDDSE 判定存活心肌更具有客观性，更符合临床需要。

（4）MRI 具有较高的空间分辨力，可以检测到占左心室质量 0.5% 的坏死心肌，与 SPECT 相比，增强 MRI 的分辨率是 SPECT 的 42 倍，这就可以发现非透壁的及心内膜下的心肌梗死，这些心肌梗死可能会被 SPECT 所漏诊。MRI 能检测内膜下心肌梗死，可在短时间内评价心肌存活性及收缩功能，又无放射性，为一种有前途的无创评价心肌存活性的方法，但不能应用于装有起搏器或埋藏式复律除颤器的患者。

（5）MSCT 目前已用于冠状动脉疾病的筛检，由于其具有极高的时间、空间、密度分辨率，MSCT 也逐步应用于存活心肌的评价。心脏延迟增强扫描评价存活心肌无创、简便，限制较少，其局限于对心率快和心律失常患者的检测无法保证，碘对比剂过敏者为禁忌证且对比剂对肾脏有损害，目前还无统一标准的 CT 阈值来客观区分存活心肌。MSCT 与 PET 或 SPECT 的融合成像可以显示狭窄或闭塞冠状动脉和心肌缺血或坏死区的关系，对选择干预血管有重要意义，因此是未来的发展方向，也是需深入研究的领域，但昂贵的价格又限制了其应用。

（张天维）

# 第二章

# 心内科常用监护技术

## 第一节 血流动力学监护

心功能检查及血流动力学监测，既往主要用于急性心肌梗死所致的泵功能衰竭，近来还用于心肌病、瓣膜性心脏病伴发的心力衰竭。尤其是无创伤性血流动力学监测技术的发展，已广泛地用于各种心脏病变，在心力衰竭诊治、监护中具有重要价值。

### 一、临床意义

#### （一）早期诊断，评价心泵功能

临床的床边观察、心电图、X线检查可提供许多诊断信息，但难以正确、及时地反映心脏泵功能改变。不少心脏泵功能的血流动力学变化可出现在上述各种检查之前。及时地进行血流动力学监测，可获得各项血流动力学精确参数，为早期诊断、早期治疗心力衰竭提供客观依据。例如肺毛细血管楔嵌压的升高，往往出现在肺瘀血之前；而经过治疗后，肺毛细血管楔嵌压的降低亦早于临床症状、体征和X线检查结果。又如临床表现并不能完全客观地反映左室功能，有时临床症状并不明显，而心功能测定结果已有改变，这是因为机体发挥代偿效应，可在一段时间内不出现临床症状，表面上患者看起来尚属良好，实际上这是一种假象，掩盖了心功能的真实改变。在患者中常有气急症状，是呼吸功能减退所致或是心脏功能受累的关系，单从临床观察有时甚难判别，通过心功能血流动力学监测，往往可查明气急的原因是属肺源性或属心源性。只有明确气急的性质与病因，才能针对性进行合理治疗。

#### （二）指导临床分型，选择合理治疗方案

心泵衰竭时，根据血流动力学变化，可分为各种不同类型，例如先天性心脏病中的室间隔缺损伴发肺动脉高压时，如肺小动脉阻力大于 $800\text{dyn} \cdot \text{s} \cdot \text{cm}^{-5}$ 时，不宜手术治疗，如 $<800\text{dyn} \cdot \text{s} \cdot \text{cm}^{-5}$ 时，仍可争取手术治疗。在急性心肌梗死并发泵功能不全时，Forrester 等按血流动力学改变进行分型，不同类型需采用不同治疗方案。应用扩血管药物时，常需根据血流动力学特点，选用合理的扩血管药物或方法。在胸外科做冠状动脉搭桥手术时，往往采用射血分数指标，作为能否手术的血流动力学评价指标。有的学者提出，冠脉搭桥时射血分数应大于50%，低于50%时应为手术禁忌证。最近，由于手术技术水平和麻醉技术水平的提高，射血分数低于50%时，亦有手术成功的报告。

#### （三）评价疗效

在血管扩张剂临床治疗中，常需在血流动力学严密监测下用药，否则剂量不易掌握，有时仅用小剂量即引起心排血量及血压的明显下降。血流动力学监测目的有：①了解心功能状态、选择用药的适应证以及合理的血管扩张剂。②观察治疗效应，预防和早期发现低血压、心动过速、心动过缓等不良反应；③指导治疗，根据血流动力学监测结果，调节用药速度、剂量或调换、停用药物。

治疗过程中，还可评价各种药物疗效，选择适宜的药物及组合。近来因计算机介入"药物治疗信息反馈系统"的应用，使血流动力学监测又进入一个崭新时代。例如可应用计算机测定血压和心排血

量，再将计算机反馈信息，让计算机发出指令自动调整滴药速度，使血压或心排血量维持在一个最佳水平，这一技术发展无疑大大提高血流动力学监测水平，提高治疗效果。

### （四）提示预后

泵衰竭的发生率、严重程度及死亡率均与心功能密切相关。左室功能曲线是指示心脏泵功能最有价值的指标之一，肺毛细血管楔嵌压、心排血量、动脉压等指标的测定亦可提示预后和指导治疗。在心肌梗死后，心阻抗微分波 O 波增高，往往提示预后不良的警告讯号。右室心肌梗死时的血流动力学监测亦有其特殊重要意义，右室功能损害严重，预后较差。

## 二、观察指标

血流动力学监测的指标可分为压力、容量、阻力、速率、时间以及综合性指标，现分述于下。

### （一）动脉血压

不同部位动脉监测意义各异，常用监测动脉为肘部动脉，采用袖带血压表测量；心导管检查时常测定肺动脉、肺小动脉压力以及主动脉、颈动脉、胸主动脉、腹主动脉压力；重危患者监护或麻醉监护时常采用桡动脉穿刺测压；胸外科手术时，还可测定冠状动脉压力。

监测动脉血压，对泵衰竭患者极为重要，尤其在急性心肌梗死患者更为重要，如血压过高，增加后负荷，使心肌耗氧量增加，扩大心肌梗死面积；亦可因血压过低，影响冠状动脉灌注，心肌缺血，亦可使心肌梗死范围扩大。冠状动脉血流与冠状动脉灌注压（主动脉压）成正比，与冠状动脉阻力成反比。在冠状动脉硬化时其阻力较恒定，因而冠状动脉血流主要靠主动脉压。在急性心肌梗死合并休克时，轻微的血压下降，亦可明显影响冠脉血流和心肌供氧，应精确地直接测压，使平均动脉压不超过 80mmHg（10.64kPa），亦不应低于 70mmHg（9.31kPa）。在休克状态或用缩血管药物时，外周小动脉剧烈收缩，用一般袖带血压表测不准以至测不到血压，此时动脉插管直接测量血压非常重要，所测数值较袖带血压表高 10 ~ 30mmHg（1.33 ~ 3.99kPa）。

肺毛细血管楔嵌压（PCWP 或肺小动脉嵌入压，PAWP）对评价肺循环及左室工作状态非常有用，在肺阻力不变时，PCWP 与肺静脉压相似，肺静脉压又能反映左房压，若无二尖瓣狭窄，左室舒张期左房压又与左室舒张末期压相近。因此，可用右心导管测得的 PCWP 来反映左室舒张末期压，对早期监测是否发生心力衰竭有重要意义，目前已为各医院监护病房中常规监测血流动力学方法之一。PCWP 正常值为 6 ~ 12mmHg（0.80 ~ 1.60kPa）。

在肺血管阻力正常情况下，肺动脉舒张压与 PCWP 有密切相关，如无条件记录 PCWP，可将肺动脉舒张压减去 1.96mmHg（0.26kPa）即相当于 PCWP。

由于 PCWP 测定要用心导管检查，有一定创伤性，近 20 年来，有不少学者用无创伤方法估测 PCWP，可用超声心动图、心阻抗血流图等方法，但精确性不及直接测压法。

### （二）房室压

均用心导管直接测得，是监测心力衰竭最可靠的依据。左心衰竭时，左室舒张末期压应高于 18mmHg（2.39kPa）；右心衰竭时，右室舒张末期压应高于 10mmHg（1.33kPa）。右房压力亦是反映右室舒张末期压增高的指标，而左房压力除有房间隔缺损外，较难用右心导管测得（左室导管插管时偶尔亦有可能进入左房）。

### （三）静脉压

可用穿刺方法测定颈静脉（中心静脉压）和肘静脉压，主要反映右室及右室舒张期负荷。中心静脉压正常为 6 ~ 10cmH$_2$O（0.50 ~ 1.33kPa），超过 10 ~ 12cmH$_2$O（1.33 ~ 1.60kPa），表明有右心衰竭可能，肘静脉压正常 3.0 ~ 14.5cmH$_2$O（0.40 ~ 1.93kPa），右心衰竭可增加到 15 ~ 25cmH$_2$O（2.00 ~ 3.33kPa）。

### （四）血流量

常用指标有每搏量（SV）、每搏指数（SVI）、每 min 心排血量（CO）和心脏指数（CI）等，是反映心脏泵血功能的主要依据，是最常用、最有效反映血流动力学状况的手段之一。其变化与机体新陈代谢需求相适应，如不能满足全身新陈代谢需要，便出现心力衰竭或循环功能不全。既往主要采用 Fick 氏法、染料稀释法、热稀释法、同位素法测得，近 20 年来应用超声心动图、心阻抗图等间接测定，具有简单易行、无创伤、多次重复以及连续观察等优点，国内已较普遍应用。此外采用核素技术和磁共振技术对心脏功能检测也有重要价值。

### （五）容积指标

容积指标主要指各房室收缩与舒张时的容积，是直接测定房室大小的依据，心力衰竭时各相应腔室大多增大。可用心室 X 线造影连续电影摄片、超声心动图、核心脏病学方法测知，其中以超声心动图最为简便、实用，目前应用最为广泛。用收缩与舒张期容量差值，可求得射血分数。

### （六）阻力指标

阻力指标主要反映压力与血流量的关系，常用的指标有外周总阻力（体循环阻力）、肺总阻力（PVR）、肺小动脉阻力。阻力越大，心室的后负荷越重。正常外周总阻力（TPR 或 SVR）应小于 1 600dyn·s·cm$^{-5}$，肺总阻力应小于 450dyn·s·cm$^{-5}$。既往用心导管测定阻力，目前 TPR 多用非创伤方法（如心阻抗血流图、超声心动图等），而肺总阻力和肺小动脉阻力仍需用右心导管方法检测。

### （七）时间指标

为采用时间间期评价心功能的指标，有等容收缩期、射血前期、射血期、快速射血期、缓慢射血期、等容舒张期、快速充盈期、缓慢充盈期、心房收缩期，或用其相互比值计算收缩时间间期，如舒张时间间期以及左室功能指数（Q-Z 间期）和右室功能指数（Q-C 间期）这些时间间期对判别左、右心室功能均有重要价值。可分别用超声心动图、心尖搏动图、颈动脉图、心阻抗血流图、肺阻抗血流图以及心导管监测等方法测得。

### （八）速率指标

速率指标在单位时间内容量、压力、形态变化的程度，例如，可用超声多普勒测定主动脉最大血流速度，测定平均加速度；用超声心动图测定室壁增厚速度；用心阻抗血流图测定 Heather Index，即 C 波振幅/Q-Z 间期，为胸腔内达到血流最大流速所需的时间，是一项客观评价心肌收缩力的有用指标。

### （九）综合指标

求出压力、容量、时间、流量各种相互之间关系，以求客观评价心功能有用指标。例如用每搏量做分子，以脉压差做分母，求得主动脉顺应性；用心排血量乘平均动脉压可以估算出心室做功数值等。这些指标用不同方法求得可有一定差异，在临床选用时尚需注意。

## 三、监测方法

血流动力学监测方法可分为有创伤性和无创伤性两大类。创伤性监测可能对患者带来一定创伤和痛苦，并需特殊设备和熟练的操作技术，但所测结果比较直接、可靠、准确，一般适合于手术中、监护室内使用；非创伤性监测具有可反复监测、连续观察、设备比较简单、受检者无痛苦和损伤等，较受患者欢迎，唯其影响因素较多，判断时应结合各方面临床资料综合分析，可避免一些干扰因素。如能采用创伤与无创伤两种方法联合监测，则更为理想，可取长补短，更全面地反映血流动力学状态。

### （一）创伤性技术

创伤性血流动力学监测主要是心导管检查技术，主要设备需要穿刺针头、扩张导管、指引钢丝、三路开关、电测压计、压力心电示波器、压力心电记录器等，目前电脑测压装置亦取得很大发展。

1. 常规右心导管　是一种顺血流方向插入静脉，将心导管送入右房、右室、肺动脉以至肺小动脉，测定各腔、室压力和血氧含量，获得血流动力学的右心信息。与特殊功能导管相配合还可做右侧选择性造影、氢与维生素 C 稀释曲线、心腔内心电图、房室束及房室心电图标测、人工心脏起搏、心腔内心音图以及肺动脉瓣狭窄球囊扩张、经房间隔穿刺二尖瓣球囊扩张、心内膜和心肌活检等等。用心导管检查的死亡率约为 0.1%，可出现室性期前收缩以及严重心律失常、静脉痉挛、空气栓塞、心脏压塞（心包填塞）（导管穿透房或室壁）等并发症，应注意预防。

（1）用途：①根据血氧含量及压力、阻力变化和导管是否进入异常途径，诊断先天性心脏病；②协助肺心病、心包病变、三尖瓣病变、某些心肌病的诊断。③协助二尖瓣病变手术指征的选择和判断手术疗效。④通过血氧含量分析，计算心排血量、心脏指数和分流情况。⑤对急性心肌梗死、心力衰竭进行血流动力学监测。⑥通过心导管内注射造影剂，进行选择性心血管造影。⑦特殊要求的右心系统诊断与治疗措施。

（2）右心压力正常值：①右房正常平均为 0 ~ 0.8kPa（0 ~ 6mmHg），a 波顶峰在 0.3 ~ 0.9kPa（2.5 ~ 7mmHg），平均压超过 1.3kPa（10mmHg）即表示右房压增高。②右室正常压力为（2.0 ~ 4.0）/（0 ~ 0.7）kPa（15 ~ 30/0 ~ 5mmHg）。③肺动脉正常压力为（1.6 ~ 4.0）/（0.5 ~ 1.7）kPa［（12 ~ 30）/（4 ~ 13）mmHg］，平均压力为 1.3 ~ 2.4kPa（10 ~ 18mmHg）。如肺动脉压超过（收缩压）4.0kPa（30mmHg）或平均压超过 2.67kPa（20mmHg），应视为肺动脉压力增高。肺动脉总阻力应低于 4.5dyn·s·cm$^{-5}$。④上腔静脉平均压为 0.4 ~ 0.8kPa（3 ~ 6mmHg），下腔静脉平均压为 0.7 ~ 0.9kPa（5 ~ 7mmHg）。

（3）血氧含量：①右房与腔静脉混合血氧含量应 < 1.9 容积%。②右室与右房应 < 0.9 容积%；③右室与肺动脉应 < 0.5 容积%。如果大于此值应认为异常，可能有心脏分流存在。

2. 常规左心导管检查　是一种逆血流方向，从动脉内插入心导管的方法，将心导管经股动脉、颈动脉或肘、桡动脉送入主动脉、左室以及冠状动脉或左房。测定压力、压力阶差、压力波形及有无进入异常途径，选择性造影或特种目的检查与治疗。左心导管死亡率为 0.3% ~ 0.5%，比右心导管危险性大；凡能用右心导管检查解决的，严禁改为左心导管。本检查常可能出现严重室性心律失常以及心脏压塞（心包填塞）等并发症，应严密注意预防。

（1）用途：①测定左室及主动脉压力及压力微分波，判断左室功能。②通过左室造影，计算射血分数，了解室壁活动状态，协助心肌病及室壁瘤等病变的诊断。③诊断二尖瓣及主动脉瓣病变。④协助对先天性心血管病的诊断。⑤施行冠状动脉造影、冠脉扩张成形术、冠脉溶栓治疗、主动脉内囊反搏，配合右心导管做动脉导管未闭栓塞术以及二尖瓣、主动脉瓣狭窄扩张术等。

（2）左心正常压力：①主动脉压力为（12.0 ~ 18.7）/（8.0 ~ 12.0）kPa［（90 ~ 140）/（60 ~ 90）mmHg］。②左心室收缩压与主动脉收缩压相似，舒张压为 -0.5 ~ +1.3kPa（-4 ~ +10mmHg）。③左房平均压在 0.5 ~ 1.1kPa（4 ~ 8mmHg）。④肺静脉压力与左房压非常近似。不同压力曲线对诊断颇有帮助，尤其左房→左室或左室→主动脉连续压力曲线，根据压力阶差及压力曲线形态可诊断有关疾病。

3. 气囊漂浮导管　一般称为 Swan - Ganz 导管，于 1970 年由 Swan - Ganz 首先用于床旁的血流动力学监测。这种心脏导管的顶端有一个可以充气的薄壁球囊，并有双腔，一腔可测压力，另一腔通向球囊可以充气或放气。气囊有两项作用：①起漂浮导向作用，一般该漂浮导管经股静脉穿刺，根据插入深度和监测压力曲线，可以了解导管达到在右心系统的位置。在导管进入右房后，出现典型的右房压力曲线，为便于通过三尖瓣口和进入肺动脉，可向球囊内注入 1.0 ~ 1.5ml 的气体（最好是二氧化碳，即使球囊破裂，对人体健康无明显影响）。此时该气囊漂浮于血流中，随血流漂浮起到导向作用，使导管能随血流漂浮，顺利通过三尖瓣口进入右心室，再漂浮通过肺动脉瓣口，进入肺动脉，经肺动脉压力监测曲线证实，气囊漂浮导管顶端确实已进入肺动脉，将气囊导管的气囊中的气体全部放掉，可将导管再轻轻地向肺动脉分支前进数厘米，使导管顶端进入肺动脉分支或肺小动脉，再向气囊内注入气体 0.5 ~ 0.8ml，使气囊膨胀并阻断该支肺动脉的血流和传递的压力，此时导管尖端内压力传感器接受的压力信息是来自肺毛细血管的压力，肺毛细血管压力与肺静脉压力相似，左房压力与肺静脉压力相近，在左室的舒张末期的压力与左房压力也接近。因此可以用肺毛细血管压力来推算左心室舒张末期压力，用右心导管测量左室的舒张末期压力，这是气囊导管的最重要的临床价值。②如果在导管内增加一条热敏电阻导线，使具有温度测量功能和相应的配套设备，还可以通过气囊导管内注射冰水（一般注射 5 次冰水，去除最大和最小数，用中间三个数值的平均数作为心脏排出血量的数值），用热稀释法测定心排出量。

气囊漂浮导管技术，可得到比较完整的右房、右室、肺动脉和肺毛细血管压力（PCWP 或肺小动脉楔嵌压，PAWP）及心排出量信息，是分析和判断临床血流动力学有客观意义的技术，并广泛应用于临床血流动力学监护，也是 CCU 监护的重要指标。

4. 微型心导管检测技术　1962 年正式研制微型心导管，将轻质硅塑料管（内径为 0.9mm，外径为 1.3mm）通过上肢静脉穿刺，将导管通过血流漂浮，经上腔静脉、右房、右室可能漂浮进入肺动脉，可以测获肺动脉压力曲线，如果没有明显肺动脉阻力因素，用肺动脉舒张压力减去 1.96mmHg（0.26kPa），即相当于左室舒张末期压力。

上述两种心导管的血流动力学检测技术，由于创伤小，可以在监护室的床旁施行，不需要放射科设备，没有 X 射线影响，所以受到临床医师和监护的患者欢迎。

5. 动脉穿刺测动脉压方法　常选用桡动脉测压（尤其适合手术麻醉时的血压连续监测，在一般病房较少采用），有时结合股动脉抽血也可选用股动脉测压。

在休克或使用缩血管药物时，由于外周小动脉剧烈收缩，用一般袖带式血压表，有时测不到或测不准血压，此时采用桡动脉穿刺测血压有重要价值，实际上不一定血压非常低，可能会高于常规测血压值 10~30mmHg（1.33~3.99kPa），有时患者脉搏不能扪及，而直接插入动脉测压，其结果显示血压并不很低；然而，也有一些患者，用常规方法测获的血压在 90/60mmHg（11.97/7.98kPa），因外周血管处于强烈收缩状态，实际的心排量已明显降低，组织灌注严重不足，如盲目加大血管收缩剂用量，可能进一步加剧休克状态；相反，若根据动脉直接穿刺测压结果，合理应用血管扩张剂，减轻心脏负荷，增加心排血量，并配合其他治疗措施，可使病情迅速改善。

6. 中心静脉压（CVP）　可用静脉插管直接插到右心房或右心房的腔静脉处，正常值为 6~10cmH_2O（0.59~0.98kPa），主要反映右室泵功能状态、血容量与血管张力之间的协调关系，如无三尖瓣狭窄，则 CVP 与右心室舒张压相一致；如 CVP 超过 12cmH_2O（1.18kPa），提示补液过快或过多，或可能有右心衰竭存在；如超过 15cmH_2O（1.47kPa）应停止补液，并适当应用利尿剂；如低于 4cmH_2O（0.39kPa），提示回心血量不足，应予快速补液，增加循环容量需要强调指出：CVP 主要反映右房负荷，而 PCWP（肺小动脉楔嵌压）主要反映左房负荷，两者并无一定的相连关系，也不能用 CVP 来评价左心功能。

## （二）无创伤技术

心脏超声、核素技术、磁共振技术以及心阻抗技术和心机械图等无创伤技术，均有较重要发展。

# 四、血流动力学监测的临床评估

根据表 2-1、2-2、2-3 的资料，可为临床分型治疗及评价预后提供参考。

**表 2-1　左心衰竭血流动力学分型及临床联系**

| 类型 | 血流动力学变化 | | 临床表现 |
| --- | --- | --- | --- |
| | PCWP（kPa） | CI（L/min·m²） | |
| I 代偿期 | 15~17（2.00~2.26kPa） | 2.6~4.0 | 无心力衰竭表现 |
| II 后向性左心衰竭 | 18~19（2.39~2.53kPa） | >2.6 | 轻度肺充血 |
| （肺充血） | 20~24（2.66~3.19kPa） | >2.6 | 中度肺充血 |
| | 25~29（3.33~3.86kPa） | >2.6 | 重度肺充血 |
| | >30（3.99kPa） | >2.6 | 肺水肿 |
| III 前向性左心衰竭 | <17（2.26kPa） | 2.2~2.7 | 亚临床抑制 |
| | <17（2.26kPa） | 1.8~2.1 | 出现灌注不足 |
| | <17（2.26kPa） | <1.7 | 休克 |
| IV 双向性左心衰竭 | >30（3.99kPa） | <1.7 | 肺充血、肺水肿、休克 |
| | | | （肺充血及灌注不足） |

**表2-2 各种血流动力学状态的治疗原则**

| 类型 | CI（心脏指数） | 肺毛细血管压（PCWP） | 治疗原则 |
|------|----------------|----------------------|----------|
| I | 正常 | 正常 | 不需要特殊治疗 |
| II | 正常 | 升高 | 降低前负荷（利尿，扩张静脉药） |
| III | 降低 | 降低 | 补充血容量，正性肌力药物 |
| IV | 降低 | 正常 | 降低后负荷（扩动脉药）和正性肌力药 |
| V | 降低 | 升高 | 综合 II 和 IV |

**表2-3 心力衰竭临床和血流动力学分型及其预后观察**

| 分型 | 肺充血<br>PCWP 大于等于 20mmHg（2.66kPa） | 周围灌注不足<br>CI≤2.2L/min·m² | 死亡率（%）<br>临床 | 血流动力学 |
|------|------|------|------|------|
| I | （-） | （-） | 1 | 3 |
| II | （+） | （-） | 11 | 9 |
| III | （-） | （+） | 18 | 23 |
| IV | （+） | （+） | 60 | 51 |

（关思虞）

# 第二节 心阻抗血流图无创伤性监测血流动力学技术

## （一）概述

阻抗血流图是一种采用电生物阻抗技术，检测生物组织中血流动力学的技术。以心、肺、肝、脑最为常用的检测组织，如检测心脏血流动力学时，则称为心阻抗血流图（也称心阻抗图，ICG）；如检测肺循环血流动力学则称为肺循环阻抗血流图（也称肺阻抗血流图、肺阻抗图，IPG）。

1937 年美国 Nyboer 首次提出应用电生物阻抗技术进行血流动力学研究，于 1966 年由美国明纳苏达州立医院 Kubicek 提出计算心输出量的 Kubicek 公式，并与心脏功能的生理变化基本符合，目前已逐步在临床推广应用。1970 年俄国学者 HOBeKOφ 等，开展肺阻抗血流图研究，我国在 20 世纪 70 年代后期，系统研究肺心病的血流动力学变化，对肺心病早期诊断也有一定参考价值。以后国内不少学者观察心脏病患者血流动力学影响，取得许多有意义的成果。

## （二）原理

阻抗血流图是采用电的生物阻抗技术，观察生物体器官或某一节段、区域在单位时间内容积变化。即：血流动力学引起身体某一节段的容积变化，这种容积变化可产生相应的电阻抗变化，记录此种阻抗变化即可能间接推测血流动力学改变。在测定心输出量时，把胸腔视作为一个圆柱体，将血液流入与流出胸腔而引起的阻抗值变化，按一定的数学模型推算出每搏的心搏出量和有关生理指标。

但不同的组织、体液及呼吸状态均可能引起相应阻抗变化。20 世纪 80 年代电脑技术引入生物阻抗研究，使其应用领域更为广泛，特别是阻抗 CT 对组织阻抗、血流动力学、局部肿块的判断研究，有重要价值。

## （三）方法和仪器

国内外阻抗仪种类繁多，测定结果也有差异，给临床应用带来一定困难。国家医药管理部门批准和制订了阻抗血流图仪专业技术标准。在临床应用时，应采用符合专业技术标准的阻抗仪，用于心阻抗图、肺阻抗循环图等测定。

心阻抗图测定心输出量，目前多数采用 Kuoicek 或其改良公式。将四条带状电极，其中两条为接收电极带，分别围于并紧贴颈根部和胸部（剑突水平）皮肤；另两条为用发射电极带，一条围于颈根部上 3cm，一条围于剑突下 3cm。按心阻抗血流图全国暂行标准进行操作。将心阻抗微分波和同步记录的心电图、心音图按公式计算，可得出四项生理参数：基础阻抗值（$Z_0$，计算单位为：$\Omega$）、射血期（LVET，计算单位为：s）、C 波振幅（dZ/dt max，计算单位为：Q/s）、胸腔长度（L，计算单位为：cm）以及血液电阻率（p，计算单位为：$\Omega$）。其正常图形见图 2-1（与心音图和心电图同时检测）。

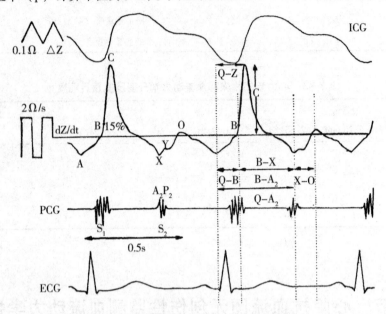

**图 2-1　正常心阻抗血流图例**

PCG：心音图；$S_1$：第一心音；$S_2$：第二心音；$A_2$：主动脉瓣关闭成分；$P_2$：肺动脉瓣关闭成分；B 点表示半月瓣开放成分，心室射血开始；B 点应校正 15%，如 C 波有升支切迹应以切迹为 B 点；ECG：心电图；dZ/dt：阻抗微分波（可分为 A dZ/dt、C dZ/dt、O dZ/dt）

计算每搏量的 Kubicek 公式如下：

$$SV（每搏量，ml）= \rho \times \left(\frac{L^2}{Z_0}\right) \times VET \times dZ/dt（max）$$

举例：$\rho$ 为 135（一般不测量，以常数 135 代入公式），L 为 24cm，$Z_0$ 为 28$\Omega$，VET 为 0.32s，dZ/dt（max）为 3.2Q/s，求 SV。代入公式如下：

$$SV = 135 \times \left(\frac{24}{28}\right)^2 \times 0.32 \times 3.2$$

$$= 101.6 ml/每搏量$$

如心率为 75 次/min，则 CO（每分钟心输出量）为：CO（ml）× HR（beat/min）= 101.6 × 75 = 7617.3ml/min = 7.62 L/min

如体表面积（BSA）为 1.68m²

则 CI（心脏指数）为：CO/BSA = 7.62/1.68 = 每分钟 4.54L/m²

则 SVI（心搏指数）为：SV/BSA = 101.6/1.68 = 60.5ml/m²

### （四）临床应用

主要应用于测定心输出量、心室收缩时间间期、心阻抗微分波、基础阻抗观察及其派生指标等 5 个方面。

1. 测定心输出量　这是临床应用最早的指标，是人体生命信息和心脏泵功能的最主要指标之一。既往测定心出量主要用创伤性的心导管技术如 Fick 法、染料稀释法、热稀释法和用超声心动图来测定心输出量。而同心阻抗法测定心输出量是无创伤性、可连续监测、简便易行，深受临床医师及患者欢迎。

心输出量的表达方式有每搏量（即每次心脏收缩向主动脉的搏出血量，简称SV，正常成人60～120ml/每搏）、每分钟心输出量［简称CO，即每搏量×心率（次/min），正常成人为3.5～8.0L/min］、心脏指数［简称CI，即CO/BSA（体表面积），正常成人为每分钟2.0～5.0L/m²］、每搏指数（简称SVI，即每搏量/体表面积，正常成人为40～80ml/m²）。其中以心脏指数最为常用和客观，因为它已消除了体格大小和心率快慢两个影响因素。

荷兰学者Raaijmalers等报道英、德、荷关于心阻抗法和各种心导管法测定心输出量比较结果的文献，共112篇、164组对比资料，与染料稀释法的相关系数为0.82（0.75～0.87），与其他方法的相关系数为0.91（0.87～0.93），证明均有良好的相关关系。国外学者报告了24例心力衰竭患者分别用肺动脉导管的热稀释法和心阻抗法测定CO，其相关系数0.87，另一组11例心力衰竭患者，同时用热稀释法和心阻抗法测定CO，其相关系数为0.91。

在心力衰竭时，心输出量几乎均有明显下降。观察心肌病心力衰竭患者的心脏指数均在每分钟2.0L/m²以下，在心力衰竭纠正后，多数可达到每分钟3.0L/m²以上。国内报告应用酚妥拉明治疗顽固性心力衰竭，用药40min后，SV增加44.5%，CO增加79.0%。英国Thompson等报告17例心力衰竭患者，注射西地兰前，CO为4.2L/min，注射后提高到5.5L/min，表明用药后心输出量明显增加。美国Kubicek报告，心力衰竭患者的心输出量与体位有关，健康人卧位时心输出量比立位时增高；而心力衰竭患者则相反，卧位时反比立位时降低。

2004年，波兰华沙医学研究中心Cybulski等用动态心阻抗图技术，对高血压和心律失常13例患者进行心阻抗图连续动态观察心搏出量，并和心脏超声多普勒的306次的数据对照，表明其相关系数为0.828，证明监护的数据是有效和可靠的。

波兰华沙技术大学Palko等对15例心房颤动和扑动患者进行电复律治疗，并观察心阻抗图变化，心输出量在复律前为4.4L/min；电复律并转为窦性心律后，增高到7.0L/min。另对4例心动过缓经过电刺激，提高心率后，但是心输出量几乎没变化（因为心率提高，而每搏出量相应减少，图2-2）。对窦性心动过缓的患者施行食管电生理检测时，提高心率后，每搏量明显减少，心率增快，但每分钟心输出量也没有明显变化（图2-3）。这些变异符合临床血流动力学规律。

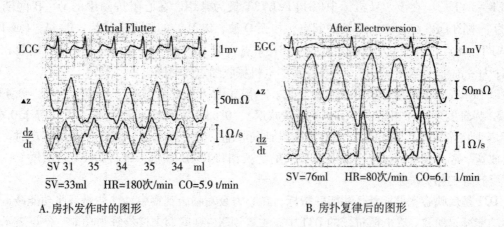

A. 房扑发作时的图形　　　　　　　　B. 房扑复律后的图形

**图2-2　一例房扑患者电复律术前后的心阻抗图形**

A. 房扑发作时SV（每搏量）仅33ml/每搏，HR（心率）为180次/min，而CO（每分钟心输出量）为5.9L/min；B. 通过电复律，恢复窦性心律，SV（每搏量）明显增加达到76ml/每搏，HR（心率）降为80次/min，而CO（每分钟心输出量）变化不大，为6.1L/min。提示由于心率减慢，尽管每搏量增高，但每分钟心输出量并没明显变化

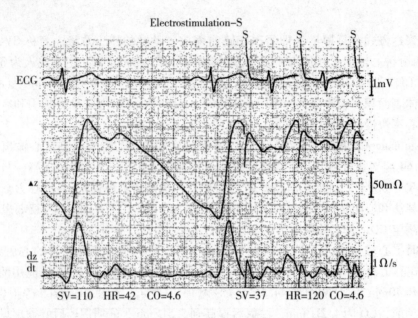

图 2-3 一例窦性心动过缓的患者施行食管电生理检测的心阻抗图例

第一个心动周期的 HR（心率）为 42 次/min，SV（每搏量）为 110ml/每搏，CO（每分钟心输出量）为 4.5L/min，42 次/min；通过食管电极刺激，心率提高到 120 次/min，SV（每搏量）明显降低到 37ml/每搏，而 CO（每分钟心输出量）无变化，仍为 4.5L/min。提示由于心率加快，而每搏量明显，但每分钟心输出量并无变化

2. 用心阻抗图微分波，结合心电图、心音图测定收缩时间间期（STI）和舒张时间间期（DTI），如下所述：

（1）STI 是一种无创伤性、唯一以时间为变量的测定心脏收缩功能指标，可用心阻抗图、颈动脉搏动图、心尖搏动图、超声心动图和核心功能学等方法进行测定。

STI 的常用观察指标是 PEP（射血前期）、LVET（射血期）、PEP/LVET、TEMS（总电机械收缩间期，即 PEP + LVET）。在该四项指标中以 PEP/LVET 最为常用。在心阻抗图中的 Q - B 间期即相当于 PEP，Q 为心电图 QRS 综合波的 Q 波的起点，如无 Q 波，以 R 波的起点来代替；B - A_2（或 B - X）即相当于 LVET，B 点相当于主动脉瓣开放的时相；X 点（或 A_2）相当于主动脉瓣关闭点的时相，即左心室射血期；Q - A_2 即相当于 TEMS，为左心室的电机械收缩总的时间。

其中以 PEP/LVET 的指标最为常用和实用。一般正常人的此参数小于 0.40；0.40 ~ 0.43 为可疑；0.44 ~ 0.52 为轻度延长（相当于收缩功能轻度减退）；0.53 ~ 0.60 为中度延长；大于等于 0.61 为重度延长（相当于收缩功能严重减退）。但在频发性期前收缩、完全束支传导阻滞、心房颤动时，该评价指标应适当放宽。心力衰竭的过程往往出现 PEP 的延长和和 LVET 缩短，PEP/LVET 数值增大，并和心力衰竭程度有较好的相关关系。

（2）DTI 是反映心室早期舒张功能的指标，在心力衰竭临床观察中，往往是舒张功能减退引起，并非是收缩功能减退所致。在心阻抗图的 DTI 中，主要用 X - O 间期来评价舒张功能。X 点表示主动脉瓣关闭，O 点为左室快速充盈期的峰值。因为 X - O 间期为左室舒张早期时间，正常参数为 100 ~ 120ms，如大于 120ms 则提示有舒张功能减退。

如仅有 DTI 延长，而 PEP/LVET 无增大，表明舒张功能受损；如仅有 PEP/LVET 增大，而无 DTI 延长，则提示收缩功能受累；如既有 DTI 延长又有 PEP/LVET 增大，表示同时有收缩与舒张功能的减退。

3. 心阻抗微分波形的变化 心阻抗微分波（dZ/dt）是评价心脏功能最直观的指标，微分波有 A、C、O 三个波和 X 点。其中 A 波与心房收缩功能密切有关，C 波为左右心室射血所致，O 波反映左室早期充盈状态，X 点与主动脉瓣关闭不全有关。

正常 A 波的峰值位于心电图 P 波起点后，宽度均值约为 70ms，且 90% 为负向波，倒置的振幅（0.12

±0.09）Ω/s，此波对左房负荷程度颇为敏感，但假阳性也较多，是一项反映左房负荷状态的敏感指标，但特异性略逊。

C dZ/dt 波（简称 C 波）与左右心室射血速率密切有关。当心室射血速率增快，C 波振幅增高，如心力衰竭时，C 波变成矮小波，提示心室射血速率明显减慢，健康成人 C 波振幅为（3.60±0.60）Ω/s，如在主动脉关闭不全时，多数大于 4.2Ω/s，而在心力衰竭患者中多数 1.0Ω/s。C 波出现双峰，提示存在心室协调功能障碍（如肥厚性心肌病伴主动脉瓣瓣下狭窄、室壁瘤等）。

O dZ/dt 波（简称 O 波）在健康成人中，是位于舒张早期的正向波，波幅应低于0.8Ω/s（偶见 O 波平坦或低于基线）。但一般多采用 O/C 比值来表示 O 波的振幅变异，该比值是反映心室舒张功能和舒张功能性心力衰竭非常有价值的指标。健康成人 O/C 比值应小于 0.25，0.26～0.33 提示有舒张功能损伤可疑；0.34～0.50 提示有舒张功能轻度减退；0.51～1.0 提示有舒张功能中度减退；大于 1.0 提示舒张功能有明显减退（但在二尖瓣关闭不全者例外）；如 O/C 比值大于 1.0 同时伴有明显气急不能平卧并出现下肢水肿，往往是冠心病和心肌病引起的心力衰竭；如 O/C 比值大于 1.0，而无明显症状者，多数是风湿性心脏病伴二尖瓣关闭不全。有学者曾观察一批二尖瓣膜置换术前后的患者的 O/C 比值的变化规律，100 例正常人的 O/C 比值均小于 0.27，而二尖瓣术中测定其反流量大于 5ml/每搏者，其 O/C 比值均大于0.4，反流量大于 8ml/每搏者 O/C 比值均大于 1.0。

2004 年德国学者 Berting 等报告经心脏超声和心导管检查证实的二尖瓣反流的 15 例患者，进行心阻抗图检测（其中 7 例施行二尖瓣置换术前后做过心阻抗图对比检测），证明所有 15 例患者均有明显的 O 波增高（也称 O Wave，简称 OW），其敏感性为 80%，特异性为 88%（对照组未见 O 波增高现象）；7 例二尖瓣置换术患者在术后 7d 复查，增高的 O 波全部明显降低。有学者认为：心阻抗图的舒张早期的 O 波变化，对诊断二尖瓣关闭不全有重要临床意义（图 2-4 和图 2-5）。

此外，O 波的形态也有重要临床意义。美国 Ramos 报道 81 例急性心血管病而进入 CCU 者，其中有 30 例有高大的异常 O 波，在出院后半年内有 16 例死亡（死亡率为 53.3%），而另 51 例在监护期间未见异常 O 波，出院半年后仅 2 人死亡（死亡率为 3.9%），两者有非常明显差异。因此 Ramos 认为，这种高大的异常 O 波，是心血管患者预后不良的警告信号。有学者也观察到相似的结果，这种高大异常 O 波，提示存在着严重的舒张功能衰竭。有学者等曾观察 18 例 43 次心绞痛发作时 O 波及变化，其中有 37 次发作时 O 波明显增高（O/C 比值增高更明显），在心绞痛发作停止后 10min，无一例外均恢复原形，提示 O 波及 O/C 比值增高是心绞痛发作时心室舒张期负荷暂时增高的表现。

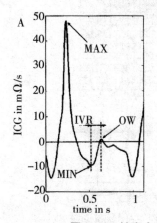 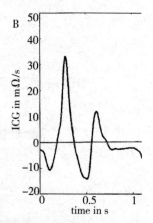

**图 2-4　健康人和二尖瓣关闭不全患者的心阻抗图示意图**

A. 健康人的心阻抗示意图
微分波收缩波（MAX）高，而 O 波（OW）低（IVR 为等容舒张期，从 MIN 即最低点到 O 波顶点）

B. 二尖瓣关闭不全患者的心阻抗示意图
二尖瓣关闭不全患者的心阻抗图微分波（MAX）降低，而 O 波明显升高

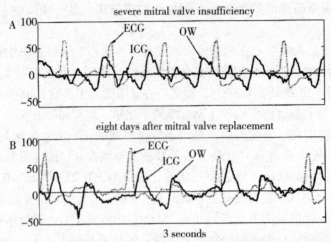

**图2-5　一例二尖瓣关闭不全患者进行二尖瓣置换术前后的心阻抗图微分波形**

A. 为手术前的图形，收缩波（ICG）明显降低，O波（OW）明显增高，并远高于收缩波数倍

B. 为该患者于二尖瓣置换术后8d所记录的图形，收缩波（ICG）比手术前明显增高，O波（OW）比手术前明显相对降低（已低于收缩波），提示二尖瓣反流有明显好转。图中虚线为心电图（ECG）波形

　　英国Bowles等用食管调搏诱发冠心病患者的心绞痛，发现心阻抗图O波及左室舒张末压均有明显增高［分别从（0.65±0.50）Ω/s和（8.3±10.0mmHg）（1.1±1.3kPa）升高到（3.1±1.0）Ω/s和（15.8±20.0mmHg）］和射血分数相应降低，用硝酸甘油后10min，O波和舒张末压即恢复，射血分数也好转，认为心阻抗图O波增高和左室舒张末压、射血分数之间有密切关系，O波增高是心肌缺血存在的可靠指标，能反映左室舒张功能和继发性左室容积变化的异常。

　　国内许多临床研究也证明O波增高是舒张功能受累的表现。有学者曾研究15例冠心病频发性心绞痛38次心绞痛发作前和发作时的心阻抗图资料，主要特点是：心绞痛发作时心输出量增加，心阻抗图微分波的CdZ/dt和OdZ/dt均有增高，PEP/LVET比值缩短。

　　图2-6为一例冠心病心病心绞痛发作前和发作时的心阻抗图形，在心绞痛发作时心阻抗图微分波的O波有明显增高。在心绞痛发作停止后3min O波即恢复。

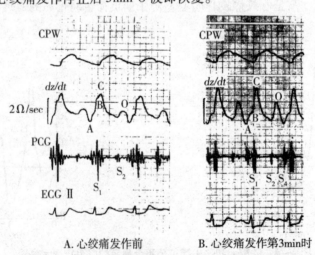

A. 心绞痛发作前　　　　B. 心绞痛发作第3min时

**图2-6　一例心绞痛发作前与发作时的心阻抗图例**

曾某某，男，64岁，冠心病，频发性心绞痛，4~5次/d发作。A为心绞痛发作前2h的图形；B为心绞痛发作第3min时的图形。第一道为CPW（颈动脉搏动图），第二道为心阻抗图微分波（dZ/dt），第三道为PCG（心音图），第四道为ECG（心电图）。发作前心阻抗图 C dZ/dt为1.6Ω/s，O dZ/dt为0.1Ω/s，而在心绞痛发作时，C dZ/dt增高为2.0Ω/s，O dZ/dt的明显增高达到0.8Ω/s（高出7倍）。心电图中见到ST段，压低更加增深

有学者曾观察冠心病伴心力衰竭患者的心阻抗图，也看到有不同程度的 OdZ/dt 增高，这种增高可以用硝酸甘油等血管扩张药治疗和缓解（图 2-7）。

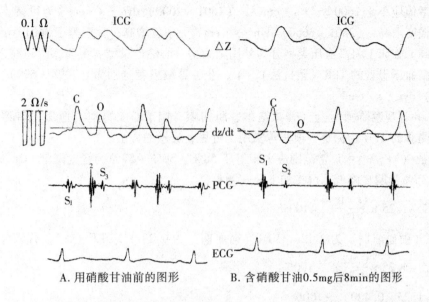

A. 用硝酸甘油前的图形　　　　B. 含硝酸甘油0.5mg后8min的图形

**图 2-7　一例冠心病伴心力衰竭患者的用硝酸甘油治疗前后的 ICG（心阻抗）图形**

杨××，男，58 岁，冠心病 10 年，近半年来并发心力衰竭，经常胸闷气急，本图用硝酸甘油治疗前后的 ICG 图形，近半年出现胸闷和气急等心力衰竭症状。用硝酸甘油后可缓解。第一道为心阻抗图的 Z，第二道为心阻抗图微分波（dZ/dt），第三道为心音图，第四道为心电图。A 为用硝酸甘油前图形；B 为含药后 8min 的图形。用药前有明显的舒张期 O 波增高，O/C 比值高达 0.5（正常应小于 0.25），提示舒张功能明显受累。经含用硝酸甘油后 8min 后，O/C 比值降到正常范围内（O/C 为 0.1）。提示患者的舒张期负荷得到改善（用药后心音图第三心音也消失）和胸闷气急症状也有好转

心阻抗图微分波的 X 点增深，是反映主动脉关闭不全（AI）的重要指标。美国 Richard 报告，在 AI 的患者中 X 点明显变深，"X 波"面积增大，并与主动脉反流量有密切相关（$r = 0.89$）。英国 Shieken 进一步定量分析主动脉反流量与"X 波"面积的关系，并提出 S/X 面积（C 波的面积为 S）比值，并划分出主动脉反流量轻、中、重的标准，如有重度反流，提示在近期内有发生心力衰竭的可能，应积极治疗。

4. 心阻抗图的基础阻抗值（也称 $Z_0$ 值）　是一项灵敏反映胸腔内体液增多的指标。当左心衰竭伴肺瘀血或肺水肿时，$Z_0$ 值会有明显下降。正常人胸腔 $Z_0$ 值在 20Ω 以上，在临床上出现胸腔积液、脓胸、心包积液、肺水肿等 $Z_0$ 值降到 20Ω 以下。$Z_0$ 值降低 1.0Ω，相当于增加 80～200ml 胸腔积液（胸水或心包积液）。日本学者在胸外科手术后观察 $Z_0$ 值变化，认为 $Z_0$ 值低于 18Ω 往往提示预后不良。如在 18Ω 以上时，预后较好。国内范洪侠报道 100 例流行性出血热患者，发现在发热期 $Z_0$ 值开始下降，在少尿期 $Z_0$ 值最低，到多尿期 $Z_0$ 值明显回升，以后逐步恢复正常 $Z_0$ 值，对流行性出血热的诊断、临床分型、指导治疗和估计预后均有重要指导意义。2005 年夏思良等对 56 例心力衰竭患者，观察心阻抗的基础阻抗变化，并和 X 线胸部检查相结合进行对照，发现随着心力衰竭加重基础阻抗产生相应改变，可根据基础阻抗变化的数值，对心力衰竭患者肺部液体可进行量化和估测，简便、快速、灵敏和可靠。

5. 派生指标的临床观察　如下所述：

（1）总外周阻力（简称 total peripheral resistance，TPR）：由血压和心输出量两个生理参数得出。血压是采用平均压。

平均压计算公式如下：平均压（mmHg）＝ 1/3 收缩压（mmHg）＋ 2/3 舒张压（mmHg）。

例如，收缩压为 140mmHg（18.62kPa），舒张压为 90mmHg（11.97kPa），问平均压为多少？

代入公式：（140×1/3）＋（90×2/3）＝ 46.7 + 60 = 107.7mmHg（14.3kPa）

求得平均动脉压后，可用下例公式求得总外周阻力：

TPR（达因·秒·厘米$^{-5}$或 dyn·s·cm$^{-5}$）＝平均动脉压（mmHg）／每 min 心输出量（L/min）×80

成人正常参考值应小于 1600dyn·cm$^{-5}$；（1601～2000）dyn·s·cm$^{-5}$为可疑；（2001～2800）dyn·s·cm$^{-5}$为轻度增高；（2801～3600）dyn·s·cm$^{-5}$为中度增高；大于等于 3601dyn·s·cm$^{-5}$为重度总外周阻力增高。临床上将高血压类型分为外周阻力型、心输出量型、主动脉型和混合型等 4 型。有文献报道原发性高血压患者的 TPR（阻抗法），Ⅰ、Ⅱ、Ⅲ型患者分别为（2098±699）、（2428±868）和（2969±1440）dyn·s·cm$^{-5}$。

英国 Thompson 等观察降血压药（普萘洛尔、肼屈嗪、柳苄心安）对高血压患者评价血流动力学时，认为阻抗法测获的 TPR 指标是一项非常实用、可靠、灵敏的方法。

（2）射血分数（EF，%）：正常范围应大于等于 58%，50%～57% 为轻度降低，36%～49% 为中度降低，小于等于 35% 为明显降低。可按如下公式测算：

$$BF = (1.125 - 1.25 \times \frac{Q-B}{VET}) \times 100\%$$

举例：Q－B（射血前期）为 0.12s，VET（射血期）为 0.28s，求 EF（%）。代入公式：

$$EF = (1.125 - 1.25 \times \frac{0.12}{0.28}) \times 100\%$$

$$= (1.125 - 1.25 \times 0.429) \times 100\%$$

$$= 58\%$$

### 附：肺循环阻抗血流图

### （一）概述

肺循环阻抗血流图（impedance pneumography，简称 IPG），或称肺阻抗图、肺阻抗容积图（impedance pneuoplethysmography），或称肺血流图（rheopneumography），或称肺循环阻抗图。IPG 与 ICG 的观察重点并不相同，后者主要分析微分波型变异，而 IPG 主要观察变动阻抗的波形（AZ）改变。

IPG 常见有 a、S、D 三个波。正常人 a 最矮小，S 波最高大，D 波紧接 S 波并略低于 S 波。a 波主要是左房收缩、肺静脉回流受阻，使肺静脉系统扩张充盈引起，反映舒张晚期肺循环容量的变动，与左房负荷密切有关，a 波的峰值在心电图 p 波起点后约 0.14s；S 波是反映收缩期肺循环容量变动，主要是右心室收缩期向肺动脉射血，肺循环容量扩张引起，S 波起点在心电图 Q（或 R）波后约 0.11s；D 波主要反映舒张早中期肺循环容量变化，起点在 S 波的降支上，与肺静脉容量变化及充盈有关。此外也可参考微分波变化，并结合同步记录的心电图和心音图，求得一些时间和振幅参数，对右室收缩与舒张功能也可做出客观评价。常用观察指标有 Ha（a 波振幅）、HS（S 波振幅）、HD（D 波振幅）、Ha/HS、HD/HS、Q－B 间期（右室射血前期）、B－P$_2$ 间期（右室射血期）、RVET（右室射血期）。

### （二）仪器与方法

基本与心阻抗图相同，但电极形状和放置部位不同。一般用 4 块 2.5cm×3.5cm 金属电极板，两块置于前胸部皮肤上（一块接收电极板贴于右锁骨中线第 2 肋间，另一块发射电极板置于其上 3cm 处）；另两块置于右背部皮肤上（一块接收电极板贴于肩胛角，另一块发射电极板置于其下 3cm 处），具体操作可按肺循环阻抗血流图全国暂行标准执行。并与心电图、心音图同步记录，其正常图形见 2－8。

上图中：肺循环阻抗血流图（IPG）的变动阻抗（AZ）的定标（0.1Ω）；a 波：心房波；S 波：心室收缩波；D 波：心室舒张波；Ha：心房波振幅（Ω），小于 0.03Ω；HS：心室收缩波振幅（Ω），0.2～0.38Ω；HD：心室舒张波振幅（Ω），0.12～0.30Ω；HDn：降中峡；Ha/HS：心房波/心室收缩波的振幅比值（0.1～0.3）；HD/HS：心室舒张波/心室收缩波的振幅比值（0.50～0.84）；b 点：收缩波的起始点；b－S 间期：上升时间（s）；S－b 间期：下降时间（s）。

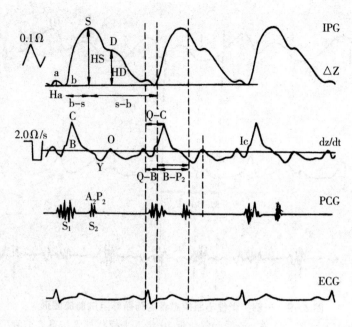

**图 2 - 8　正常肺循环阻抗血流图例**

肺循环阻抗血流图的阻抗微分波（亦称为一阶导数图，dZ/dt）dZ/dt：阻抗微分波的定标（2.0Ω/s）。

A 波（A dZ/dt）：心房微分波速率。C 波（C dZ/dt）：心室收缩微分波速率。

O 波（O dZ/dt）：心室舒张微分波速率。O/C 比值应小于 0.25。

Y 点：肺阻抗微分波最低点。Ic：等容收缩波。

Q - C：右室收缩功能指数。B 点：肺血管床充盈开始。

Q - B 间期：右室射血前期（RPEP）。B - $P_2$：右室射血期（RVET）。

RSTI：Q - B/B - $P_2$，应在 0.24 ~ 0.40。$P_2$ - O：右室舒张功能指数，应小于 0.12s。B - Y 间期：对于健康人，略长于右室射血期 20 ~ 60ms。

PCG：心音图。

ECG：心电图。

## （三）临床应用

主要用于无创伤性评价肺循环血流动力学和判别右室、左房负荷。常见的肺循环病理状态是肺动脉缺血、肺动脉充血和肺静脉瘀血，特别对肺循环瘀血的患者中，IPG 有较好的临床应用价值。

（1）肺瘀血：在各种原因导致的左心衰竭、左房负荷过重，均可引起肺静脉瘀血，如冠心病、高血压性心脏病的左心衰竭、风心病二尖瓣膜病、左房黏液瘤等的左房负荷过重等。在 IPG 检测中肺瘀血的假阳性和假阴性低，特异性和敏感性高，是一项有较高价值的无创伤性肺瘀血检测指标。肺瘀血 IPG 的主要表现是 D 波明显增高或 HD/HS 比值增高。

在二尖瓣狭窄患者中，在纠正心力衰竭后和排除其他原因引起的右房负荷过重，有学者对 30 例二尖瓣狭窄手术患者观察，发现 HD/HS 比值和二尖瓣口狭窄程度有一定的相关关系（该比值在 0.85 ~ 1.00，多见于轻度狭窄；1.0 ~ 1.2 主要为中度狭窄；大于 1.2 往往为重度狭窄）。在二尖瓣关闭不全的患者中，在舒张期往往出现 D'波，即在 D 波后的又一尖峰，尖峰的顶点在心音图 $P_2$ 后约 0.12s，在二尖瓣关闭不全而反流量大于等于 5ml/每搏，95% 患者中均见 D'波。反流量越大，此 D'波越显高尖，如每搏反流量大于 15ml，D'/D 可高达 1.5。此外，在左心衰竭患者用扩血管药物疗效评价时，可无创伤血流动力学监测，可随时观察波形改变并判断病理生理影响。扩张性心肌病心力衰竭时，同样有明显的 HD/HS 比值增高（图 2 - 9）。

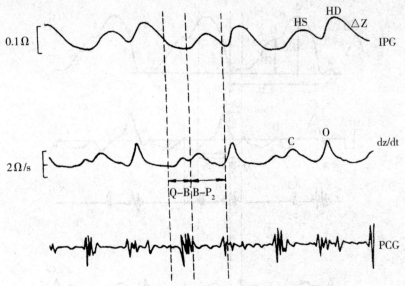

**图 2-9　一例扩张性心肌病患者的肺循环阻抗血流图形**

患者杨某某，男，42 岁，心悸和气急近 10 年近来症状加重，有心力衰竭和下肢水肿，X 胸片有肺瘀血表现。IPG（肺循环阻抗血流图）△Z 的 HD/HS 明显增高，达到 1.54（正常应小于 0.84），O/C 比值高达 2.2（正常应小于 0.25），RPEP/RVET 为 0.59（正常应小于 0.40），提示有明显的肺瘀血存在和右室功能减退

图 2-10 为观察记录的一例肺心病患者，用 6 道生理记录仪同步记录的心导管的肺动脉压力曲线、颈动脉搏动图曲线、肺循环阻抗血流图、心音图和心电图的图谱。对创伤性和非创伤性对照研究有重要意义。

上图中：施某某，男，72 岁，肺心病反复发作 18 年，采用抗感染、抗心力衰竭治疗后病情已缓解。采用 SJ-61 型六道生理记录仪在床旁进行右心导管检查，并同时做肺阻抗图监测。本图记录速度为 100mm/s。

第一道为 ECG（心电图），第二道为 PCG（心音图），第三道为 CAP（颈动脉搏动图），第四道为 IPG 的变动阻抗（△Z），第五道为 IPG 的微分波（dZ/dt），第六道为右心导管的肺动脉压力曲线，PAP（肺动脉平均压）。

表明肺动脉压力已降到正常范围内，IPG 的图形各项指标也属正常范围。

（2）肺充血：主要是由左向右分流的室间隔缺损、房间隔缺损和动脉导管未闭，肺循环充盈过度。肺阻抗血流图呈现 HS 明显增高，可高于正常值的 1 倍或更多。在心外科手术并阻断左向右分流后，即明显降低（提示左向右分流和肺充血改善）。

（3）肺缺血：主要是肺动脉狭窄、肺动脉发育不全。肺阻抗血流图的特点是 HS 降低和 S 波上升支倾斜。

（4）测定右室收缩时间间期（RSTI）：评价右室收缩功能有较好的参考价值。以 Q-B 为右室射血前期（RPEP），B-P$_2$ 为右室射血期（RVET），Q-B/B-P$_2$（RSTI）是评价右室收缩功能的有效指标。正常值应小于 0.43，如无房颤、频发性期前收缩、完全性束支传导阻滞等可按如下标准评价：0.44~0.60 提示右室收缩功能轻度受累，大于等于 0.61 提示存在右室收缩功能明显受损。

此外，肺阻抗血流图在许多呼吸系统疾病也有临床应用价值（肺源性心脏病、慢性阻塞性肺疾病、胸腔积液等）。

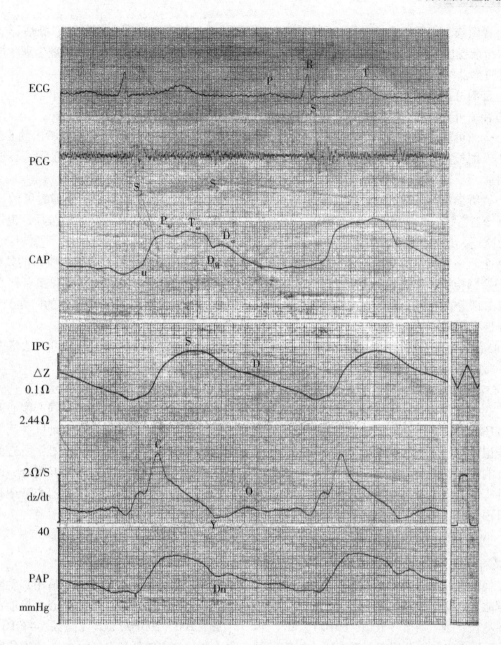

图2-10　一例肺心患者创伤性心导管肺动脉压力曲线和非创伤性的肺阻抗图6道生理线

（关思虞）

# 第三节　心音图监护技术

在19世纪早期，Laennec将听诊器应用于临床实践，心脏听诊一直到现在仍是对心脏病患者诊断最常用和最基本的手段。20世纪初，Lewis应用弦线电流计创始了临床心音图的记录，并于1909年Weiss写下了第一部心音图学著作。以后随着电子技术的发展，心音图仪器设备有了极大的改进，临床应用心音图也日益广泛，其论文著作浩瀚如海，极大地丰富了心血管生理学和临床学，对各种心脏病变和诊断、病情演变、预后，提供了丰富的临床信息。

## （一）心音图和心脏听诊比较

心音图（phonocardiogram，简称PCG）在临床使用中有一定优越性及局限性。现将心音图与听诊器的听诊各自特点做一比较。

（1）心音图可以长期保存、随访比较，如治疗前后、手术前后的比较。听诊器很难达到此目的。

（2）心音图与心电图心尖搏动图、颈动脉图、颈静脉图、超声心动图、放射学心脏造影、同步记录可准确判断杂音出现的时相，并为收缩时间间期等心功能时相分析，提供心音的病理生理学准确相位关系。有时听诊器结合脉搏亦可初步判断，但不够精确。

（3）心音图可记录听诊不易辨别的第三心音、第四心音、收缩期及舒张期的额外音。

（4）心音图可分析心音分裂的存在和分裂的性质，而听诊则可能有一定困难。

（5）心音图可能发现被响亮杂音所掩盖或出现在响亮杂音之后的，而听诊时不易听出的心脏杂音。

（6）心音图检查可分析杂音的形态、频率、相对响度和时限，有助于判别杂音性质。心脏听诊器往往难以判别。

（7）心音听诊最为敏感的声音频率范围是 $1000 \sim 5000$ 赫兹（周/s），如超过范围的可借于心音图来判别。听诊器听诊，可能因听诊医生的听力频率曲线而有所影响，有些有经验的老医师，也可能因年龄大而听力减退，影响了听诊的结果，而心音图可予以弥补。

（8）两个听诊较相似的杂音，可用心音图的药物或运动负荷试验加以鉴别，提高听诊的效果。

（9）心音图检查可作为疾病严重性及病程演变指标，如测定 $Q - S_1$（从 ECG 波群起点到心音图上第一心音第二部分之时距）和 $A_2 - OS$（第二心音的主动脉关闭成分至二尖瓣开瓣音的时距），可初步估计二尖瓣狭窄程度。

（10）心音图有助于某些先天性心脏病的分型，如心音图结合心导管检查资料，可对法洛四联症按杂音形态、时间来确定肺动脉口狭窄的部位。

（11）心音图在教学上也有广泛应用价值，有助于学生正确掌握心脏听诊技术。

但是，心音图亦有一定局限性，其设备较昂贵，尚不能使所有医疗单位都具备；国产的心音图仪有些频率响应还不够；对运动或活动状态的心音变化记录亦有困难；轻度的肺动脉和主动脉关闭不全的杂音往往不能记录到，而听诊器听诊有时尚能闻及；心音图常常有伪迹混入造成分析困难；心音图一般亦难确定杂音响度和判别杂音来自心内或心外。因此，在诊断时必须听诊器、心音图相互配合，两者不能偏废。心脏听诊是内科和心血管科的重要基本功，是诊断心血管病最常用的手段之一。心音图是将心脏听诊的结果图像化，有其更为广泛的临床应用价值。

## （二）心音图测定方法

（1）仪器：由心音换能器、频率滤波、放大器、显示和记录器四部分组成。

①心音换能器：一般有动圈式及加速度式两大类。加速度式较灵敏，体积小，较适用。动圈式体积大，灵敏度略逊，但波型较清晰，尤其用低频心音较适合。还有放入心导管内的微型心音换能器。

②频率滤波：通常有 L（低频，50Hz），$M_1$、$M_2$（中频，100、200Hz），H（高频，400Hz）四种。L 主要用于分析心音与心动周期关系；M 适用于记录正常心音与频率较低的杂音（如二尖瓣狭窄的舒张期滚筒样杂音）；H 适用于核对听诊的发现以及记录高频杂音，如主动脉或肺动脉瓣关闭不全的舒张期杂音。

③记录器：常用描笔式、热笔式、喷笔式及位置反馈式、电脑打印等。描笔式与热笔式的笔杆或笔尖易与记录纸产生一定摩擦阻力，可能影响"频响"，引起一定程度的失真，尤其对高频成分影响较明显。喷射式是将"墨水射流"喷于记录纸上，无摩擦阻力，心音失真小，使用较理想。亦有用光线示波器扫描于感光纸的，但价格较昂贵。用电脑记录而在用激光打印机打印出的心音图已在临床应用。

（2）记录方法：一般受检者取仰卧位，解开胸部衣服。检查者结合听诊及临床需要，将心音换能器放置胸部适当部位，并根据心音的性质选择适当频率。记录速度一般用 50 或 100mm/s，必要时可用 200mm/s 或更多。记录时受检者一般宜暂停呼吸，以减少呼吸对心音的影响（如需要研究呼吸与心音关系者，另作别论）。心音图振幅宜调节至 $15 \sim 20$mm。

## （三）正常心音图

一般成年人多数仅能扫描记录到第一、第二心音，而第三心音往往仅于少年儿童或较瘦的青年人描记到，第四心音正常人较少描记到（图 2 - 11）。

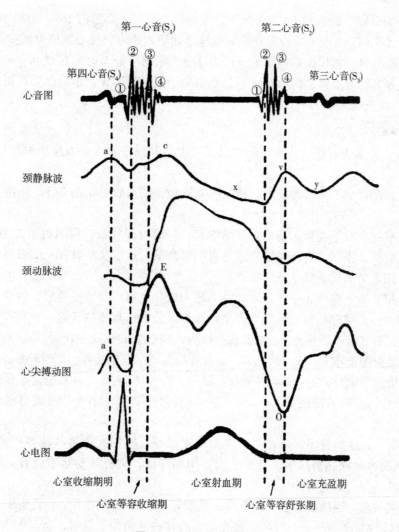

图 2 - 11　正常心音图例

1. 第一心音　表示心室收缩期开始,由四个成分组成。①有1~2个低频低振幅振动,为心室肌收缩音。②有1~2个高频率、高振幅振动,是第一心音主要成分,一般认为由二尖瓣关闭引起。③频率亦较高,振幅亦较大,有人认为由三尖瓣关闭所致。既往不少文献曾认为是由半月瓣开放而产生,现在有人对此提出异议。④低频率、低振幅振动,血液喷入大血管所造成。第一心音标志心室肌收缩开始,起始于 QRS 波群起点后 0.02 ~ 0.05s,历时 0.10 ~ 0.15s。

2. 第二心音　标志心室收缩期结束,舒张期开始,亦由四个成分组成,但一般仅能看到第二成分,第一、第三、第四成分往往不太清楚。①振幅小、频率低,是等容舒张期室肌松弛所致。②有两个或更多高频、高振幅组成,由半月瓣关闭、血流在大血管内的加速度和管壁振动所引起。一般前者为主动脉瓣所引起,后者为肺动脉瓣所致。在心尖区只有主动脉瓣成分,没有肺动脉瓣成分,肺动脉瓣成分在肺动脉瓣区最清楚。主动脉瓣成分应出现在颈动脉波降支切凹前 0.011 ~ 0.035s。③为低频、低振幅振动,为大血管壁及血柱振动所致,如果第2成分中有肺动脉瓣成分,则第3成分往往被重叠看不清。④有1~3个低频、低振幅振动,是房室瓣开放后又暂时关闭造成。第二心音历时 0.08 ~ 0.14s,起始于心电图 T 波结束或稍后 0.03 ~ 0.05s。

3. 第三心音　在第二心音起点后 0.12 ~ 0.18s,持续 0.03 ~ 0.08s(平均为 0.05s),与心尖搏动图 F 点相对应,为心室舒张早期血液急速充盈引起心室壁、乳头肌、腱索振动所造成。卧位时以心尖区及左胸第4肋间最清楚,由1~3个低频、低振幅振动组成,其振幅应小于第二心音振幅的1/3。生理性第三心音,约在50%的儿童及青少年中看到,尤其是胸部扁平者更易见到;而在40岁以上者见到第三心音,应考虑有心脏功能损伤。

4. 第四心音 为低频、低振幅 1~3 次振动，振幅应小于第一心音的 1/4，历时平均 0.05s，应出现在第一心音起始点前 0.07s 以内，是心房收缩后血液迅速进入心室，使心室肌突然振动产生，右房引起者在三尖瓣区记录最明显。如果振幅大于第一心音 1/3，距第一心音时间超过 0.08s，几乎均为病理性第四心音。最近认为 P 波起点到第四心音越短，心室功能损伤越明显，预后越差。正常 $P-S_4$ 间期在右房为 0.09~0.16s，在左房为 0.12~0.20s。

### （四）异常心音图

1. 收缩期杂音 分为喷射性（由通过狭窄通道产生）和反流性（血液反流引起）杂音两种。

（1）喷射性杂音。

①房间隔缺损：杂音呈不典型的菱形，持续时间较短，约占收缩期的 2/3。并伴有第二心音亢进和分裂。

②肺动脉瓣狭窄：杂音呈菱形，菱峰在收缩中期，持续时间较长，可超过第二心音主动脉瓣成分。狭窄严重者，菱峰后移，第二心音肺动脉瓣成分有明显降低。重度狭窄者在三尖瓣区可记录到收缩早期的相对性三尖瓣关闭不全的反流性杂音。

③主动脉瓣狭窄：杂音多终止于第二心音主动脉瓣成分之前。杂音呈菱形，狭窄越严重，杂音持续时间越长，振幅越大，菱峰越后移，第二心音主动脉瓣成分的出现相应延迟。

④法洛四联症：右室漏斗部或者肺动脉瓣狭窄较轻，则杂音的幅度常较高。菱峰多出现于收缩中期，第二心音肺动脉瓣成分振幅降低。狭窄严重者，杂音菱峰在早期，振幅低，历时较短，第二心音肺动脉瓣成分几乎消失。狭窄极严重时，杂音振幅极低甚至消失，$P_2$ 与 $A_2$ 相重，并有主动脉瓣区收缩期喷射音。

（2）反流性杂音：杂音紧接连于第一心音后，一般为一贯型，亦可呈递减型或递增型，出现于全收缩期。

1）室间隔缺损：如缺损较小，杂音呈一贯型或递增型；缺损大伴肺动脉高压者，杂音呈平顶型，$P_2$ 亢进伴分裂；伴重度肺动脉高压时，杂音变短，振幅降低，常有肺动脉喷射音。肌部缺损者杂音多呈菱形或递增型。

2）二尖瓣关闭不全：递减型：杂音频率高，见于轻度二尖瓣关闭不全、乳头肌功能失调和腱索断裂。后两者常伴收缩中晚期喀喇音，且杂音多变。当心律快、负荷加重时，杂音增强，反之减弱；递增型：多见于单纯性二尖瓣关闭不全，杂音在第二心音前达到最高峰；一贯型：频率高，常见于严重二尖瓣关闭不全。

3）三尖瓣关闭不全：杂音频率高，占据全收缩期，到 $P_2$ 处结束，多为递减型，吸气时振幅增大。

4）特发性肥厚性主动脉瓣瓣下狭窄（IHSS）：杂音的频率、振幅和形态变异较大，有时酷似室间隔缺损，但可记录到 $S_4$ 及 $S_2$ 逆分裂。第一心音亢进有助于诊断。

2. 舒张期杂音 如下所述：

（1）舒张期反流性杂音：此种杂音频率高、响度低，听诊器常易听到，但在心音图中反而难于记录到，这点必须注意。心音图中为高频递减型。

①主动脉瓣关闭不全：第二心音主动脉瓣成分后即出现杂音，先有极短的递增，然后长时间递减，可占舒张期的前 1/2 或 3/4 甚至全部过程，持续时间越长，关闭不全程度越严重。但在极严重的关闭不全或心力衰竭时，杂音可变短以至消失。

②肺动脉瓣关闭不全：肺动脉瓣关闭不全在器质性病变较少见，杂音见于舒张早期、中期，频率低，历时长，先递增后递减，第二心音肺动脉瓣成分振幅减轻或消失。功能性肺动脉瓣关闭不全比较多见，杂音出现在舒张早期，频率高，历时短，呈递减型，第二心音肺动脉瓣成分振幅高大，常有收缩期喷射音及喷射性收缩期杂音。

（2）舒张期充盈性杂音：常见于二尖瓣狭窄。轻度狭窄呈递减型，持续时间短；中度狭窄杂音持续时间较长，虽递减型，而于收缩前期出现增强；严重狭窄时，杂音振幅降低，持续时间亦缩短，甚至舒张期杂音可消失。"功能性"二尖瓣狭窄杂音出现略迟，历时短，多局限于舒张中期。

3. 连续性杂音 杂音起始于第一心音之后，逐渐增强，至第二心音时最响，以后又逐渐减弱。杂音连续于收缩期和舒张期，其间无中断。

(1) 动脉导管未闭：杂音始于第一心音后 0.03 ~ 0.06s，中频，递增型。高峰在 $S_2$ 处或其前，常掩盖 $S_2$，继之为舒张早期、中期渐减型杂音，从而形成持续于收缩和舒张期的大菱形杂音。菱峰于第二心音处，呈连续性杂音。

(2) 主动脉窦（乏氏窦）动脉瘤：动脉瘤破裂血流常进入右心。本病杂音性质与动脉导管未闭相似，但位置较低，常于胸左第 3 ~ 5 肋间处，舒张期杂音振幅增高，有助于鉴别。

此外，冠状动脉瘘、主 - 肺动脉间隔缺损、肺动静脉瘘、支气管动脉侧支循环、主动脉或肺动脉缩窄亦可出现连续性杂音。

4. 额外音 是在正常心音之外出现的额外音，与心脏杂音不同，额外音所占的时间为 0.01 ~ 0.08s，接近一般正常心音所占时间。

(1) 收缩期额外音（喀喇音）：振幅较高，在第一心音第二成分开始后 0.05 ~ 0.14s（平均 0.07s）在心电图 QRS 波群后 0.14s 处。听诊时往往与第一心音分裂难以鉴别，而心音图可帮助鉴别。

①收缩早期额外音（肺动脉收缩喷射音）：见于原发性或继发性肺动脉高压、原发性肺动脉扩张、轻中度肺动脉瓣狭窄、房间隔缺损和异位肺静脉引流。主动脉收缩喷射音，见于主动脉瓣狭窄、主动脉缩窄、主动脉瓣关闭不全、高血压、法洛四联症、永存动脉干、马方综合征、肺动脉闭锁、主动脉硬化等。

②收缩中期额外音：出现于第一心音以后 0.08s，可由心脏以外的邻近器官随心跳振动而引起，如心包膜粘连、胸膜心包粘连、气胸等。体位变化时可能变异或消失。

③收缩中晚期额外音：发生在第二心音之前，振幅较高，如伴有收缩晚期杂音，则主要见于二尖瓣脱垂综合征（Barlow 综合征）。这种杂音有重要的诊断价值。

此外，缺血性乳头肌功能失调、室壁瘤、心肌病亦可能有收缩晚期喀喇音。

(2) 舒张期额外音：有舒张期三音律（舒张期奔马律、收缩期前奔马律、重叠型奔马律）、舒张期四音律、二尖瓣拍击音、心包叩击音、肿瘤扑落音等，常需与其他三音律鉴别。

(3) 其他额外音：在人工机械瓣膜换置术后常有额外音，尤其球笼瓣和碟瓣，由球或碟撞击金属瓣环、支架或再弹回所引起。在安装人工心脏起搏器后，由于脉冲电流刺激，引起局部胸壁肌肉收缩而出现额外音。这几种额外音与机械活动的时期相对应。

5. 心音的强弱与分裂 如下所述：

(1) 第一、第二心音同时强弱变化：听诊比心音图更易观察到这个现象。

①胸部传导心音组织情况：瘦长者及儿童胸壁薄，第一、第二心音均增强；肥胖者胸壁厚，第一、第二心音均减弱；肺气肿、左侧胸膜炎、心包积液时，阻碍心音传向体表，故第一、第二心音亦减弱。

②心室收缩力及心排血量：甲状腺功能亢进、发热、高血压、活动后、情绪紧张等情况下心室收缩增强，心排量增加，两个心音均增强；反之，甲状腺功能减退、心肌梗死、心肌炎、休克、心力衰竭时，心室收缩则减弱。

(2) 第一心音的强弱变化：与房室瓣关闭时的速度及幅度、瓣膜病变程度、心室收缩时房室瓣的位置、心房收缩起始至心室收缩起始之间的时距和心肌收缩力均密切有关。第一心音亢进多见于二尖瓣狭窄、伴有大量左向右分流的先天性心脏病、二尖瓣脱垂综合征、左房黏液瘤及心肌收缩力增强（运动、发热、甲状腺功能亢进）等；第一心音减弱者见于二尖瓣关闭不全、P - R 间期延长等。

(3) 第二心音的强弱变化：肺动脉瓣区第二心音亢进见于肺动脉高压、肺循环阻力增高、肺动脉瓣关闭有力；主动脉瓣区第二心音亢进见于高血压、体循环阻力增高、主动脉瓣关闭有力。反之，主动脉或肺动脉瓣狭窄时，第二心音减弱。

(4) 第一心音分裂：是指该心音第二与第三成分间距增大（大于0.04s）。多见于完全性右束支阻滞，偶见于严重二尖瓣狭窄、室性期前收缩、三尖瓣下移畸形、肺动脉高压、左室人工心脏起搏及完全性左束支阻滞。

(5) 第二心音分裂：系该心音第二成分中的主动脉瓣成分与肺动脉瓣成分间距增大（达到 0.04 ~ 0.08s）。产生原因是肺动脉瓣关闭时间落后于主动脉瓣关闭时间（正常落后时间应在 0.026 ~ 0.030s）。

主要见于完全性右束支阻滞，有大量左向右分流的一些先天性心脏病、左心室排血时间缩短（主动脉瓣提前关闭）、右心室排血受阻（肺动脉瓣口狭窄或肺动脉高压）以及原发性肺动脉扩张（肺动脉缺乏弹性）。

此外，亦可出现第二心音逆分裂（反常分裂），即肺动脉瓣成分出现在主动脉瓣成分之前，用心音图与颈动脉搏动图同步记录即可诊断。正常情况下第二心音第二成分的主动脉瓣关闭在颈动脉图切凹前0.02s，肺动脉瓣关闭成分与切凹相对应或稍后0.01~0.05s，如果两个成分均在切凹前，提示有逆分裂存在。主要见于左束支传导阻滞、人工右室起搏、左室排血受阻（主动脉瓣口狭窄或重度高血压）等。

第二心音分裂在听诊时需要与二尖瓣拍击音和第三心音相鉴别，并有一定难度，而用心音图则较易做出鉴别。

临床常见的三音律特点列于表2-4。

表2-4 临床常见的三音律特点

| 心音 | 影响部位 | 时间 | 性质 | 临床意义 |
|---|---|---|---|---|
| 生理性第三心音 | 心尖区或三尖瓣区 | 第二心音后约0.15s | 振幅低，时间短于第二心音 | 见于30岁以下的正常儿童及青年 |
| 生理性第四心音 | 心尖区或胸骨左缘下部 | 第一心音前0.07s以内 | 振幅应小于第一心音的1/4 | 正常幼儿及少数老年人 |
| 室性奔马律（病理性第三心音） | 心尖区（左心）及胸骨左缘第4至第5肋间（右心） | 第二心音后约0.15s | 振幅为第一心音最高振幅的1/4~1/2 | 出现于心脏扩大及心肌损害时，如心力衰竭、二尖瓣关闭不全、心肌炎、心肌病 |
| 房性奔马律（病理性第四心音） | 心尖区或胸骨左缘下部 | 第一心音前0.07s以上 | 振幅应大于第一心音的1/3 | 见于左、右心室负荷过重，如高血压、冠心病、心肌炎、心肌病、重度肺动脉瓣狭窄、肺动脉高压、三尖瓣下移畸形等 |
| 重叠型奔马律 | 心尖区及胸骨左缘下部 | 第二心音后0.15~0.18s | 振幅较高、频率丰富、时间略宽 | 由于心动过速，使舒张期缩短或P-R间期延长，使室性及房性奔马律重叠 |
| 二尖瓣拍击音 | 胸左3~4肋间或心尖区 | A2成分后0.07s左右，与心尖搏动图O点相对应 | 振幅稍高，频率亦较高 | 二尖瓣狭窄 |
| 心包叩击音 | 心尖区及胸骨左缘下部 | 离第二心音较近，0.05~0.13s | 中等频率，历时短促 | 缩窄性心包炎 |
| 肿瘤扑落音 | 心尖区内侧及胸骨左缘3~4肋间 | 在第二心音后0.08~0.12s，略晚于二尖瓣拍击音 | 振幅较低 | 常见于左房或右房黏液瘤 |
| 短促舒张期杂音 | 心尖区 | 距第二心音约0.15s | 振幅低，短促轻度二尖瓣狭窄 |  |
| 期前收缩的心音 | 心尖区 | 距第二心音较远，有时有变动 | 较正常第二心音振幅低而持续时间短 | 由期前收缩而引起 |
| 第二心音分裂 | 肺（主）动脉瓣区 | 为第二心音第二成分，两个振幅相距0.04~0.08s | 两个振幅相近 | 正常人随深呼气，两个振幅间距加大，呼气缩小，>0.04s为病理性分裂 |
| 第一心音分裂 | 心尖区或三尖瓣区 | 为第一心音组成成分，二、三成分间距>0.04s | 两个振幅相近 | 听诊时与第四心音、收缩早期喀喇音易混淆，在心电、心音同步记录，即可辨别 |
| 收缩早期喀喇音 | 心尖区或肺（主）动脉瓣区 | 在第一心音之后约0.07s | 振幅高，持续时间较短 | 听诊时容易混淆，心音图易鉴别（因为在第一心音后） |
| 四音律 | 心尖区及胸骨左缘下部 | 第二心音后0.15~0.20s有两个心音 | 分别高于生理性第三、四心音的振幅 | 同时出现室性及房性奔马律 |

心音图经过近百年来的发展，仍是心脏内外科医师常用手段。但随着心导管介入技术的应用，有部分医师有时出现忽视心脏听诊和心音图倾向，应引起注意。能用简便无创的方法解决的，就不要用创伤的技术监测。听诊和心音图仍是内科医师的基本功。

一种随身携带式微型心音图设备已有研究（图 2 - 12），可放在医师口袋中随身携带，可大部分代替听诊器功能，又有主要心音图机的功能，随时放在患者胸前皮肤上，显示患者实时心音图，并可储存一定心动周期，如 60 ~ 300s 心音图或（和）同步记录心电图的功能，必要时可输入专用电脑、加以储存、上网络传送和远程会诊等，并在临床开始使用。这将给临床医师的听诊技术给以莫大的帮助。心脏创伤与非创伤技术相结合是一个重要发展方向，使心音图和多种非创伤检测技术特别是和影像技术相结合，是心音图有发展前途的重要领域，例如可为心脏超声图观察时的时相标志以及结合临床的心脏瓣膜病变的形态学变化和心音信号同步分析，可为临床提供更多诊断信息。

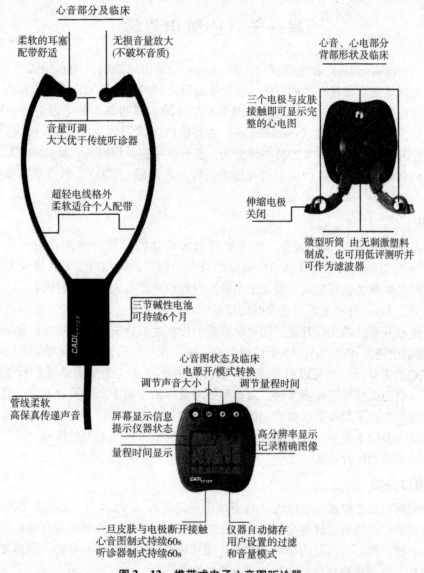

图 2 - 12 携带式电子心音图听诊器

上图为电子心音图主要设备，下图为其显示屏幕。该种电子听诊器，可以显示心电图形和心音图形，实时了解患者的心音和心电图形，是非常方便的家庭心脏监护设备。

（关思虞）

# 第三章

## 心血管疾病的非药物治疗

### 第一节　心脏电复律

心脏电复律（cardioversion）和电除颤（defibrillation）是用高能电脉冲直接或经胸壁作用于心脏，使多种快速心律失常转变为窦性心律的方法。电复律是以自身的心电信号作为触发标志，同步瞬间高能放电以终止某些异位快速心律失常，而电除颤则是紧急非同步瞬间高能放电以终止心室颤动或心室扑动。所用的仪器称为心脏电复律器（cardioverter）或心脏电除颤器（defibrillator）。电复律是药物和射频消融以外的治疗异位快速心律失常的另一种方法，具有作用快、疗效高、简便和比较安全的特点。电复律除颤器有体内和体外两种。体内即为植入型心律转复除颤器（ICD）。本节主要阐述体外经胸心脏复律和除颤。

#### （一）简史

1899 年，Provost 发现一个重要现象，即电流通过实验动物时既可诱发亦可终止心室纤颤。1947年，Beck 报道了人类历史上第一例开胸心脏电除颤成功的病例。1956 年，Zoll 等发表了第一篇用交流电除颤器进行体外电除颤的临床论文。但交流电除颤有释放电流量大，放电时间长，不易避开心室易损期的缺点。1961 年，Lown 首次报道用直流电转复室性心动过速成功，并在一年后报道了直流电同步电转复心房颤动。这些开拓性的工作开创了用电学方法治疗快速心律失常的新纪元。随着不断地深入研究及电复律/除颤器的改进，在 20 世纪 90 年代中后期应用，在极短时间内先后释放方向相反的电子脉冲——双向波（完整的正弦波）来完成电复律，一改过去用单向波（半个正弦波）行体外电复律。双向波电流峰值较低，对心肌功能潜在损害轻，对高阻抗者复律的成功率高，具有安全、高效的优点，故而近来备受重视，亦已生产了具有双向波功能的体外电复律器。

电学方法已成为救治心室颤动和其他快速心律失常患者的首选或重要的措施。体外心脏电复律除颤器也成为各级医院必备的医疗设备。

#### （二）原理及分类

在极短暂的时间内给心脏通以强电流（目前都用直流电），引起大部分心脏自律细胞在瞬间同时除极化，并使所有可能存在的折返通道全部失活，此时心脏起搏系统中具有最高自律性的窦房结恢复主导地位，从而控制心搏，使心律转复为窦性。如果心动过速的促发因素不复存在，则即使解剖和电生理上的发病基础还存在，电击所终止的心动过速仍可被长期预防。

心脏电复律对终止折返性心动过速特别有效，如心房扑动（房扑）、心房颤动（房颤）、房室结折返性心动过速、预激综合征（WPW）伴折返性心动过速、多数的室性心动过速（室速）、心室扑动（室扑）和心室颤动（室颤）等。对异位节律性增高或触发机制所致的房性心动过速、非阵发性房室交界性心动过速、加速性室性自主节律等不适宜电转复治疗，因为此时即使心肌整体除极后，心搏仍可能被兴奋性增高的异位节律点控制。

心脏电复律分为同步和非同步两种形式。

1. 同步电复律　当电复律用于心室颤动（室颤）以外的快速心律失常时，为了避开 T 波顶峰前 20～30ms 附近的心室易损期（即室颤危险区，此期内各部肌纤维的不应期恢复不一致，受到刺激时易诱发恶性室性心律失常），复律脉冲的发放是利用心电图 R 波触发同步装置，使电刺激落入 R 波降支或 R 波起始后 30ms 左右处，相当于心室绝对不应期中，称为同步电复律。同步电复律技术上不仅要求发放电击的时间恰好位于心室的绝对不应期，而且放电的时限宜短暂，否则时间过长可能拖到心室易损期而发生意外。

同步电复律适用于有 R 波存在的各种快速性异位心律失常。

2. 非同步电除颤　不用同步触发装置，可随时在任何时间放电，仅用于 R 波不能分辨时，即心室颤动或心室扑动的电学治疗。电击终止室颤的机制尚未完全阐明。非同步电除颤是心室颤动唯一的有效治疗方法，必须急诊尽快实施。

目前心脏电复律装置都采用 Lown 型的直流电复律器。交流电由于其安全性差（放电时间长）、放电能量不易控制和对心肌组织损伤较大等原因已废弃不用。直流电复律器是一种能量蓄放式复律器，主要由电源、高压充电回路、放电回路和电极组成。复律电极的面积要求为 $80cm^2$，因此两个电极总面积不少于 $150cm^2$。足够大的电极面积可减少电阻，增加心内电流的分布面积从而减少对心肌的损伤。

装置在"充电"状态时，通过高压充电回路以数十千伏高电压向电容器充电。当"放电"时，在几毫秒的瞬间直接地或经胸壁向心脏放电。所需电复律的功率可以由"充电"按钮控制，并有清晰的电表指示。

现在的复律器均有可供选择的 R 波同步装置。根据需要可进行"非同步电除颤"及"同步电复律"，即同时具有电除颤和电复律两种功能。

此外，电复律器一般均备有心电示波和心电记录仪，以供治疗时观察和记录心电图。多数电复律器的复律电极可作为心电导程电极，有利于抢救时直接通过复律电极观察患者心电图。

### （三）适应证

原则上，任何形式的心动过速，只要导致血流动力学不稳定，包括低血压、充血性心力衰竭或心绞痛，而内科治疗又不能迅速奏效时，均应电击终止。转复成功后，患者的血流动力学状态几乎均能改善。

1. 非同步电除颤　心室颤动与心室扑动为绝对适应证。此时心脏的有效收缩消失，血液循环处于停顿状态，必须立即实施电除颤。常用电除颤的能量为：双向波 200J，单相波 360J，若不成功，可重复电击并加大能量直至 360J。若室颤波太纤细，可静脉注射肾上腺素 1mg 使之变为粗颤后再电击，无效时可用乙胺碘呋酮、利多卡因、溴苄胺静脉注射后再行电击。

2. 同步电复律　当心律失常导致血流动力学不稳定或伴有严重症状时，应行紧急电复律。对择期电复律，一定要权衡获得并维持正常窦性节律的可能性同电复律本身存在的潜在风险两者之间的得失。

（1）室性心动过速经药物治疗无效或临床情况严重，如伴急性心肌梗死、心力衰竭、休克、阿-斯综合征等需紧急处理者，应及早进行同步直流电复律。所需能量为 100～200J，即时成功率可达 90%～97%。

应当指出，即使同步化、低能量也存在使室性心动过速转变为心室颤动的潜在危险，如洋地黄中毒所致的室性心动过速电击时就可能诱发心室颤动的发生。

（2）阵发性室上性心动过速常规物理和药物治疗无效而伴有明显血流动力障碍者，可考虑同步直流电复律。

（3）心房扑动药物治疗通常较困难，有时药物达到中毒剂量时亦难以取得满意效果。对药物无效或伴有心室率快、血流动力学状态恶化的患者（如房扑近 1∶1 传导时），宜同步直流电复律。成功率 98%～100%，且需能量较小（50J 左右），可列为心房扑动的首选治疗方法。

（4）异位性心动过速性质不明（如室上性心动过速伴差异性传导抑或室性心动过速不能明确鉴别时）而导致用药困难且伴有明显血流动力学障碍者。

（5）心房颤动是电复律最常见的适应证。转复窦律可改善患者的心排血量，尤其存在心功能不全、二尖瓣狭窄时更是如此。电击终止房颤的即时转复律较高，约为 90%。无瓣膜病、无巨大心房且房颤病程较短者最适宜体外电击复律治疗。

心房颤动有下列情况者可考虑电复律：①心室率快，药物治疗无效。②房颤后心力衰竭或心绞痛恶化或不易控制。③持续房颤病程在一年以内且房颤前窦房结功能正常。④心脏、左心房扩大不明显（心胸比例小于 60%，左心房直径小于 55mm）。近年来对以心房大小、瓣膜病严重程度来决定是否进行电击复律有不同意见，不少临床学家认为，对房颤患者都应给予一次电复律的机会。⑤二尖瓣病变已经手术纠治 6 周以上者。因二尖瓣分离术或人工瓣置换术 6 周内部分患者可自行恢复窦律，且 6 周内常因手术创伤未完全恢复而不易电击成功。亦有人认为应手术后 3 个月后再行电复律，此时左心房已缩小，电复律后不易复发。⑥甲状腺功能亢进患者已用药物控制，而心房颤动仍继续存在者。⑦预激综合征并发快速房颤，如药物无效且存在血流动力学障碍时，应尽快电复律。

房颤持续 48h 以上或不能确定房颤时间，转复前应常规抗凝治疗。转复前应用华法林 3 周，转复成功后持续应用 4 周。如食管超声检查未见左心房和左心耳血栓者，房颤发作在 48h 以内可不用抗凝治疗或静脉应用肝素后即行电转复，这样可降低由于房颤持续时间长带来的心房电及组织重构，利于复律后窦性心律的维持，减少住院日数及费用，是一种可行的方法。但复律后仍需抗凝 4 周，因为心房功能的恢复可能延迟至窦性心律恢复后 4 周（心房顿抑）。通常肝素和华法林联合治疗至少重叠 72h。

尽管目前不是所有心房扑动复律患者均需要抗凝治疗，但在心动过速时间长、左心室功能差、左心房增大和二尖瓣狭窄的患者应考虑应用。

房颤电复律的治疗效果虽较药物治疗快速、转复率高，但长期窦性心律维持率仍低，1/3~1/2 的患者在 1 年内复发，10% 患者在转复后 24h 内复发。影响转复成功的因素包括心房颤动的持续时间、心房纤维化的程度和心房的大小。窦性心律的维持还受病例选择的影响，如基础心脏病的类型和严重程度、患者的一般情况和对预防房颤复发药物的反应等。

## （四）禁忌证

下列情况禁用电复律：①洋地黄中毒引起的快速心律失常。洋地黄中毒时心脏对电击的敏感性增加，易导致恶性室性心律失常的发生。②室上性心律失常伴完全性房室传导阻滞或持续心房颤动未用影响房室传导药物情况下心室率已很缓慢。③伴有病态窦房结综合征（即慢-快综合征）。④近期有动脉栓塞或经超声心动图检查发现心房内存在血栓而未接受抗凝治疗者。

房颤患者存在下列情况时不宜做电复律：①拟近期接受心脏外科手术者。②电解质紊乱尤其是低血钾，电复律应在纠正后进行。③甲状腺功能亢进伴房颤而未对前者进行正规治疗者。④左心功能严重损害者，因转复后有发生急性肺水肿可能。心脏、心房明显增大（心胸比例大于 65%，超声左心房内径大于 55mm）者，即或成功转复但维持窦性心律的可能性不大。⑤复律后在胺碘酮等药物的维持下又复发或不能耐受抗心律失常药物维持治疗者。⑥伴风湿活动或感染性心内膜炎而未控制的心脏病患者。⑦房颤为阵发性，既往发作次数少、持续时间短，预期可自动转复者，因为电复律并不能预防其复发。

以上所列适应证和禁忌证都是相对的，应从每个患者的具体临床情况全面评估获益与风险，不能生搬硬套。

## （五）电复律的方法

电复律放电时，操作者及其他人员不应接触患者、病床及同患者相连接的仪器，以免发生触电。

1. 非同步电除颤

（1）胸外心脏电除颤：①首先通过心电图确认存在室颤（发生心搏骤停后也可"盲目除颤"而不必一定为了明确心搏骤停类型而延误除颤治疗）。②打开除颤器电源开关，将按钮置于"非同步"位置。③电极板涂上导电糊或包上浸有生理盐水的纱布垫。电极板上的导电糊或纱布上浸的生理盐水不应太多以免两电极板间形成电回路，造成放电时短路。④电极位置：电复律通过对功能异常的心肌传递足够的能量密度而实现。为扩大除颤或复律心肌的数量，正确地安放除颤电极的位置至关重要。骨骼的电阻比软组织大 10 倍，因此电极板安放位置应避开胸骨。两电极通常分别置于胸骨右缘第二肋间及左腋前线第 5 肋间（心底—心尖位），也可置于胸骨右缘第 2～3 肋间——左背肩胛骨下角部（前—后位），两个电极板之间至少相距 10cm。用力按紧，在放电结束之前不能松动，以保证有较低的阻抗，有利于除颤成功。⑤按下"充电"按钮，将除颤器充电到单相波 300J。⑥按下"放电"按钮，当观察到除颤器放电后再放开按钮。⑦放电后立即听诊心脏并观察患者心电图，观察除颤是否成功并决定是否需要再次电除颤。⑧电除颤前后心电图除示波观察外，应描记在心电图纸上以供日后所需。⑨除颤完毕，关闭除颤器电源，将电极板擦干净，收存备用。

影响电除颤成功的主要因素是发生室颤的时间，1min 内多能成功除颤，超过 2min 成功率仅为 1/3，因此必须争分夺秒进行除颤。另外的影响因素包括室颤波的大小（粗颤波易成功，早期通常为粗颤波，超过 2min 后多因缺氧、酸中毒等变为细颤波）、酸中毒、心肌功能、低氧血症和电解质紊乱。

（2）胸内心脏电除颤：用于开胸手术中的室扑和室颤。当心脏手术体外循环终止后如心脏仍未复跳，也给予直流电体内除颤。消毒的电极板用消毒盐水纱布包扎后，分别置于心脏右室面和心尖部，充电、放电等操作与胸外电除颤相同，能量一般为 60J。

2. 同步直流电复律

（1）由患者本人或家属签署知情同意书。

（2）复律当日晨禁食，复律前 1～2h 服少量镇静剂，吸氧。

（3）建立静脉通路，准备好复苏设备。

（4）患者置于硬板床上，不与周围金属接触。

（5）复律前描记十二导联心电图作为对照并再次确认存在有转复指征的心律失常（少部分患者可能已恢复窦律）。

（6）选择 R 波较高的导联，将电钮放在"同步"位置并测试同步性能。

（7）电极板放置位置和方法同非同步直流电复律。缓慢静脉注射地西泮（安定）15～30mg 或异丙酚，同时嘱患者出声数"1，2，3……"直至患者入睡、睫毛反射消失、对简单的语言刺激无反应为止。

（8）按充电电钮，根据不同心律失常类型，选用不同的能量充电。太小不易成功，而过大的能量可损伤心肌。

（9）放电方法同前，如不成功，可增加电能量，再次电击。

（10）复律成功后，仍应观察患者血压、心律、心率、呼吸，直至患者清醒。如果充电后暂时不准备放电，应在机内放电，一般除颤器都设有这种装置。

注意事项：

（1）房颤伴心力衰竭者，先用强心剂、利尿剂、血管扩张剂控制心力衰竭，使心室率控制在休息状态下 70～80 次/min。复律前两日停用洋地黄类药物。

（2）复律前测血清钾并纠正存在的低血钾。

（3）复律前抗心律失常药物的应用：服药的目的是建立相应药物的血药浓度以利于复律后窦性心律的维持，同时明确对药物的耐受性。另外，亦有少数患者用药后可转复为窦性心律从而免于电击复律。目前国内可供选择的常用药物包括：①普罗帕酮：100～150mg，每日 3 次，3～4d。②奎尼丁 0.1g，观察有无过敏反应。如无反应，则于复律前一日的 6am、2pm、10pm 至复律当日 6am 共服 4 次奎尼丁，每次 0.2g，服药前后均应认真观察病情，监测心率、血压及心电图。③胺碘酮，0.2g，每日 3 次，5～7d。④索他洛尔，80mg，每日 2 次，3～4d。

（4）复律后窦性心律的维持：复律后通常必须应用药物维持窦性心律，所用药物多与复律前相同。可应用奎尼丁、普罗帕酮、胺碘酮及索他洛尔，具体用法参见相关章节。

短期内无明显诱因或在安静状态下复发的心房颤动，多不主张再予转复。遇以下情况，可考虑再复律：①有明显复发的诱因，如劳累、上呼吸道感染、发热及停用抗心律失常药物。②复发后患者病情恶化，如心力衰竭加重或不能耐受心房颤动者。③第一次复律后维持半年以上，如做第二次复律，则成功率较高。

3. 其他特殊情况下的电复律

（1）植入心脏起搏器患者的电复律/除颤：目前起搏器都有除颤保护电路，使起搏器能耐受距离起搏器4英寸处400J的电能。尽管如此，直流电复律或除颤仍可能会损伤起搏器或使起搏器重整。因此，当必须进行直流电复律或除颤时，需注意以下事项：①电击板应尽量远离脉冲发生器。将电极板放在离起搏器至少10cm（图3-1）。②尽可能用最低的有效电能。③电复律或除颤后常规要对起搏器进行检查。除颤电流也可能引起心肌组织的变化并由此引起失夺获（阈值升高）和（或）丧失感知功能（心内电信号振幅下降），但这些变化通常是暂时的。

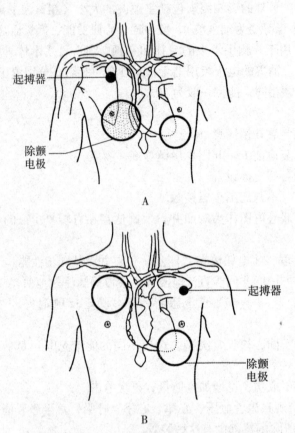

图3-1　植入起搏器患者除颤时电极板放置部位
A. 后前位；B. 双前位

（2）妊娠期间的电复律/除颤：妊娠期间可能会发生各种心律失常而需要电击治疗。一般讲，妊娠期间的电击治疗是安全的，因为到达胎儿心脏的电能很小，极少导致胎儿发生心室颤动。对于发生心室颤动的孕妇电除颤时更无须顾忌，因为母亲已处于"死亡"状态，若不及时抢救，胎儿也肯定不能存活。但对于妊娠期电击时仍需小心，尽量选择低的有效能量，并监测胎儿的心电活动。

## （六）并发症及其处理

电复律安全高效。只要严格按照常规操作，并发症发生率很低。并发症的发生与技术操作、原有的心脏病疾患及术前、术中应用的药物有关。下列是可能发生的并发症。

1. 低血压　复律后约占3.1%的患者可发生暂时性轻度低血压，多见于电复律能量较大者。常伴有ST段移位和（或）T波倒置，可能与心肌损害、麻醉药品的使用等有关。如患者情况好，可不必处理，多数可自行恢复。如持续存在，应使用升压药物，如多巴胺等。

2. 心律失常　可表现为缓慢或快速心律失常。缓慢心律失常与直流电刺激副交感神经、复律前应用抗心律失常药物和存在潜在的窦房结功能不良等有关；而快速心律失常多由心肌本身病变、低血钾、酸中毒、洋地黄过量、能量过大及同步装置不良等原因引起。

缓慢性心律失常多表现为交界性逸搏、严重窦性心动过缓或窦性静止。急诊处理可静脉注射阿托品 0.5～1.0mg 或静脉滴注异丙肾上腺素 1～2μg/min 以提高心率。复律前若怀疑窦房结或房室结功能低下者，可静脉滴注阿托品、异丙肾上腺素或经静脉临时心脏起搏。

快速室性心律失常多表现为房性期前收缩、室性期前收缩，偶有频繁室性期前收缩、短阵室性心动过速发生，尤其在用高能量复律时，多为一过性而不需特殊处理。如持续存在可静脉注射利多卡因、胺碘酮。极少数患者可出现严重的室性心律失常如持续性室性心动过速、心室扑动、心室颤动，这可能发生于洋地黄中毒、低血钾或对奎尼丁高度敏感患者中，一旦出现心室颤动，应立即给予非同步电除颤治疗。为预防并发严重心律失常，必须严格掌握适应证，尽可能选择低能量，必要时使用利多卡因静脉滴注预防。

个别心房颤动复律后可变成心房扑动（可能因电击能量小），亦有心房扑动变为心房颤动（电击发生在心房易损期），此时可观察片刻，如仍未转复窦性心律，可调整适当能量再次复律。

3. 急性肺水肿 心房颤动转复为窦性心律后，左、右心功能并不一定同时恢复，尤其是二尖瓣和主动脉瓣病患者，左心机械功能的恢复明显迟于右心室，因而可发生急性肺瘀血，出现左心功能衰竭、肺水肿。多发生在复律后 1～3h，约占 3%。应立即给予强心、利尿、扩血管药物治疗。亦有人认为急性肺水肿是由于肺动脉栓塞所致。

4. 栓塞 复律成功后心房有节律的收缩可使附壁血栓脱落形成动脉栓塞。栓塞的发生率为 1.2%～5.0%，多见于心房颤动持续时间较长，左心房显著增大的患者，尤以术前未接受抗凝治疗或未达标者为多。其后果因栓塞部位的不同而异。常发生在复律后 24～48h 内，由于电复律后心房的机械收缩功能可延迟恢复，故栓塞也可在电复律后 2 周内发生。

5. 心肌损害 临床表现为局部性 ST 段暂时抬高，血清 CK - MB、cTnT/cTnI 轻度升高。心肌损害的程度与复律能量、电极面积、反复多次电击及两电极安置的距离有关。因此，应避免使用不必要的高能量，宜用适当大的电极，并避免两电极距离过近。

6. 皮肤灼伤 几乎所有患者在电复律后电极接触部位均有轻度皮肤灼伤，操作时电极按压不紧、导电糊不足时或连续电复律时较为明显。通常无须特殊处理。

（陈 慧）

# 第二节 阵发性室上性心律失常的导管射频消融治疗

导管射频消融（radio frequence catheter ablation，RFCA）治疗阵发性室上性心动过速是 20 世纪 80 年代开始并得到迅速发展和成熟的技术，目前广泛应用于各种顽固性快速性心律失常的治疗。射频的原理是指能够进行能量相干电离辐射的电磁波，由交变的电场和磁场所组成。目前用于心脏组织射频消融的发生器多以双极方式输出连续未调制的正弦波。此种波形在消融时既可使组织有一定的程度损伤，又不易发生凝血及电极与组织发生粘连，如经过调制的波形，则可产生电火花使组织切割或引起血液凝固和炭化组织的功能（电凝作用）。

射频电流可产生三方面的生物学效应。①热效应：射频电流使局部发热，导致温度升高，使得细胞内、外液蒸发，局部组织发生凝固性坏死。这种局部细胞成分破坏和组织热凝固性坏死则是治疗快速性心律失常的主要选择理由和可能机制的解释。②电离效应：应用直流电时，细胞液中电解质成分可在正、负极间运动，由于射频电流不断变化，不产生永久性磁场，因而不产生电离效应。③法拉第效应：为生物组织在输入 50～1000Hz 交流电时人体产生最大的感应电效应，而当频率大于 300kHz 时，此种效应基本消失。

射频是一种高频的电流，常用 300～1000kHz，有可控脉冲时限，可分级输出功率（10～150W），并有自动切断输出功能。射频作用于组织时主要依据其产生的热效应。一般来讲心脏组织在 40℃ 以下无明显损伤，40～49℃ 则为可逆行损伤，而 50～60℃ 则可能发生坏死。因此，在术中采用温度控制导管，可以更少地损害心脏组织。因而不会产生对人体不利的法拉第效应。

阵发性室上性心动过速广义上包括有不恰当的窦性心动过速、各种类型的房性心动过速、心房扑动、心房颤动、房室结折返性心动过速、房室折返性心动过速等。狭义上仅仅指房室结折返性和房室折返性心动过速两种，也是本章节主要描述的内容。

阵发性室上性心动过速发生的机制一般认为有两种，一是冲动发生异常加速，二是传导途径的异常，即存在两条或以上径路，一般认为在异常的传导途径中还具备有：①其中一条途径存在有单向传导阻滞。②两条途径中有不同的传导不应期，易于折返后的激动能够再次传导。因此，在射频消融治疗前进行相关的心脏电生理检查，明确其发生机制和形成折返的途径是相当重要的。

阵发性室上性心动过速进行电生理检查的主要内容有：①诱发心动过速的方式是否有固定方式。②了解心动过速发生时心房的激动顺序，用以判别可能的折返位置。③了解心房、心室或希氏束和束支等是否参与心动过速的折返环以及对各种刺激（如心房或心室）的反应等。④如果是单纯进行电生理检查，还要了解药物或其他措施对心动过速的影响。

# 一、射频消融治疗阵发性室上性心动过速的指征

## （一）射频导管消融治疗房室结折返性心动过速的适应证

（1）阵发性心动过速发作频繁，且持续时间较长。

（2）阵发性室上性心动过速发作时药物难以控制。

（3）发作虽然较少，但每次发作可伴有血流动力学的改变，如血压下降，有些患者临床上可能出现头晕、黑朦甚至晕厥等症状。

（4）虽然发作持续时间短，容易终止，但发作频繁，给正常的生活或工作带来影响。

尽管以上条件为进行射频消融治疗的适应证，但随着电生理检查技术和射频消融技术的日益成熟，在实际临床中需要进行射频消融的适应证在不断扩大。一般认为，只要有明确室上性心动过速的发作，就应该进行消融治疗。

## （二）射频消融治疗房室折返性心动过速的适应证

（1）显性预激综合征（并发有快速房性心律失常，尤其是伴有心房颤动），尽管有时并没有阵发性室上性心动过速发生的患者。

（2）显性或隐匿性房室旁道并发有逆向型或顺向型房室折返性心动过速者。

（3）并发有房室折返性心动过速，发作频繁，或发作少但难以药物终止，或发作时伴有血流动力学的改变，甚至有黑朦或晕厥者。

（4）虽有发作，但次数少，甚或没有发作，或有特殊职业（如高空作业、飞行员及驾驶员等）的显性预激综合征患者。

同样随着医疗条件的改善，需要进行射频消融的适应证也在不断扩大。

## （三）房性心动过速射频消融的适应证

（1）临床上呈现持续性心动过速（亦有学者称之为无休止性心动过速）。

（2）虽然不呈持续性，但反复发作、症状严重，甚至影响正常工作和生活。

（3）心室率虽快，且临床上能够承受或无症状，但产生心脏扩大。

（4）并发有器质性心脏病如高血压、冠心病、瓣膜病及心肌病等，快速的心室率加重或诱发心绞痛、血压下降、心力衰竭，甚至产生晕厥等。

## （四）心房扑动和心房颤动的适应证

社会的发展和生活水平的提高使得有些疾病的发生率也越来越高，而且随着年龄的增加发生冠心病、高血压、心力衰竭等机会增加，如果发生心动过速可加重原发病，故而应尽早进行手术治疗，以便尽早得到根治。尽管如此，在病例选择上还是应该根据临床上和患者的具体状况来指导治疗方式的选择。

# 二、操作步骤

一般认为进行经导管射频消融治疗的基本过程可以简单叙述为：术前处理、常规电生理检查、射频导管消融术及术后处理等步骤。但在实际操作过程中也应根据具体患者和术者的情况而定，例如，如果术者的技术相当娴熟并对电生理有较深的造诣，对于简单的显性预激综合征可直接行单导管消融。

## （一）术前处理

（1）一般检查应详细询问病史和体格检查，了解发生心动过速与诱因间的关系，检查血常规、血小板，出、凝血时间，肝、肾功能，电解质，心电图，胸片，超声心动图，排除并发其他器质性心脏病等。

（2）术前停用一切抗心律失常药物至少5个半衰期以上，尽量避免应用可能对心脏电生理有影响的药物。

（3）准备和检查好手术中需要的各种仪器设备，以保证手术需要（最好各种规格的导管及鞘管均有备货，需要充电的仪器及时充满电）。

（4）与家属及患者谈话时应让其清楚地了解手术的目的和结果，术中可能出现的意外（并发症）或不可预测的意外和预防措施等，并签署手术同意书和委托书。

（5）备皮和饮食准备：手术前需要进行备皮，区域一般为颈部、左右锁骨下区和左右腹股沟区。术前4h内禁止进食。对睡眠不好者或精神紧张者可适当加用镇静药物。

## （二）电生理检查

电生理检查是进行射频消融治疗的关键步骤。此时，诱发心动过速的条件、窗口、参数等对诊断、定性、治疗和对预后的评价有着较为重要的影响，因此，这是必不可少的步骤和操作过程。

1. 电生理检查必需的设备  临床电生理检查是一项操作复杂的有创性检查，其基本技术为心导管术，故除了必须严格掌握检查的适应证，由技术熟练和经验丰富的医生操作及指导外，还应具备以下条件：①必须具备有一个严格无菌、面积和空间较宽敞的心导管室。②备有不同规格或种类的心导管以适用于不同类型的患者。③备有各种规格的动脉或静脉穿刺针、套管、扩张管、扩张鞘及导引钢丝。④具备带有电视监视器的X线机（最好带有可转动的球管）和手术台。可上下左右及前后角度旋转。⑤具备带有心电示波器的多导电生理记录仪（电生理记录仪具备高分辨率，同步流动波型可任意冻结回顾）。⑥程控心脏刺激仪应具备：能发放 $S_1S_2$（$S_1S_2S_3$ 甚或是 $S_1S_2S_3S_4$）等刺激或自动递减造成 5～20ms、$S_1S_1$ 定时刺激及 $S_1S_2$ 定数刺激，$PS_2$、$RS_2$ 能同步程控期前收缩刺激，具有发放起搏脉冲功能，电源应选用直流电。⑦心电监护仪和电除颤仪。

2. 电极导管的放置

（1）右心腔内导管的放置：一般多采用经皮股静脉穿刺，可选择右侧或左侧，根据病情需要或操作者的习惯和方便程度。操作步骤为：常规无菌双侧腹股沟区，并铺消毒手术巾；确定腹股沟韧带，在韧带下方1~3cm处，用左手中、示指触诊股动脉，在其内侧 0.5～1.0cm 处穿刺。先用1%利多卡因2~4ml 做皮肤及血管周围浸润麻醉，亦可沿预定方向穿刺，可以行试验性穿刺，以确定穿刺方向。用手术刀开一小口，必要时可分离一下皮下组织（大多数情况下不用分离），术者用左手中、示指按住股动脉，将穿刺针与皮肤呈30°角，向股静脉穿刺，在穿刺针后接一注射器并形成负压抽吸，针尖进入血管后，可以有血液回进注射器。我们的经验是将穿刺针沿股动脉内侧 0.5cm 平行进针（这样进针可感觉到动脉的搏动，从而避免误入动脉形成动静脉瘘），到底后回抽，边退边回抽，直至有回血，然后固定穿刺针撤离注射器，并将导引钢丝软头送入针孔，固定穿刺针，保留钢丝于血管内；沿钢丝送入扩张管和外套管，然后撤出扩张管及钢丝，在X线下送导管于预定位置。

电极导管放置部位：①希氏束电极导管：送2极或4极或多极电极导管由右侧股静脉经髂静脉、下腔静脉及右心房下，于三尖瓣口附近，部分电极导管可跨过瓣口。心腔内电图可有心房波（A波）和心室波（V波）以及两者之间有一双向或单向的希氏束电位（H波）。②高位右心房电极：送2极或4

极电极导管由股静脉经下腔静脉至右心房与上腔静脉交界处。③右心室电极：送 2 极或 4 极导管由股静脉经下腔静脉至右心房，并在 X 线后前位，将导管尖端左旋并推至右心室尖部。④冠状静脉电极（左心房电极）：将 10 极或更多极导管经由锁骨下静脉或颈内静脉（如能从股静脉进入更好，一般来讲，此途径进入冠状静脉窦可能很难，需要一定技术经验和对解剖结构的熟悉），在 X 线透视下送入右心室，并在三尖瓣环与下腔静脉之间寻找冠状静脉窦口。一般认为后前位 X 线投影，冠状静脉窦口位于脊柱中央，将心导管送至三尖瓣口，然后将顶端电极后撤至下腔静脉口上方，再逆时针旋转，即可进入。亦有人采用左前斜位 30°，此时三尖瓣环为一时钟面面向操作者，记录到 H 波的导管顶端相当于 12～1 点钟，5 点钟位即为冠状静脉窦口。大多数冠状静脉窦口多为椭圆形喇叭口状，亦有报道冠状窦口为扁平状，故多选较细导管电极如 6F 或 5F。电极导管进入冠状静脉窦口的标志是在后前位透视时，冠状静脉窦口位于脊柱中央，导管尖端指向左腋窝。左侧位透视时见导管尖端指向后方（脊柱）。透视下任何角度均见有导管随心脏搏动而跳动。冠状静脉窦导管电极上记录到心腔内电图上均可见有大 A 波（多为正负双极波）和小 V 波（QS 或 rS）。

（2）左心腔导管的放置：左心腔导管的放置多经由股动脉、降（腹、胸）主动脉、主动脉弓、升主动脉逆行至左心室。近年来有学者将经股动脉逆行导管消融失败患者采用房间隔穿刺，导管经由股静脉到达右心房后穿刺房间隔，送导管至左心房或跨过二尖瓣在左心室进行检测和治疗。其操作方法为：

①股动脉穿刺：股动脉位于耻骨联合至髂前上棘连线的中央，其外侧为股神经，内侧为股静脉。一般先用左手示指、中指、环指在腹股沟韧带下触诊并确定其走向，然后在腹股沟韧带中央下方 1～2cm 处以 1% 利多卡因局部麻醉后，做一小切口，左手固定股动脉，右手持穿刺针，针与皮面呈 30°～45°缓慢向下潜行，当穿刺针接触到股动脉时有搏动感，再送入即刺入股动脉。有鲜红血从针孔中喷出来，立即将 J 形钢丝软头自针孔中插入，然后左手固定钢丝，退出穿刺针，将扩张管沿钢丝送入，拔出钢丝及扩张管，并排除鞘内空气，给予肝素稀释液。常规给予肝素 2000～2500IU，若手术延长时，每小时追加肝素 1000IU。在 X 线透视下逆行推送导管到降主动脉起始部将导管头弯曲跨过主动脉弓后缓慢推行至主动脉瓣口处伸直，调整位置进入左心室。

②房间隔穿刺：房间隔穿刺技术是 Ross 等在 1959 年首先创用，近年来随着经皮穿刺动脉逆行插管技术的广泛应用，该法已不常采用。房间隔穿刺的关键在于房间隔穿刺的定位。房间隔位于右心房的后部偏左，与额面和矢状面均呈 45°的夹角，一般多选取卵圆窝上缘作为穿刺点。而卵圆窝在房间隔的中后下方，与希氏束、三尖瓣口上缘处于同一水平，常规下不管左心房大小，只要纵隔不偏，其位置变化不大。

房间隔穿刺点定位法：有很多种定位方法，主要的有根据左心房和脊柱指导穿刺法定位穿刺点。其他房间隔穿刺法还有：主动脉根部导管指导定位法、希氏束电图定位法、心导管指导定位法等。这些方法临床上现已经很少采用。

在实际操作中，很多术者都是将多种方法结合使用，互相弥补其不足。穿刺成功的关键是定位穿刺点高低和穿刺针的方向。目前很多术者都是采用马长生等介绍的操作方法，关键步骤为"后前位定靶点、右前斜位定方向、左前斜位定深度"。

穿刺步骤如下：①患者取平卧位的常规消毒、铺巾，1% 利多卡因局部麻醉；仰卧，按 Seldinger 法行右股静脉穿刺插管，建立静脉通道。用 0.35cm×180.00cm 的导引钢丝到上腔静脉后退出静脉鞘，沿导引钢丝导入房间隔穿刺保护鞘至高位右心房，退出钢丝，由保护鞘送入标准穿刺针，并保持穿刺针尖在鞘内 0.5cm。②在透视下经扩张管送入 Brockenbrough 房间隔穿刺针，保持针尖指向上方，并使穿刺针尖固定于扩张管头端内侧 5mm。③在 X 线透视和心电监护下，缓慢地将扩张管和穿刺针一起退向右心房，同时顺时针旋转导管和穿刺针直到使穿刺针尾端方向指示针指向左后 45°，即时钟 5 点左右的位置。④将导管和穿刺针一起回撤至预定穿刺点处。⑤导管尖顶住卵圆窝后，推送导管有阻力，握持导管的右手可感受到患者心脏搏动。⑥在右前斜位 30°透视下，仔细调整导管的指向，使其顶端与房间隔垂直，表现为穿刺针弯曲消失，走行接近直线。⑦固定导管，将穿刺针轻轻向前推出，针尖即可刺破房间隔进入左心房。经穿刺针注射造影剂，如迅速在左心房显影并散开，表明穿刺成功。如出现房间隔染色，则改换邻近部位再次穿刺。⑧在左心房"冒烟"后测左心房压，显示为左心房压力曲线后，给予肝素2000IU。送保护鞘过穿刺点入左心房内，退出穿刺针，送入细导引钢丝（也可直接行扩张送入鞘管）到左心房扩张穿刺点，由导管鞘送入电极导管到左心房或左心室，沿二尖瓣环进行标测消融。

3. 心脏电生理检查和心内膜标测　常用的刺激方法分级递增刺激（incremental pacing）、连续递增刺激（ramp pacing）、程控期前刺激（programmed extrastimulation，PES）（包括 $PS_2$ 和 $RS_2$ 刺激10ms 步幅正反扫描；$S_1S_2$ 10ms 步幅正反扫描；$S_1S_2S_3$ 或 $S_1S_2S_3S_4$ 刺激10ms 步幅正反扫描）以及短阵猝发刺激（burst pacing）。

心脏电生理检查的内容（详见电生理检查章节）主要通过以上各种刺激来诱发心动过速，了解诱发窗口，评价窦房结和房室结的功能，评价旁道或双径路的功能状态。

4. 分析　将用多导电生理同步记录到的心内电极导管不同部位的心内电图，如高位右心房、希氏束及其他部位的心内电图仔细分析比较并寻找有无异常电活动出现，明确心动过速的发生机制。

# 三、经导管射频消融

在术前准备和电生理检查工作进行后，对心动过速的诊断明确，并对可能存在的异常径路标测清楚，无论是房室折返或是房室结折返性心动过速均需要再次穿刺股静脉或股动脉，置入鞘管，并送消融导管到达相应部位进行消融。

## （一）房室折返性心动过速

房室折返性心动过速的基础即为心房室间存在有异常通路，在一般心电图上可显示的为显性预激综合征，经典型（即 WPW 综合征）是最常见的一种，临床资料上报告的发生率为0.01%~0.31%，男性似多于女性。各年龄组都有，但随着年龄的增大其发生率随之降低。在数据上也许会出现低估现象，主要是因为有的患者预激心电图间歇性出现，影响发现机会，有的患者预激心电图不够明显，难于确切判断，甚至有的只能逆向传导而不能顺向传导的旁路，其心电图从不显现预激图形，但在一定条件下却可利用旁路逆传而发生心律失常。能前向传导的旁路，但未有机会观察到预激波显现者，称为间歇性旁路；完全不能前向传导，而只能逆向传导的旁路，称为隐匿性旁路，仅仅通过心脏电生理检查方法才能证明其存在。

1. 左侧房室旁道

（1）标测常规放置右心室、右心房、冠状静脉窦以及希氏束电极后，首先在心房、心室进行程序刺激诱发心动过速，并以冠状静脉窦电极为参考点，进行标测消融靶点。定位为左侧旁道后，将 X 线机球管位于右前斜30°，将消融电极沿二尖瓣环寻找心室最早激动点或心房最早逆传激动点。

①显性旁道：体表心电图定位，临床上根据心外膜的标测大体上分为：A 型，心前区 $V_1$ ~ $V_6$ 导联上 QRS 波的主波均正立向上，旁道多位于左侧；B 型，$V_1$、$V_2$ 导联主波向下，$V_5$、$V_6$ 导联主波向上，旁道位于右侧；C 型，有许多学者认为不需要分出此型。一般认为，与 B 型相反，$V_1$、$V_2$ 导联主波向上，$V_5$、$V_6$ 导联主波向下，旁道位于左侧。根据 δ 波向量定位，通过测量 QRS 波的起始向量40ms，来确定旁道的位置。1978 年，Tonkin 等根据心内、外膜的标测及手术治疗的结果提出了以 δ 波向量推测旁道的方法。我们的体会是显性旁道的定位首先应根据 $V_1$ 导联 δ 波向量向上，且 $V_1$ 导联上 R/S > 1，为左侧，$V_1$ 导联 δ 波向下或等电位线为右侧；次之根据 Ⅱ 导联 δ 波向量向上为前方旁道，负向旁道为后方，等电位为外侧；再根据在左前或右前观察 Ⅰ 或 AVF 导联上 δ 波向量，左后或右后观察 $V_6$ 或 $V_2$ 导联 δ 波向量，直立为间隔区，等电位线或负向旁道可能在游离壁。

②隐匿性旁道：此种类型的房室折返性心动过速的患者在普通心电图上无改变，与正常心电图无异，仅仅在施行电生理检查中才能判别出是否为左或右侧旁道，主要原理是没有心动过速发作时窦房结发放的冲动经过心房传导后，经由房室结下传至心室，激动不经过异常的房室旁道下传，故而在一般心电图上并无 δ 波向量，仅仅在一定条件下才能经由旁道顺传或逆传形成心动过速。该类患者在电生理检查过程中，首先采用心房刺激或扫描的方法诱发心动过速，判断旁道的位置；当然亦可采用右心室起搏标测的方法，根据 VA' 逆传最早处（冠状静脉窦为左心房电极）且与 SVT 发作时 VA' 逆传相似，如记

录到 VA′逆传时 A′波重叠在 V 波尾部，该点成功机会更大，满足 A∶V≤1（≥1mV 或 1/4V 波），同时如记录到的 A′波很小常提示导管在心室，不在房室瓣环上。

（2）消融：在确定消融电极与旁道最近时，可将电极尾端与射频消融仪相接，首先步骤是消融参数的选择。一般认为左侧旁道首选温控导管，常规温度为 60℃，能量为 40W，如靶点正确，常在放电数秒钟内即可阻断旁道，并延长至 60s；如 10s 内仍未阻断应停止放电，并重新调整电极位置至电极与旁道最近处，再行消融治疗，消融成功后需加强 60～120s。在整个消融过程中应进行心电图和荧光屏上监测导管位置，一方面观察房室旁道是否阻断，另一方面是显示是否有无心律失常的出现（期前收缩或传导阻滞等），如显性 WPW 成功时 P－R 间期正常预激波消失或是右心室起搏提示室房分离（即无 VA′），房室传导阻滞发生率很低。我们的体会是左后间隔消融时，应注意发生房室传导阻滞的可能，尤为重要的是应避免右心室起搏下放电，因为在逆传消失后未能及时停止起搏，会产生完全性房室传导阻滞。此外，在手术过程中，监测阻抗的变化也很重要，一般阻抗为 70～150Ω，如射频消融时有阻抗升高，提示电极所接触的局部组织温度过高而成为甚至完全炭化，此时应停止放电，撤出导管。现在采用温控导管（可以监测局部组织的温度）可避免。我们的临床实践和动物实验的结果显示温度小于 50°时无效，最佳治疗时温度在 50～60℃。目前认为最适合温度在 60℃，此时组织发生不可逆性坏死，但可避免组织发生炭化，减少并发症的发生。根据我们的经验，如果在放电过程中尽管放电时监控温度在 60℃，但实际所用能量在 10W 以下，不管心腔内电图显示是否有效均应重新标测放电，否则此类患者容易复发。

2. **右侧房室旁道** 基本过程与左侧相似，显性旁道的体表定位见左侧显性定位。与左侧不同点为右侧旁道的标测不像左侧那样有冠状静脉窦作为标志，最好应用 Halo 电极导管（但该导管费用较贵），在右侧旁道标测时大多采用左前斜 45°，使三尖瓣环像一钟盘，面对操作者，冠状静脉窦口大约为 5 点钟，为右后间隔；12～1 点钟相当于希氏束，11～12 点钟为前间隔，3 点钟相当于右中间隔，9 点钟相当于右侧游离壁。在实际操作中以上述假设标记，使用大头导管逐区标测，并判断靶点位置。当然也有术者在后前位下进行标测和放电（这是指必须有很熟练的技术和对解剖结构相当熟悉者）。

判断射频靶点的标准和注意点：①有 A 波和 V 波，A 波小于 V 波，A 与 V 之比在 1/10～1/4。②A 波与 V 波贴近融合，或其间有碎裂波。③右侧消融时，大头导管贴近三尖瓣环，固定有一定的难度，不易消融成功，此时可通过采用 Swartz 长鞘来增加导管的稳定性，而非选择加硬导管（尤其是在游离壁旁道）。右侧旁道可能位于折叠的心房组织下或是接触不好，故需要能量较大，为 30～50W，有时需要更大能量，但不能无限制地盲目增加能量。时间上由于接触不好，温度常不稳定，故常常采用较长时间，为 120～240s。尽管温控导管设定温度为 60℃，但我们的经验是如温度达到 50℃以上，即可有效，放电能量多在 40～60W。④一般不需要抗凝，如操作时间过长或射频次数较多时可适当应用肝素，近年来，我们的体会是无论是否为左侧或右侧房室旁道均应使用肝素，一般剂量为 2000IU。⑤放电时最好在透视下进行（如果在三维系统下或多导仪器记录腔内电图不受放电干扰，基线和图像相当稳定下可以不采用 X 线透视），因为右侧旁道标测时由于有隔瓣的影响常常导致导管移位，尤其在心动过速时放电，如果有效，则可致心动过速突然终止，大头导管产生移位，偶可对房室结产生损伤，甚至不可逆，产生不必要的麻烦。

3. **慢旁道** 是指位于交界区内具有慢传导特性的隐匿性旁道，其临床特点为：多见于儿童和青少年，心动过速持续时间长，药物治疗效果不佳。心电图特征为：SVT 时 P′波在 Ⅱ、Ⅲ、aVF 导联上倒置，aVR 导联上直立；RP′大于等于 P′R。电生理特征：①心室刺激或 SVT 时最早激动点在冠状窦口附近。②经旁道的室房传导呈递减或文氏现象。③心室起搏 V、A 波不融合，有等电位线，故消融时应寻找最早激动点处为靶点。

4. **房室折返性心动过速射频消融成功标准** 射频成功后重复电生理检查出现下列指征时可认为成功：①与射频前相同条件下，心房扫描和递增刺激不能诱发 SVT 的发作。②心室起搏刺激出现有房室分离，或虽有室房逆传，但证实为逆传经房室结上传。③应用异丙肾上腺素后与射频前条件相同下电生理刺激仍不能诱发 SVT。

### （二）房室结折返性心动过速

房室结折返性心动过速是临床上阵发性心动过速中较常见的种类之一，多数学者认为占阵发性室上性心动过速的 50%~60%，女性多于男性，多于 40 岁以前发病，青少年者多见。一般认为房室结双径路较为满意的发生机制解释是由 Moe 等在 1956 年首先提出。认为房室结内存在有两条径路，一条为快径，另一条为慢径，在窦性心律下心房冲动从传导速度较快的 β 径路下传，产生一个 QRS 波，冲动也同时从慢径（α 径路）下传，当传到希氏束时，后者已被从快径下传的冲动激动而处于不应期，不再被激动。当发生较早的房性冲动时，由于快径不应期长，房性冲动在快径中受阻，由慢径中缓慢下传，产生延长的 P－R 间期。如果在慢径中下传时间足够慢，使快径能从不应期中恢复，就产生一次心房回波。但如果慢径本身不能及时从其不应期中恢复，不能容许再度前传，则只能产生一个心房回波。如在慢径中下传更为缓慢，在逆传产生心房回波后，有足够时间恢复慢径的应激性，故可形成持续的心动过速。

（1）标测主要用心脏电生理检查的方法，有心房递增刺激和心房扫描，有时用心室刺激或扫描也可诱发。在进行心房扫描时 $S_1 - S_2$（-5ms 或 -10ms）出现有 $S_2 - R_1$ 间期延长 50ms 以上时且诱发 SVT 发作即可诊断。如果增加 1 个额外刺激不能诱发心动过速，则可增加 2 个甚至 3 个额外刺激进行诱发。当然有时还可加用异丙肾上腺素后重复心房刺激或扫描来进行诱发心动过速。

（2）消融主要为房室结改良术，有两种方式，慢径路消融或快径路消融。房室结慢径多位于房室结的后下部，远离希氏束。而快径位于房室结的前上方接近希氏束，容易导致三度房室传导阻滞，目前多不采用。

常用的消融方法有以下几种：①后位法：将 X 线球管位于后前位或右前斜 30°下将希氏电极导管送入 Koch 三角顶部，并记录到清晰的 H 波，然后将冠状窦口与希氏束连线三等分，并将消融导管送至中下 1/3 处进行射频，此方法安全性高，极少发生三度房室结传导阻滞，但成功率低。②下位法：是将球管位于后前位或右前斜位 30°经静脉送消融导管于 Koch 三角顶部记录到清晰的 H 波后将电极向下弯曲，直至 H 波消失且 A/V 之比小于 1 处进行消融。③中位法：与后位法相比是将消融电极导管放置于冠状窦口与希氏束连线的 1/3 处进行消融，虽然其成功率高于后位法外，但其损伤希氏束造成完全性传导阻滞的危险性亦随之而增加。④前位法：此法主要消融房室结快径，但由于易发生完全性房室传导阻滞，很少或不用。其方法为，将 X 线管位于后前方位或右前斜 30°，将消融导管送至 Koch 三角顶端记录到 H 波后将导管后撤 5~10mm，H 波消失或 H 波≤0.1mV 加上 A/V 比大于等于 1，即可作为靶点。

一般认为经过上述定位后消融成功机会较大，其成功的特征为消融过程出现有频率不快的交接性心律，以交接性期前收缩或交接性逸搏为明显，或消融后交接性心律逐渐减少也是成功迹象，如消融放电 30s 后仍无交接性心律，应重新标测。必须注意的是交接性心律出现既是成功的象征（尤其是消融过程中出现快速性交接性心动过速，常常提示快径受到损伤的标志），也是出现完全性房室传导阻滞的迹象，应严格进行心电监护。

（3）消融：目前已经不用非温控消融导管，最常用的选择是温控导管，参数设定为能量选择为 30~40W，温度设为 55℃。我们的体会是只要选择理想靶点，放电时间在 20~30s 内出现交界性心律为有效放电，否则，应重新标测靶点。有效放电后巩固 60~120s，重复诱发窗口，如不能诱发，或出现 A-H 的跳跃，则加用异丙肾上腺素后进行诱发，无跳跃和心动过速者为成功。我们的经验表明对于消融后存在有 $S_2$ 后的回波，如果加用异丙肾上腺素静脉滴注后仍不能诱发心动过速，且经过一定的反复消融过程，则不要强调回波的消失，否则容易出现并发症。由于选择的是温控导管进行消融操作，此时发生作用的参数是温度优先，这种方法可以避免曝光时间过长、过多，保护了自己，也使患者得到益处。必须注意的是虽然成功率显著提高，复发率也明显减低，但如一旦发生房室结的损伤则是永久的，不易恢复。

近年来，由于三维技术的发展，有部分中心开展了在三维系统下的消融治疗，尤其是选择在 EnsiteNAVX 系统下进行所谓的"零曝光"，这是新的尝试。我们的体会是选择尽量低的曝光，可以在安全的前提下进行选择治疗方法。

（4）房室结慢径消融成功的指标有：①房室结折返性心动过速不能被诱发。②重复心房扫描无A-H跳跃现象。③传导受损，虽有A-H跳跃，但不能诱发SVT发作。④静脉滴注异丙肾上腺素后不能诱发SVT发作。有必要一提的是在消融的过程中应该进行电生理的检查，亦即在放电的过程中是否有房室结损伤，一旦发现房室结功能损伤（是指房室结不应期小于400ms，应用异丙肾上腺素后仍小于350ms），此时不管有否A-H跳跃现象，均应该停止手术。

### （三）房性心动过速

随着经皮导管射频消融术消融房室折返性心动过速和房室结折返性心动过速的成功率显著提高，临床上有学者将此项技术也应用于治疗多种房性快速心律失常，包括房内折返性心动过速、自律性房性心动过速、Ⅰ型心房扑动、心房颤动和窦房结折返性心动过速。但房性快速心律失常的发生机制存在多样性，折返环大小不定以及异位兴奋灶可分布于左右心房任一部位，因而消融靶点的标测和消融方法也不尽相同，不同中心其方法和结果报道亦不尽一致。由于其临床表现和电生理机制上的复杂性，经射频消融治疗房性心动过速的病例数尚不多。尽管目前部分中心采用三维标测的新技术，但方法学上尚有一定的不成熟性，成功率维持在90%左右。不过相信经导管射频消融术将成为房性快速心律失常类型的主要和首选治疗手段。

本节主要介绍房性心动过速的射频消融治疗。

1. 适应证　近年来由于消融技术的不断提高和成熟，成功率不断提高，并发症控制在较低水平，因此，进行房性心动过速消融的适应证也不断增高。需要进行射频消融的适应证有：①发作时伴随症状明显，且药物不能终止或难以控制，或不愿意长期药物治疗的患者。②伴有阵发性心房颤动的房性心动过速或心房扑动，药物不能终止或不愿接受药物治疗。③有心动过速发作且伴有器质性心脏病者。

2. 机制　房性心动过速的发生机制分为折返、触发活动和异常自律性三种。药物试验和电生理检查有助于明确其发生机制。目前，文献所报道的经导管射频消融治疗房性心动过速病例多属折返性和异常自律性增高。需要指出的是，在射频消融房性心动过速之前，首先应明确房性心动过速的诊断。可通过病史、心动过速时体表心电图和电生理检查方法与其他室上性心动过速如房室折返、房室结折返和持续性交界性折返心动过速相鉴别，以免误消融或引起不必要的损伤和并发症。在鉴别诊断中，应充分认识到静脉注射腺苷也可终止约25%的房性心动过速，因此不能完全依据腺苷的作用来区别室上性心动过速的类型。

一般认为房内折返性心动过速多呈阵发性且多数患者既往有心脏手术史，尤其是先天性心脏病心房修补术后。发生心动过速的折返环常常位于手术瘢痕和心房修补片处。目前文献报道房性心动过速射频消融的成功率可达90%~100%，但复发率也较高，为14%~20%，并发症极低。尽管如此，学者认为在进行心房射频消融时需要注意的是心房壁较薄，消融时所用的射频能量不宜过大，采用温控导管可能更佳，同时避免导管过度顶压心房。房性心动过速的诊断标准：①心动过速时心房率为100~240次/min（周长250~600ms）。②心动过速的P波电轴和（或）形态以及心内激动顺序与窦性心律时不同。③适时心房期前刺激可诱发和终止或重整心动过速（见于房内折返性心动过速）。④心内电生理检查排除AVRT和AVNRT。自律性增高的房性心动过速的特点有：①持续或慢性持续性快速房性心律失常，心房率变化较大，有"加温"和"冷却"现象。②心房程序期前刺激不能诱发和终止心动过速。

有时房性心动过速粗看与房室折返性心动过速相似，此时可以采用心室起搏或应用静脉注射腺苷（ATP）来加以鉴别诊断。

3. 标测　房性心动过速的有关射频消融术治疗所需的设备条件、准备工作和人员要求基本上与一般射频消融治疗相似。对有心脏手术史的患者，应详细了解手术方式和过程，尤其是心房切口和修补的部位，以便推测折返环缓慢传导或单向阻滞可能存在的区域。结合临床心动过速时体表十二导联心电图P波形状粗略判定房性心动过速的起源，起源于左心房的房性心动过速，其Ⅰ、aVL导联P波倒置，aVR导联P波直立。起源于右心房的房性心动过速，Ⅰ、aVL导联P波直立，aVR导联P波倒置。

进行房性心动过速的电生理检查和射频消融术同样需要经颈内静脉或左锁骨下静脉、双侧股静脉放置相应的电极导管在冠状静脉窦、高位右心房、希氏束和右心室的部位。常规采用心房程序期前刺激和

（或）分级递增刺激诱发房性心动过速，必要时静脉滴注异丙肾上腺素后重复上述刺激或维持心动过速。寻找到一个或多个重复性好的诱发方法是准确标测消融靶点和判定消融成功的重要条件。

首先根据心动过速时 HRA、CS 和 HBE 处所记录的心房激动顺序，判明房速起源于左心房或右心房。左心房房速一般采用经股静脉穿刺房间隔术，将标测和消融导管送入左心房，并静脉注射肝素2000～3000IU。目前常用的消融靶点标测方法有：①激动顺序标测法，根据标测和消融导管远端电极所记录心动过速时心房激动的提前程度选择消融靶点。理想靶点的特点是 A 波较体表心电图的 P 波提前25～40ms，并且最好 A 波前常伴有碎裂电位。激动顺序标测法简单、准确和成功率高，目前许多文献报道采用此方法。国内有学者提出用一根消融导管在参照点附近移动标测，如标测到更加提前的心房激动，此导管改做参照点。此时可用另一根消融导管再行标测并互为参照，类似"蛙跳"，直至有一根消融导管记录到提前最早的 A 波，即为消融靶点。②隐匿性拖带标测法，根据隐匿性拖带时刺激至 P 波间期的长短确定房速折返环的缓慢传导区和其出口选择靶点。房速时，消融导管的远端大头电极移置到 A 波提前并伴有碎裂电位的部位，以较房速周长短20～30ms 的周长起搏大头电极，发生隐匿性拖带后测量 S－P 间期。如 S－P＞40ms，表明远端电极位于折返环的缓慢传导区。S－P＜40ms，则表示大头电极处在缓慢传导区的出口，此部位消融成功率高。有作者认为两种标测方法合用可提高成功率和减少消融放电的次数。

近年来，很多心脏中心都采用了三维标测的方法，大大提高了其对病灶定位的准确性。目前，我们基本上对所有类型房性心动过速（无论是外科术后或其他原因所致）都采用三维系统（Carto 导航系统和 EnsiteNAVX 系统）进行标测和消融。三维系统不仅在操作方面减少了 X 线对术者和患者的损伤，而且对房性心动过速的发病机制判断有较大的帮助。对提高放电的准确性有了显著的改善，还减少了并发症的发生。

4. 消融射频　输出功率为20～30W，如心动过速终止（需排除放电时房性期前收缩终止心动过速），继续巩固消融30～60s。试放电10s 内房速不终止，则需重新调整大头电极的位置和标测靶点，不应在相同部位盲目延长放电时间和加大输出功率。目前主要倾向房速的消融应采用温控导管来进行，常规设计温度为50～55℃，能量设计在40～50W。一般认为，试放电消融3～5s 内房速终止是预示消融成功的可靠指标。放电消融过程中，要严密监测射频阻抗和患者的症状，一旦阻抗增高或患者诉胸痛应马上停止消融。巩固放电后即刻和30min 时按消融前房速的诱发方法反复刺激心房，房速不能诱发者，静脉滴注异丙肾上腺素使心率增加20%后，重复上述刺激，仍未诱发房速则为消融成功。

同样的是近年来我们采用的三维标测和消融方法多选择冷盐水灌注导管进行消融，一般参数设计为温度43℃，能量30W，盐水灌注流量17ml/min。需要注意的是冷盐水灌注导管消融后有效时间可能延长至20～30s，因为使用盐水灌注可能使温度上升减慢。

因此，我们认为对于诊断为房性心动过速的患者，如果能诱发持续性房性心动过速，且条件许可下，应该尽可能采用三维标测的方法进行消融，此法不仅简单，而且节省时间，减少患者的痛苦和不必要的并发症。目前标测的方法有多种，诸如 Carto 和 EnSiteNAVX 系统等。

### （四）窦房折返性心动过速

窦房折返性心动过速的临床发病率低，多发生于老年人和器质性心脏病患者。实际上大多数学者认为其属于房性心动过速中的一种。研究证实，窦房结折返性心动过速的折返环并非仅限于窦房结内，而是由窦房结和结周心房组织共同参与，窦房折返环的形成机制尚不清楚。

一般认为窦房折返性心动过速的诊断标准有：①心动过速时体表心电图 P 波电轴和形态以及心内心房激动顺序与窦性心律时完全相同。②心房程序刺激能诱发和终止心动过速。③心动过速与窦性心律转换时有心率的突然和明显变化。④电生理检查排除 AVRT 和 AVNRT。

电生理检查和射频消融方法与其他心动过速电生理检查和消融方法相似，亦即通常经静脉将多极电极导管送至 HRA、HBE 和 CS，消融前行电生理检查评价窦房结功能，包括窦房结恢复时间和传导时间。心房程序期前刺激诱发窦房折返性心动过速，明确可靠的诱发条件。将消融导管经右股静脉送至右心房界嵴上方，在上腔静脉与右心房前侧交界处精细标测心动过速时最早的心房激动电位。以记录到较体表心电图 P 波提前 30 ~ 50ms 的 A 波部位作为消融靶点，部分患者同时记录到碎裂电位。通常采用温控导管试放电消融 10s，设计温度在 50 ~ 55℃，观察消融反应，如放电数秒内心动过速终止，则继续巩固放电 30 ~ 60s。需要注意的是消融靶点常邻近膈神经行走处，消融前最好先以高电压起搏消融大头电极，观察有无膈肌抽动，避免消融过程中阻断膈神经，引起膈肌麻痹。消融后除常规行心房程序刺激证实消融是否成功外，还应复查窦房结功能。

当然我们还应该可以选择三维系统（Carto 和 EnSiteNAVX 系统）进行标测和消融。大部分该类心动过速可以通过这种方法获得成功。冷盐水灌注导管效果更佳。

由于射频消融治疗窦房折返性心动过速的病例数较少，目前对消融部位和窦房结功能受损的状况尚不明了。尽管有学者认为消融的部位实际上是参与折返环的结周心房组织，而非窦房结本身，但仍存在消融损伤窦房结的危险，故术前应根据患者心动过速时的症状、基础心脏病和药物疗效，权衡射频消融的利弊。

# 四、并发症

经导管射频消融术发生并发症的可能性虽然较少，但由于其治疗的成功率高，远期预后好，因此控制并发症的发生显得尤为重要。

1. 严重的心律失常　主要为发生心室颤动和三度房室传导阻滞。心室颤动的原因多为异常的导管刺激，并发有其他器质性心脏病，更多的是射频消融仪的漏电所致。一般处理为电除颤治疗，大多可一次性成功，可继续进行手术。如并发有心脏病，可等到心律失常控制后再进行消融治疗。三度房室传导阻滞的发生则大多数是由于不按常规操作，或异常径路与房室结解剖结构相当接近，或正常房室结结构的变异所致。

2. 心脏压塞　发生率极低。往往与操作者动作过粗或对解剖结构不熟悉有关。急性发作时，患者常表现为烦躁、胸闷、出汗、意识模糊甚至出现意识丧失，通常伴有心动过缓、血压下降等表现。在 X 线透视下可见有心脏搏动减弱或消失，心影扩大。此时，需要与低血容量状态和血管迷走反射相鉴别。一旦确定为心脏压塞后应终止检查，给予心包穿刺解除压塞症状，必要时做心包引流，极少需做外科手术修补。在恰当处理后一般预后均较好。

3. 血气胸　多发生在锁骨下静脉穿刺时，由于针尖方向或进针深度异常或本身局部结构有畸形所致。肺压缩小于 30% 临床可无或有轻微症状，可不处理，临床观察。如压缩严重，临床上症状较重，则应行胸腔穿刺或行闭式引流。

4. 栓塞　多见于年龄较大、有栓塞史或应用抗凝药物剂量不足者。可以发生肺栓塞、脑栓塞、肾栓塞、冠状动脉或脾栓塞等重要脏器的栓塞，引起相应的临床症状。主要为对症处理。

5. 猝死　罕见。多与严重心律失常、心脏压塞、各种栓塞等有关。

6. 三度房室传导阻滞　是较为严重的并发症之一。多与房室结改良或希氏束旁道的消融有关，当然也偶有左侧旁道消融发生者。如果在操作过程中，小心谨慎可以避免其发生。在及时停止放电后，一般观察数日或加用激素和心肌营养药物后大多数可以恢复正常，如在 7 ~ 10d 后仍不恢复，应安装永久心脏起搏器。

7. 外周血管并发症　主要表现为局部血肿、动脉夹层、动静脉瘘或动脉瘤等。如果规范操作、术后正确压迫止血，可以避免发生。血肿发生后如不大可以加压包扎制动等，如血肿较大可切开引流。其他血管并发症必要时进行手术干预治疗。

8. 主动脉瓣反流　多为操作过程中对瓣膜的损伤所致，或是放电过程中造成瓣膜穿孔等。发生后一般采用观察，严重者需要进行瓣膜的修补或换瓣术。

9. 急性心肌梗死　罕见。国外有文献报道，多为放电部位不当，或操作不正规所致。

（陈　慧）

# 第三节　心房扑动的导管射频消融治疗

## 一、典型心房扑动

心房扑动（简称房扑，atrial flutter）是心房快速而有规律的电活动，频率在250~350次/min之间，至少在一个体表心电图导联上心房波间无明确的等电位线。典型房扑是右心房内大折返性心动过速，典型房扑的折返环依赖于下腔静脉和三尖瓣环之间峡部的缓慢传导，折返环的前方是三尖瓣环，后方是上腔静脉、界嵴、下腔静脉和欧氏嵴（Eustachian ridge）。心内电生理检查会发现，在典型房扑时沿三尖瓣环的心房肌有一致的激动顺序，左心房被动激动。

围绕三尖瓣环逆时针折返的典型房扑临床上最常见（普通型），此时右心房游离壁和前壁较厚的梳状肌自上而下顺序激动形成较大的心电向量，对于在体表心电图Ⅱ、Ⅲ、aVF导联上形成向下振幅较大的锯齿波（F波）起重要作用，锯齿波的上升支和下降支不对称，上升支的斜率较快代表了右心房游离壁和前壁的激动顺序，激动通过峡部时的缓慢传导则形成锯齿波之间（上升支后）起伏平缓的基线。而围绕三尖瓣环顺时针折返的典型房扑（少见型），右心房游离壁和前壁较厚的梳状肌自下而上顺序激动，在心电图Ⅱ、Ⅲ、aVF导联上形成向上振幅较大的锯齿波，下降支的斜率较快代表了右心房游离壁和前壁的激动顺序。围绕三尖瓣环逆时针折返的典型房扑患者，心房扑动波在$V_1$导联一般直立，而顺时针折返的典型房扑则在$V_1$导联形成倒置或宽的双向心房扑动波。心房扑动波的体表心电图极性和形态除与右心房围绕三尖瓣环心房肌的激动顺序有关外，还与右心房激动传入左心房的部位以及左心房的激动顺序和方向有关，也与左、右心房的大小和形态等有关。围绕三尖瓣环逆时针方向折返的房扑，心房电活动一般通过房间隔下部左、右心房之间的连接冠状静脉窦激动左心房；而围绕三尖瓣环顺时针方向折返的激动波多通过房间隔上部Bachmann束传导到左心房，但有时也可以通过房间隔下部左、右心房之间的连接传导到左心房。因此，顺时针折返的典型房扑左心房的激动顺序和方向变化较大，体表心电图上的心房扑动波特点变化也较多。近来有研究表明，行房颤导管消融术后的患者再发围绕三尖瓣环的房扑时，体表心电图上F波更不具有特征性，提示左心房的激动顺序在房扑体表心电图F波的形成中也起着重要的作用。

近年来的研究表明，部分依赖于三尖瓣环与下腔静脉之间峡部缓慢传导的房扑，其折返环并不是完全围绕三尖瓣环，有些折返环可能位于低位右心房或在下腔静脉口附近，即房扑时心房激动能够横向通过界嵴或欧氏嵴。这些折返环相对较小、折返径路也不完全相同的房扑临床中较少见，在心内电生理检查时可以被诱发，但也多不稳定。其在体表心电图上所形成的心房扑动波极性和形态也会有相应的改变，心房扑动波在Ⅱ、Ⅲ、aVF导联可能不再具有上述特征性的振幅较大锯齿波样形态。依赖于三尖瓣环与下腔静脉之间峡部的缓慢传导是这些房扑与典型房扑之间的共性，但其又有别于真正的传统意义上的右心房大折返环性典型房扑，把它们一起共同称为峡部依赖性房扑有其合理性，因缓慢传导区和产生隐匿拖带的部位都在下腔静脉和三尖瓣环之间的峡部，并且该部位的成功线性消融也能有效预防这些房扑的发生。

## 二、典型心房扑动与心房颤动之间的关系

下腔静脉和三尖瓣环之间的峡部是典型房扑折返环中的缓慢传导区，在此部位成功线性消融可以终止峡部依赖性房扑，预防房扑的发生。在对典型房扑进行导管射频消融治疗的临床研究中已经注意到，术前并发有房颤的典型房扑患者，在成功右侧峡部线性消融后，部分患者房颤的发生也减少或消失；也有研究表明，对于临床上药物治疗无效、反复发作的阵发性或持续性房颤患者，在应用抗心律失常药物治疗的基础上，进行右侧峡部的线性消融也可以有效预防部分房颤的发生。所有这些研究均提示，下腔静脉和三尖瓣环之间的峡部，在房颤的发生和持续中有一定的作用。但是对于多数伴有典型房扑的房颤患者来说，单纯右侧峡部线性消融是不够的，即使合并应用抗心律失常药物进行治疗，随着时间的推移

房颤的发生率会继续增高到70%。Kumagai等的研究提示，对于伴有典型房扑的房颤患者在行右侧峡部线性消融的同时进行肺静脉电隔离，即使在不用抗心律失常药物的情况下也可以有效降低术后房颤和房扑的发生率。近来Wazni等人通过对108例伴有典型房扑、房颤患者的随机对比研究发现，虽然在单纯肺静脉电隔离的早期典型房扑的复发率较高（55%），但在8周以后不用抗心律失常药物只有约5%的患者由于典型房扑反复发作需要行右侧峡部的线性消融；在平均每名患者进行1.1次肺静脉电隔离手术后1年，只有3%的患者需要服用抗心律失常药物来预防房颤，提示单纯肺静脉电隔离就可有效预防绝大多数典型房扑和房颤的发生。该研究的对象除阵发性房颤患者外还包括了44例（40%）持续性或永久性房颤患者。

在接受肺静脉电隔离治疗的房颤患者中，约有16%的患者伴有非药物引起的典型房扑，这些患者在多次体表心电图或12导联动态心电图检查中所记录到的房性心律失常有至少一次符合典型房扑的特点；而在典型房扑患者中房颤的发生率在50%~70%或更高。部分房颤患者在接受药物治疗时可能会出现典型房扑，是由于药物引起心房肌功能性的传导阻滞，折返激动只能围绕某一相对固定的径路进行，从而形成规律的大折返性心动过速——典型房扑，这点已被动物实验和临床研究所证实。房颤的发生机制复杂，起源于心房和心脏静脉不同部位的异位兴奋灶，反复发放的快速心房电活动是房颤发生的触发因素（trigger）。而心房内由于功能性或解剖性传导阻滞或缓慢传导，所形成的多个小折返，是房颤得以发生和持续的基础或基质（substrate）。有研究表明在伴有典型房扑的房颤患者中，85%以上的房颤也是由起源于肺静脉的异位激动诱发，并且这些起源于肺静脉的异位激动也可在诱发典型房扑后进一步使其转化为房颤。近来的许多研究发现，房颤时心房内的多个折返环并不是完全随机和无序的，多个折返环中的一个在房颤的发生和持续中可能起到主导折返环的作用。因此，与下腔静脉和三尖瓣环之间峡部缓慢传导相关的折返，不但可以引起典型房扑，在房颤的发生和持续中也可能起着重要的作用。在房颤转变为典型房扑时，心房内多个房颤折返波由无规律变得相对有规律，进一步合并、融合（coalescence）为环绕界嵴和欧氏嵴等解剖性阻滞部位折返的典型房扑，抗心律失常药物所引起的心房内功能性传导阻滞有利于房颤向典型房扑的转换。房扑的大折返在碎裂成为足够数量的小折返或微折返后，房扑则演变为房颤。

右侧峡部线性消融预防房颤发生的主要机制，是改变房颤发生和持续的基础或基质。对于并发有典型房扑的房颤患者，在肺静脉电隔离的基础上进行下腔静脉和三尖瓣环之间峡部的线性消融是否合理，目前还没有共识，仍然不清楚术前如何准确识别那些在肺静脉电隔离的基础上可以从右侧峡部的线性消融中获益的房颤患者。如果临床上这些患者心动过速的发生以房扑为主，房颤的发作多继发于房扑之后，且房性期前收缩和短阵房速等心律失常的发作不频繁，单独进行右侧峡部线性消融是否就可有效预防房扑和房颤的发生等也还有待于进一步的临床研究。尽管如此，由于三尖瓣环与下腔静脉之间峡部的线性消融方法较成熟，目前多数中心对于伴有典型房扑的房颤患者，在行肺静脉电隔离的基础上同时进行右侧峡部的线性消融。根据现有的临床研究结果，对所有接受肺静脉电隔离的患者常规行右侧峡部的线性消融是不提倡的。

## 三、非典型心房扑动

非典型心房扑动是指不依赖于下腔静脉和三尖瓣环之间峡部缓慢传导的大折返环性房性心动过速，有时也被称为非峡部依赖性房扑，折返环可位于左心房，也可在右心房。在非典型房扑患者中器质性心脏病更多见，并且部分患者可能有心脏外科手术史，心脏一般也有不同程度的增大。左心房非典型房扑患者伴有器质性心脏病的比例相对更高，可达60%以上。引起非典型房扑的大折返激动，除可围绕二尖瓣环进行折返外，也可由围绕其他解剖障碍、外科手术或其他原因引起的心房纤维化瘢痕、不完整的射频消融线等进行折返。其中，右心房非典型房扑的折返环多位于右心房游离壁；如果患者曾经行Fontan或Fontan改良心脏外科手术，由于术后右心房增大和压力升高以及手术瘢痕等原因，心律失常的产生部位也常常在右心房游离壁。

非典型房扑时体表心电图上也可见到单形的心房扑动波，在一个以上体表心电图导联上可以见到扑动波之间没有等电位线。心房扑动波的具体形态特点与折返环的部位和激动方向以及心房的解剖形态等有关，一般情况下上升支和下降支对称。心房扑动波的体表心电图特征，对典型和非典型房扑的诊断和鉴别诊断有一定的误差。有约10%的典型房扑患者，其心房扑动波在体表心电图Ⅱ、Ⅲ、aVF导联上不表现为上升支和下降支不对称的锯齿波，对于有器质性心脏病和心脏外科手术病史的患者尤其如此。而少数体表心电图具有锯齿样心房扑动波特征的房扑患者，在心内电生理检查和导管射频消融时发现并不是依赖于三尖瓣环和下腔静脉之间峡部的右心房大折返性房扑。非典型房扑的扑动波频率也可以超出250~350次/min这个范围。

非典型房扑与房颤的关系远较典型房扑与房颤的关系密切，有时非典型房扑可能是一种不稳定的心律失常，很容易转化为房颤。在另外一些患者非典型房扑还可以表现为不纯房扑（fibril - flutter），即心房的一部分为房扑，另一部分为房颤，或者其体表心电图特点符合房扑，但心房内标测表现为紊乱心房律或房颤；或体表心电图特点符合房颤，在心内电生理检查时可能发现为房内大折返引起的非典型房扑。需要注意的是，有时符合非典型房扑体表心电图特征的快速房性心律失常，也可能由局限于心房某一部位或某一静脉的快速异位激动驱动心房所致，而非折返机制所引起，这样的心动过速常常表现为阵发性短阵发作的特点。对于伴有房颤的非典型房扑患者，尤其应注意局限于某一静脉的快速激动驱动心房所致。

## 四、心房扑动的诊断及电生理检查方法

在常规心脏电生理检查中，激动标测和拖带技术是诊断大折返性房性心动过速的主要手段，在缓慢传导区有时也可记录到双电位或舒张中期电位。拖带（entrainment）现象为折返性心动过速特有的表现，是起搏刺激进入折返性心动过速的折返环，影响折返环传导和激动的特征性表现。拖带现象产生的前提是心动过速的折返环存在可激动间隙。利用拖带技术可以判断心脏中的某些部位是否在折返环内，是否靠近折返环的缓慢传导区、相对较窄的峡部及其出口。在确定折返环的峡部及其出口的部位后，结合缓慢传导区邻近部位的解剖结构特点，即可以设计有效线性消融的部位和走行方向。

隐匿拖带（concealed entrainment）现象是指自发心动过速时，心房起搏不终止心动过速，使心动过速加快但不出现体表心电图F波形态和心房内激动顺序的改变，并且起搏终止后自发性心动过速立即恢复。其机制为起搏点在折返环的峡部，起搏所引起的心房激动在一些方向上的传导受阻，沿折返环的逆向激动波与前一个顺向激动波相遇而受阻，顺向激动波沿折返环顺向传导，使心动过速加速和持续，在心房内的激动顺序与自发心动过速一致，被重整（reset）的心动过速频率与起搏频率一致。起搏后间期（post pacing interval，PPI）是指起搏所引起的激动波从起搏部位传导到折返环，并经过折返环回到起搏部位所需要的时间，即起搏电极上最后一个起搏刺激信号到终止起搏后第一个自发的局部电位的时间。当起搏后间期与心动过速周长相等或两者之间的差值小于20ms或30ms（ $\triangle$ <20ms/30ms）时，说明该起搏部位在折返环内，也是确定隐匿拖带的主要标准之一；如起搏后间期明显大于心动过速周长，则说明该起搏部位在折返环外。典型房扑产生隐匿拖带的部位在下腔静脉和三尖瓣环之间的峡部，对于围绕二尖瓣环折返的非典型房扑，左下肺静脉与二尖瓣环之间是折返环的缓慢传导区，该部位起搏可以观察到隐匿拖带现象。

冠状静脉由远端至近端的激动顺序不一定就表明非典型房扑的折返环在左心房，部分围绕三尖瓣环顺时针折返的典型房扑，冠状静脉的激动顺序也可能是远端早于近端。有研究表明，符合下列条件之一者可排除右心房内大折返性房性心动过速：①在右心房多个不同部位标测时（一般在8个以上），总的心房激动时间小于50%心动过速周长。②应用起搏拖带技术在右心房内多个部位进行评价时，起搏后间期均大于心动过速周长至少40ms以上；起搏拖带技术在右心房内的评价部位一般不少于3个，包括三尖瓣环与下腔静脉之间的峡部和右心房游离壁，但不包括房间隔和冠状静脉窦。③当右心房激动波间期的变化在100ms以上时，左心房激动波间期的变化小于20ms。上述现象提示，房扑时心房折返激动的大部分时间和路径或缓慢传导区不在右心房，右心房是被动激动。

## 五、三尖瓣环和下腔静脉之间峡部的线性消融

对于典型房扑一般行三尖瓣环和下腔静脉之间的线性消融，导管射频消融的终点是房扑终止，不能被诱发，消融线双向传导阻滞。消融手术需要常规放置冠状静脉窦电极，在没有三维标测系统的情况下，为了进一步明确典型房扑的诊断，有时需要沿三尖瓣环放置 Halo 标测电极；在有经验的中心，尤其是在典型房扑的诊断成立后，则不需要常规放置 Halo 标测电极。左前和右前斜位 X 线透照体位的结合，有助于下腔静脉和三尖瓣环之间峡部的成功线性消融。左前斜位透照的主要意义是判断消融电极导管在三尖瓣环上的位置，自三尖瓣环心室侧至下腔静脉进行逐点消融，保证各消融点基本在一条线上。消融电极导管远端在三尖瓣环心室侧时，可以记录到大室小房波，在消融过程中逐点回撤消融电极导管至下腔静脉，每次回撤导管约 3mm。在电极导管回撤过程中，远端消融电极记录到的心室波逐渐变小，心房波则由小变大再变小，最后消失。在消融时也可以适当增大每一次回撤消融电极导管的幅度，在该部位进行足够时间放电后再向前推送消融电极导管少许进行消融。这样不但可以使射频消融损伤部分重叠，回撤和推送消融导管也可以改变导管远端与组织间的贴靠，以便形成更均匀连续的损伤。在消融电极导管回撤过程中，如果在某一部位电极导管的远端跳动较大，多提示局部心内膜不光滑或有皱褶，甚至有较明显的凹陷或袋状凹陷（pouch），通过改变消融导管远端的弯度使其形成与心内膜不同方式的贴靠，有利于完成该部位的线性消融。右侧峡部线性消融的部位一般在左前斜位 45°透视下位于三尖瓣环最低点略偏外侧，或在三尖瓣环 6 点到 7 点半钟之间。从三尖瓣环至下腔静脉的消融线位于三尖瓣环最低点略偏外侧而不是略偏内侧，主要考虑是三尖瓣环最低点外侧心内膜相对较平整。在消融开始之前，也可以沿预设的消融线在右前斜位下逐点回撤消融电极导管，根据消融导管远端的跳动来评价心内膜的平整情况，从而进一步确定消融线的位置。在回撤过程中如观察到消融电极导管远端的明显跳动，则应尽可能改变从三尖瓣环到下腔静脉消融线的位置，避开心内膜明显不平整的部位。另外，有些患者由于心腔增大，心脏有一定程度的转位，也会影响三尖瓣环至下腔静脉之间最佳消融线的部位。

右侧峡部线性消融可以在房扑发作时进行，也可在窦性心律下、低侧位右心房或冠状静脉窦口起搏时进行消融。在有效放电过程中，可见房扑终止或心房激动顺序的改变等，消融的终点为峡部双向传导阻滞。判断峡部双向传导阻滞的常用方法为峡部消融线两侧起搏，即低侧位右心房和冠状静脉窦口起搏，观察心房激动顺序的变化。起搏低侧位右心房时，心房激动顺序在右心房游离壁是从下至上传导，然后沿房间隔部从上至下传导，提示从低侧位右心房至冠状静脉窦口方向的峡部传导阻滞；起搏冠状静脉窦口时，心房激动顺序在间隔部从下至上传导，然后在右心房游离壁从上至下传导，提示从冠状静脉窦口至低侧位右心房方向的峡部传导阻滞。部分依赖于三尖瓣环与下腔静脉之间峡部缓慢传导房扑的导管射频消融治疗，可能不需要自三尖瓣环至下腔静脉的连续线性消融，在三尖瓣环至下腔静脉之间某一部位局限或灶状消融，即可阻断房扑时通过峡部的心房激动，达到有效预防房扑发生的目的。消融的部位是房扑时心房激动通过峡部缓慢传导区的传导突破口（breakthrough），突破口的部位为通过峡部缓慢传导区或缓慢传导区消融线的最早激动点处。例如，对于围绕三尖瓣环逆时针方向折返的典型房扑，在峡部消融线内侧如标测到最早激动点，则消融线上的相对应部位即为心房激动通过峡部缓慢传导区的突破口。窦性心律时，也可以应用峡部消融线一侧起搏，沿消融线另外一侧自三尖瓣环至下腔静脉进行顺序标测，发现通过峡部的传导突破口。在已行自三尖瓣环至下腔静脉之间线性消融的患者，如果沿消融线仍残存传导裂隙（gap），也可以应用类似的方法确定传导裂隙的部位，然后在该部位补充放电达到峡部消融线成功双向传导阻滞。

近来有研究观察到，心房内不同部位起搏时，上述心房激动顺序的变化可能并不能完全与峡部的双向传导阻滞等同。消融后心房内激动顺序的改变提示已形成峡部双向传导阻滞的患者，经静脉应用异丙肾上腺素后部分恢复了单向或双向传导，甚至能够诱发房扑。也有研究表明，单纯以不同部位起搏出现心房激动顺序的变化作为峡部双向传导阻滞的标准和房扑射频消融的终点，术后房扑的复发率较高。在低位右心房和冠状静脉窦口起搏时，如果在心房激动顺序改变的基础上沿峡部消融线全程可以记录到较宽间距的心房双电位（double potentials），以此作为峡部双向阻滞的标准和射频消融的终点，则可以降

低术后房扑的复发率。仅仅依靠心房激动顺序的变化来判断峡部双向阻滞并不可靠，因为心房的激动顺序受诸多因素的影响，如峡部消融后局部心肌传导速度和不应期的改变、起搏和标测电极导管位置的变化等。普通心内膜标测电极只能覆盖部分心房内膜，而且常常不包括峡部，因此对激动扩布方向的判断有局限性，心房激动顺序的改变有时可能是峡部传导延迟的结果，不能作为双向传导阻滞和成功峡部线性消融的确切指征。沿峡部消融线全程记录到较宽间距的心房双电位（大于100ms）或心房双电位的间距与术前相比增加50%以上，提示峡部传导阻滞；如果在消融线某一部位记录到距离较近的双电位或双电位之间有碎裂电位（fractionated potentials），一般提示没有形成完全阻滞，只是局部的传导延迟或在消融线上有残存传导裂隙，需要进一步消融。此时，在双电位间距离较近或双电位之间有碎裂电位处进行局部消融，就可以获得成功峡部线性消融。另外一个非常实用的方法是在消融线附近的一侧起搏，而在消融线的另外一侧进行标测，例如，在冠状静脉窦口起搏，在消融线外侧标测。如果从起搏部位到消融线外侧的激动时间大于120ms或与术前相比增加50%以上，与沿消融线记录到较宽间距心房双电位的意义一样，提示从起搏部位到消融线对侧方向单向传导阻滞，同样方法也可评价另外一个方向上消融线是否已完全阻滞。应用这种方法只需要冠状静脉窦和消融电极导管，即可完成典型房扑的导管射频消融治疗。

虽然沿消融线记录到较宽间距的心房双电位提示峡部完全传导阻滞，但是在峡部已完全阻滞后，沿消融线有时仍然可以记录到碎裂电位、较宽的单电位（single potential）或三电位（triple potentials）等。这些电位可能来自已阻滞的消融线附近的旁观（bystander）缓慢传导区，后者可能是由于局部存在多个传导通道或是由于多条平行的消融线使峡部消融损伤增宽所致。Shah等指出通过低侧位右心房距消融线较近处不同部位的起搏，观察消融线两侧所记录到的局部心房电位激动时间和方向的变化，有利于鉴别这些电位是代表消融线上的残存传导裂隙还是消融线附近的旁观缓慢传导区。另外，也有研究提示放置横跨峡部消融线的近间距多极标测电极，有利于准确判断峡部是否完全双向传导阻滞，从而进一步降低术后房扑的复发率。

## 六、左下肺静脉和二尖瓣环之间峡部的线性消融

由于右下肺静脉与二尖瓣环之间的解剖结构复杂且进行线性消融的导管操作有一定困难，通过导管射频消融技术在该部位较难完成连续、透壁的线性消融，因此，一般行左下肺静脉与二尖瓣环之间峡部的线性消融，阻断围绕二尖瓣环的折返激动。在行左下肺静脉与二尖瓣环之间的线性消融前，应通过适当的逆时针旋转、回撤和推送等操作，使冠状静脉窦电极放置的足够深，跨过拟行线性消融的部位。环状标测电极一般放置在左下肺静脉口部，作为左下肺静脉的路标，左侧峡部的消融线一般从左下肺静脉口前沿的消融线向下、向前延续到二尖瓣环。消融电极导管留在鞘管外的距离应足够大，消融电极导管远端打弯后通过逆时针旋转和适当推送，使消融电极导管远端记录到大室小房波。大室小房波提示消融电极导管远端已在二尖瓣环心室侧，从该部位开始逐点消融，并通过顺时针旋转、减少电极导管远端的弯度和回撤电极导管等操作，使消融电极导管远端和消融点逐渐到达左下肺静脉口前沿。在消融电极导管从二尖瓣环心室侧到左下肺静脉口之间沿消融线移动时，如果电极导管远端有明显的跳动现象，提示局部左心房内膜面不平整，内膜有折起或凹陷，此时即使该消融线较短也不应选用，因为在这样的部位很难达到连续的线性消融或消融损伤不透壁。在左下肺静脉底部和前沿于静脉口外进行较大范围的节段消融，一般也是成功左侧峡部线性消融所必需的。

二尖瓣环和左下肺静脉之间峡部成功线性消融的指标是，在消融线内侧和外侧起搏时心房沿冠状静脉窦电极激动顺序的改变符合峡部的双向传导阻滞。在消融线外侧起搏时，正常情况下冠状静脉窦应该是从远端到近端顺序激动，在成功消融后消融线内侧的激动顺序则是从近端到远端，或是没有明显的激动顺序。在消融线内侧起搏时，左侧峡部成功线性消融后，消融线两侧相邻标测电极上心房电活动的激动时间明显不同。沿消融线可以记录到较宽距离的心房双电位（大于100ms），或是在消融线一侧起搏时，起搏部位到消融线对侧一邻近部位的心房内传导时间超过120ms，均提示左侧峡部的成功线性消融。目前的导管消融技术完成左侧峡部成功线性消融仍然有一定难度，在有经验的中心成功率可达到

92%，相当一部分患者（68%）需要在冠状静脉窦内沿消融线进行放电。在冠状静脉窦内放电时，温度的设置和能量的输出均不应太高，所用的射频能量与肺静脉口部消融相近或略低。三维标测系统的应用有利于提高左侧峡部线性消融的成功率，另外左侧峡部线性消融有可能增加导管射频消融术心脏压塞并发症的发生率，尤其是应用高能量放电或在冠状静脉窦内消融时。

## 七、心脏三维标测系统在房扑诊断及射频消融治疗中的应用

心脏三维电解剖标测系统（CARTO）的应用有助于房扑尤其是非典型房扑的诊断，可以协助确定折返路径和折返环内缓慢传导区的部位，进一步有利于确定线性消融的部位，完成成功连续线性消融。CARTO标测系统在大折返性心动过速诊断和治疗中的应用，可以明显提高诊断的准确性和导管射频消融治疗的成功率，其在大折返性心动过速诊断和治疗中的应用价值是常规或其他标测技术无法替代的。

在右侧峡部依赖型典型房扑，应用心脏三维电解剖系统对右心房进行激动标测，可发现右心房的激动顺序为围绕三尖瓣环头尾相连的环形运动。应用CARTO标测系统还可以了解从三尖瓣环至下腔静脉消融线路的距离，了解消融线路心内膜的平整程度，并且有利于评价各消融点是否彼此相连呈线性以及消融线是否已达到双向传导阻滞。如果消融线仍有传导裂隙，三位标测系统的应用对于确定传导裂隙的部位和成功补点消融均有帮助。CARTO标测系统的应用价值在有器质性心脏病和心脏有转位或明显增大的患者更为突出。对于非典型房扑患者，三维电解剖激动标测的应用及与拖带技术的结合有利于确定折返环的路径和明确诊断。如果为围绕二尖瓣环的非典型房扑，应用三维电解剖系统对左心房进行激动标测，可发现左心房的激动顺序为围绕二尖瓣环头尾相连的环形运动。另外，双极心内膜电图记录到双电位的部位，常常是缓慢传导区或传导阻滞区的部位，电压标测可发现和确定低电压或瘢痕区，这些信息与房扑时心房激动传导顺序和心脏解剖结构的结合即可确定线性消融的径路。设计合理的连接心脏解剖或功能阻滞部位和瘢痕区的消融线，不但应能阻断环形折返激动，消融线的路径应尽量短，所经过的心内膜应尽量平整，远离心内膜凹凸不平明显的梳状肌部位，并且这些部位线性消融的导管操作较容易完成，否则不能达到连续透壁的射频消融损伤，也就无法保证消融线双向传导阻滞。在有些患者可能有多个折返激动参与心动过速，线性消融的部位如能阻断心房激动的共同传导通道，则能有效预防心动过速的发生，否则对于这些患者则可能需要多个部位的线性消融。

有研究提示，非接触式标测技术（EnSite3000）和网篮状标测电极导管的应用也有利于大折返性房性心动过速的诊断和导管射频消融治疗。但是应该承认即使应用各种特殊的复杂标测技术，目前对于大折返环房性心动过速或非典型房扑的诊断和成功导管射频消融还有一定的困难，主要是如何选择合理而有效的消融线以及如何保证导管消融形成连续、均匀和透壁的损伤，要求术者应有丰富的心脏电生理知识和熟悉左、右心房各解剖结构的相互关系。另外，多数患者有明确的器质性心脏病，心房有不同程度的增大，并可伴有心房瘢痕或纤维化，也给房扑的诊断和导管射频消融治疗带来一定的困难。

## 八、射频消融导管的选择和能量的设定

心房扑动的导管射频消融治疗一般可选用常规加硬温控、8mm或冷盐水灌注温控消融导管。应用8mm和冷盐水灌注电极导管进行消融，由于消融损伤较深和范围较大，可减少放电次数、缩短手术时间，尤其是在应用8mm温控电极导管进行消融时，每一次消融后可适当增加导管的回撤距离。但如果消融线路心内膜不平整、有皱褶，则选用冷盐水灌注电极导管可能有优势。所选用的消融电极导管远端的弯度应较大［大于等于6.4cm（2.5in）］，如可选用蓝或橘黄把消融电极导管（webster, Inc），对于心脏增大的患者尤应如此。如果在消融过程中发现电极导管与心内膜贴靠不稳定，应及时换用长鞘管，如Swartz鞘管右0型（Daig），消融导管经长鞘管到达三尖瓣环与下腔静脉之间，可增加其稳定性。在患者伴有中、重度三尖瓣反流和（或）心脏明显增大时，长鞘管的应用对增加消融导管远端的稳定性更加重要，有利于缩短X线暴露时间和放电时间。

在应用普通加硬温控电极导管进行消融时，温度设置为60℃，能量输出为50～60W，每一点消融30～45s。应用8mm双感知温控电极导管消融时，温度设置为55℃，能量输出为60～70W；应用冷盐水

灌注电极导管进行消融，盐水的灌注速度一般在 17 ~ 25ml/min，温度设置为 45℃，能量输出 35 ~ 45W。在消融时应先选用较低的能量输出，无效时可适当增加射频消融能量和每一消融部位的放电时间，这样有利于降低手术相关并发症。

（员小利）

## 第四节　心房颤动的导管消融治疗

心房颤动（简称房颤，atrial fibrillation）是临床上最常见的持续性心律失常。房颤是一个老年疾病，在 50 ~ 59 岁年龄段房颤的患病率为 0.5%，而在 70 ~ 79 岁房颤的患病率为 5% ~ 7%。房颤不但发病率高、持续时间长，快速不规则心跳可引起心悸、不适感和焦虑等症状，严重影响患者的工作和生活。房颤也可引起血流动力学改变和心肌重构，导致心力衰竭和血栓栓塞（如脑卒中）等严重并发症，已成为严重危害人类健康与生命安全的重要疾病之一。

房颤药物治疗的疗效有限，并存在许多问题，包括因抗心律失常药物应用不当所引起的致心律失常作用等。传统的抗心律失常药物只相对减少房颤的发作，改善患者的症状，不能改善其预后。决奈达隆在没有心力衰竭的阵发性房颤患者中，与安慰剂相比在减少房颤复发的同时可改善患者的预后，但其治疗房颤的有效性不如胺碘酮。长期抗凝治疗虽然可明显减少高危患者的血栓栓塞并发症，改善患者的预后，但也增加出血的风险。因此，房颤的非药物治疗是近年来的研究热点，国内外许多随机对照临床研究证明，应用导管消融治疗房颤的有效性优于抗心律失常药物。近来的注册和配对临床研究表明，导管消融术与抗心律失常药物相比，不但可有效预防房颤的复发、改善患者的症状和生活质量，也可明显减少脑卒中的发生率，提高患者的生存率。导管消融技术治疗房颤的方法学还处在不断发展的过程中，还有不完善的地方，但在房颤导管消融的诸多方面均取得了共识，说明经过 20 年的探索和实践，尤其是经过十余年的发展，房颤的导管消融技术正逐渐走向成熟。

### 一、房颤的发生机制与导管消融治疗方法

越来越多的研究表明，异位局灶性快速冲动发放引起的频发房性期前收缩或房性心动过速（房速）是诱发房颤最常见的触发因素（trigger），而心房内多波折返（multiple wavelets）或转子（rotor）的颤动样传导则是房颤得以维持的基质或基础（substrate）。在部分患者，异位兴奋灶发放的快速连续冲动（focal impulse）可能是房颤发生的驱动因素，心房与异位兴奋灶之间快速电活动的相互影响使房颤得以维持。从目前的定义来看，转子是指房颤时无序的心房电活动中相对有序、快速（高频）的循环激动。长时间（大于 24h）的心房快速激动可引起离子通道重构和功能改变，有利于心房折返激动的持续和异位激动的增加，进而使房颤持续。进一步的心房肌纤维化和结构重构，更有利于房颤的持续。心脏基础疾病的存在也会促进心房肌的电重构和结构重构，有利于房颤的发生和持续。

Haissaguerre 等人的研究发现，多数触发房颤的异位激动来源于肺静脉，但诱发房颤的异位激动也可来源于左、右心房其他部位，包括上、下腔静脉及界脊、冠状静脉窦、Marshall 静脉或韧带等部位。呈肌袖状延伸至所有肺静脉口内 1 ~ 3cm 的心房肌是肺静脉起源异位激动的解剖和组织学基础，通过导管消融阻断肺静脉与心房之间的电连接，标测和消融肺静脉外异位兴奋灶可以有效预防房颤的发生。肺静脉电隔离的终点是心房与静脉之间的电连接被阻断，心房与静脉之间的电活动分离，使起源于静脉内的异位激动不能传导到心房诱发房颤，是目前房颤导管消融治疗的核心技术。对于起源于肺静脉外的异位兴奋灶常常应用局灶性消融技术进行消融。近来的研究提示，对于维持房颤的转子（focal impulse and rotor）需要借助多极篮状电极或多极体表标测技术来识别和判断，并需要特殊设计的软件进行处理和分析，对转子的标测和消融目前仍处于探索阶段。

近来的研究也表明，心脏自主神经的调节作用在房颤的发生和持续中起着重要的作用，通过改变心脏自主神经的张力可改变房颤的诱发条件，对肺静脉口周围的心脏自主神经丛（ganglionic plexus，GP）分布区进行消融可以有效预防房颤的发生。房颤时在心内膜可记录到复杂碎裂心房电活动（complex fractionated atrial electrograms），Nademanee 等人的研究提示在这些部位消融可以终止和预防房颤发生，该消融方法也是通过改变房颤的维持基础和（或）改变心脏自主神经的张力而达到预防房颤发生的目的。因应用高频超速刺激方法所确定的肺静脉口周围心脏自主神经丛分布区，常常与复杂碎裂心房电位的分布区重叠，而在其他部位记录到的复杂碎裂心房电位的产生机制复杂，对其进行消融的意义也还有待探讨。

左心房后壁围绕肺静脉的心房肌结构复杂，是房颤得以维持的重要解剖基础。现在所应用的房颤导管射频消融方法均已融合了肺静脉电隔离和环肺静脉线性消融的一些概念，即肺静脉电隔离的消融部位更靠近心房侧，或者说环肺静脉线形消融的终点是肺静脉电隔离。其目的是在阻断最常见的起源于肺静脉异位激动诱发房颤的可能性同时，也去除或改良维持房颤的基础或基质。由于肺静脉口部的心脏自主神经分布区多数在这些环绕肺静脉的消融线上，环肺静脉线性消融在一些患者也可以同时改变心脏自主神经的张力，进一步提高了房颤导管射频消融治疗的有效性。对于持续或长程持续性房颤患者，在环肺静脉消融电隔离的基础上增加一定的消融线，和（或）对复杂碎裂心房电位进行进一步的消融，可能有利于提高导管射频消融治疗的有效性。但在增加消融线的时机、最佳部位以及完成连续线性消融的可行性等方面目前还没有共识，这一领域仍然有待于进一步的临床研究予以评价。

## 二、环状标测电极指导下的肺静脉电隔离

经导管消融肺静脉电隔离治疗房颤，一般首先放置冠状静脉窦电极导管，然后行房间隔穿刺术。在完成房间隔穿刺后，先行肺静脉造影。手术前的肺静脉影像资料，如心脏肺静脉 CT 增强或核磁共振成像（MRI）检查以及术中肺静脉造影，均有助于肺静脉口部位和直径、近段静脉走行和分支情况等的判断，有助于不同肺静脉口之间以及肺静脉口与其邻近解剖结构之间关系的确定，也有助于肺静脉标测和消融电极导管的选择和放置。

### （一）电极导管的放置

1. 环状标测电极导管的放置　环状标测电极是肺静脉电隔离不可缺少的工具，房间隔穿刺后放置在肺静脉的近端，使标测电极的环状平面与肺静脉口平行，可同时记录到高频肺静脉电位和心房电位。环状标测电极可以提供心房与静脉之间电活动的传导情况，对静脉电隔离消融起指导作用。在环状标测电极指向目标肺静脉时推送标测电极导管使其一部分进入肺静脉，然后轻轻地顺时针旋转和推送电极导管，即可使环状标测电极进入肺静脉。所选用的环状标测电极的直径应略粗于肺静脉口部，这样电极导管的贴靠较好，不仅可以使环状标测电极导管在静脉内更稳定，也有利于心房与静脉之间电传导情况的标测和评价。直径为 15mm 和 20mm 的环状标测电极适合于大多数患者，20mm 的环状标测电极临床上应用更多一些。如需要直径更大或更小的环状标测电极，则应选择直径可以调节的环状标测电极。

2. 消融电极导管的放置和基本操作　经导管消融治疗房颤，与治疗其他快速性心律失常的导管消融技术相比有很多特点。首先，每一根静脉的成功隔离常需要多点、多节段消融，甚至连续线性消融，每一个患者需要隔离多根静脉；另外，有些患者还需要进行三尖瓣环和下腔静脉之间（右侧峡部）、左下肺静脉和二尖瓣环之间（左侧峡部）、两肺静脉之间的线性消融以及静脉以外的异位激动灶的标测和消融等，因此，与普通室上性心动过速的导管射频消融术相比，手术的难度和时间均明显增加。术者应掌握房间隔穿刺和左心房导管操作技术，并熟悉各肺静脉的解剖形态、近段走行和影像学特点以及静脉与其相邻解剖结构之间的关系，如左侧肺静脉和左心耳、右上肺静脉和上腔静脉以及同侧上、下肺静脉之间的关系等。

进行肺静脉电隔离时消融电极导管一般有以下几种基本操作方法，即远端电极导管弯度的调整、电极导管的旋转和推送等，同时应注意消融电极导管与外鞘管之间的关系。远端电极导管弯度的调整，有助于电极导管远端接近所标测静脉的上、下壁。在电极导管远端打弯后，利用顺时针和逆时针转动电极导管和（或）鞘管，有助于消融电极导管前后走向的调整。下列因素可能影响消融电极导管的操作，包括所选用消融电极导管的弯度；房间隔穿刺鞘管的型号和远端弯度；消融电极导管与鞘管之间的关系，即消融电极导管留在鞘管外的距离；所要到达的肺静脉近段的走行；房间隔穿刺的部位等。即使是

同一根静脉，由于在不同患者静脉近段的走行方向和与邻近解剖结构关系的不同以及上述因素的影响，为了使导管到达该静脉同一部位的操作手法也不一样，应该在每一例患者的导管操作过程中去体会和掌握其特殊的操作手法。由于每一根静脉并不是一个部位的消融即能达到成功静脉电隔离，常需要多点、多节段甚至环形消融，因此体会和掌握消融该根静脉的具体操作手法对于顺利、快速完成肺静脉电隔离有重要意义。

判断电极导管在肺静脉内的方法有：①电极导管的位置和走行与肺静脉造影的影像一致。②在心房收缩和舒张时，电极导管的活动幅度较小，所记录到的心房电位幅度较低。③标测电极导管在肺静脉口部时，与在左心房相比阻抗会平均升高 10%（$109.2\Omega \pm 8.5\Omega vs 99.4\Omega \pm 9.0\Omega$）；电极导管如果在肺静脉深部时，阻抗还会进一步升高（$137\Omega \pm 18\Omega$）。电极导管在左心耳内时，阻抗也有不同程度的升高，但其远端的摆动幅度较大，且进入左心耳的电极导管指向左前方，而进入左侧肺静脉的电极导管指向左后方。④轻轻推送电极导管，在没有阻力的情况下可使其远端到达心影外。如果肺静脉发出分支较早或近段走行方向与电极导管远端之间的角度较大，即使电极导管在肺静脉内推送时可能也会遇到阻力。此时应通过静脉造影了解肺静脉近段走行和分支情况，避免盲目用力推送电极导管。

3. 不同肺静脉电极导管的操作特点　约 80% 的患者有 4 根肺静脉，其他患者有 3 或 5 根肺静脉，可表现为左或右侧上、下肺静脉共干及左或右侧 3 根肺静脉等。比较多见的是左侧上、下肺静脉共干和右侧 3 根肺静脉，即在右侧有上、中、下 3 根肺静脉，分别引流右肺上、中、下三叶的回心血液至左心房。一般右中肺静脉较小，但有时右下和右中两根肺静脉直径相近，开口位置高低区别不大，主要区别是在开口位置的相对前后关系上；在另外一些患者，右中肺静脉可能从右上肺静脉开口处分出。

左侧肺静脉的位置一般略高于右侧肺静脉，并且左上肺静脉引流入左心房的走行方向在不同患者变异较大，可垂直于左心房上壁或与其近似平行。在标测和消融电极导管进入各肺静脉时，与静脉长轴垂直的 X 线透照体位有利于导管远端相对于肺静脉口部位置的确定。标测和消融电极导管有时进入左下肺静脉有时有一定困难，主要是由于左下肺静脉从左后方引流至左心房后侧壁，其开口平面并不完全与经房间隔的电极导管垂直；或者是由于房间隔穿刺部位偏高，电极导管与左下肺静脉之间有一定角度。远端打弯后，适当顺时针旋转和推送，有利于电极导管进入左下肺静脉。在电极导管进入左下肺静脉后，左前斜位可见电极导管远端在左侧心影外，走行方向指向左下方。

右上和右下肺静脉的走行不在同一平面，右下肺静脉的开口更靠左心房后侧，其与患者额状平面的夹角明显大于右上肺静脉。放置电极导管到右下肺静脉的方法也不同于其他肺静脉，右前斜位 20° ～ 30° 与右下肺静脉长轴近似垂直的 X 线透照体位，有助于导管进入右下肺静脉。电极导管在右上肺静脉口附近向右下打弯后回撤，在回撤过程中如观察到电极导管向右下跳动，则可轻轻推送电极导管，如果在没有阻力的情况下电极导管远端到达右侧心影外，提示其已进入右下肺静脉。如果通过上述操作电极导管未能进入右下肺静脉，可轻轻左右旋转导管，改变电极导管远端的指向，然后重复上述操作过程。在上述操作过程中，如果外鞘管在左心房内，则其远端弯曲部分的走行应该与电极导管远端一致。应注意从右上肺静脉开口部回撤电极导管不能过多，否则可能会使导管脱回到右心房。电极导管经过房间隔的部位，一般在冠状静脉窦开口上约一个椎体的高度。由于右下肺静脉的特殊位置和走行方向，如果房间隔穿刺部位过高或偏后时，一般很难进入右下肺静脉，尤其是在右下肺静脉开口部位较低时。

## （二）消融平面和消融靶点的选择和消融

1. 消融平面的确定　在选择消融平面时，可根据静脉造影的影像确定肺静脉开口的位置，并结合移动电极导管时远端电极的走向来确定心房和肺静脉的连接处或移行区。呈管形的肺静脉在引入心房前一般都有管腔直径的增大，这一扩大的肺静脉部分也被称为肺静脉前庭（pulmonary vein antrum），肺静脉电隔离的消融平面应该在肺静脉前庭与心房交界处，而不是在管形肺静脉与肺静脉前庭之间。过深的消融平面不但增加静脉狭窄的发生率，如果静脉异位激动点位于消融线心房侧的移行区，也增加术后房颤复发的机会。不能根据环状标测电极在静脉内的位置来确定消融平面，因为多数情况下为了保证环状标测电极的稳定性，环状标测电极放置的位置都可能过深。

2. 消融靶点的确定　在窦性心律、冠状静脉窦远端或近端起搏以及左、右心房不同部位起搏时，根据从心房向静脉内的电传导和静脉电位的激动顺序确定消融靶点。以静脉电位最早激动点（心房向静脉电传导的入口）为目标，应用消融电极导管在环形标测电极近心房侧进行标测。在消融前，如果环状标测电极不能清楚地记录到静脉电位的先后激动顺序，应重新调整标测电极的位置，然后尝试应用心房内不同部位起搏，以便明确静脉电位的先后激动顺序。对于左侧肺静脉而言，多数情况下在冠状静脉窦远端起搏时，肺静脉电位的激动顺序更容易识别。通过上述调整如果静脉电位的先后激动顺序仍不明显，静脉电位极性的转换处（electrogram polarity reversal）即主波方向或起始电位方向正负转换处常是左心房与肺静脉之间的电连接部位。静脉电位先后激动顺序不明确，常提示心房与静脉之间的电连接束较多，也可以在静脉电位幅度较大处沿肺静脉前庭与心房交界区进行试验性消融。在有效放电过程中，可以见到心房与静脉电位之间传导时间的延长和静脉电位激动顺序的改变等，可以使原来不明确的静脉电位先后激动顺序显现出来。

心房与肺静脉之间的电连接可能呈束状或片状，在某一点有效放电后，应在该消融部位左右移动消融电极导管，进行节段消融，直到与该传导束有关的肺静脉电位延迟或消失。心房与静脉之间的连接束常常不止一个，在一个节段成功消融后，应再标测新的最早激动点。消融平面越靠近心房侧，心房与肺静脉之间的连接就越广泛，环形连接的机会也增加。

有研究表明 80%～94%的房颤复发病例在进行再次心脏电生理检查时，发现心房与肺静脉之间的电传导部分恢复。因此，术中准确地确定心房与肺静脉之间电传导的连接点即消融靶点，保证消融能量输出足够以及消融电极导管远端与组织间接触较好，有效放电时间足够长，且电极导管远端稳定等，均可降低术后心房与肺静脉之间电传导部分恢复的可能性，从而减少房颤的复发率。

3. 确定消融平面和消融靶点的注意事项　消融平面和消融靶点的确定，至少需要两个以上的 X 线影像学透照体位评价消融电极导管远端与静脉开口之间的关系，否则会造成消融点过深或完全不在静脉口部。所选择的两个透照体位最好互呈 90°夹角，一个透照体位与静脉长轴垂直，用来评价消融电极导管的深浅，另一个体位则与静脉长轴平行，以便确定消融电极导管与静脉口和环状标测电极之间的相对位置关系。每一根静脉的具体最佳透照角度可能因人而异。在标测和消融左上和左下肺静脉时，左前斜位 45°～60°有助于判断消融电极导管的深浅，右前斜位 30°～45°则有助于确定消融电极导管与静脉口和环状标测电极之间的关系。而对于右侧肺静脉而言，右前斜位有助于确定消融电极导管的深浅，而左前斜位可以用来评价电极导管与静脉口和环状标测电极之间的关系。有时肺静脉的标测和消融也可以在前后位完成，这主要决定于术者的经验和习惯。

### （三）经导管消融肺静脉电隔离的成功标准和评价方法

经导管消融肺静脉电隔离的即刻成功标准是静脉电位消失，或虽然静脉内仍有电活动，但与心房内电活动分离。窦性心律或心房起搏下静脉电位彻底消失，提示心房向静脉内的传导发生阻滞，需进一步评价静脉向心房方向的电传导情况。首先，可以根据电隔离后大静脉内自发电活动与心房之间电活动的关系，评价静脉向心房的电传导情况。静脉内自发电活动不影响心房，提示静脉向心房的电传导发生阻滞。在成功静脉电隔离后，静脉内自发电活动频率一般较低，平均 38bpm ± 14bpm（8～54bpm）。极少数情况下，可以见到静脉内仍然为紊乱（例如，房颤）或规律的快速电活动，但心房内已为稳定的窦性心律。消融线内起搏是评价是否有肺静脉向心房方向电传导的另一种常用方法即如果与起搏相关的静脉电位不影响心房内的电活动，则表明从静脉向心房方向的传导发生阻滞。

由于目前的导管消融技术无法保证消融损伤的透壁性和连续性，或是由于消融靶点不准确，因此在手术结束前的再次评价常会发现部分心房与肺静脉之间的电传导又恢复了。也有研究提示，在肺静脉电隔离后如果观察 30min 可以发现 20%～30%心房与肺静脉之间的电传导恢复；静脉注射腺苷，可以使约 20%的心房与肺静脉之间的电传导一过性或持续性恢复。进一步消融这些已恢复的心房与肺静脉之间电连接，可降低术后房颤的复发率。

### （四）房颤中行导管消融静脉电隔离

对于术中发作频繁的阵发性或不能维持稳定窦性心律的持续性房颤患者，需要在房颤下行肺静脉电隔离。房颤时除了心房和静脉电位频率和幅度的变化外，心房和静脉电位的激动顺序也在不断变化，为确定心房与静脉之间的关键电连接部位，即消融靶点的确定带来一定困难。房颤时环状标测电极上静脉电位的幅度相对较高、频率较快处往往是心房和静脉电连接的关键部位，也是消融的重点部位，但消融一般不应只局限在该部位，应对环状标测电极上可记录到静脉电位的部位进行较大范围的消融。在有效放电时，可见静脉电位频率的逐渐或突然减慢，也可以表现为静脉电位幅度的下降或静脉电位的消失。房颤时如果静脉内电活动相对有规律，可在环状标测电极记录到最早静脉电位或静脉电位极性转换处作为靶点进行消融。部分患者虽然静脉内电活动没有规律，但静脉电位也只能在部分环状标测电极对记录到。不能确定心房与肺静脉之间电连接的部位时，尝试行环肺静脉消融是可行的选择。在房颤时行静脉电隔离消融过程中，无规律的静脉内电活动变为相对有规律，可能是由于心房向静脉内的传导逐渐减少所致。没有消融前静脉内即为相对规律电活动者多见于下肺静脉，这与下肺静脉与心房之间的肌袖样连接较少相符。在心房与肺静脉内均为紊乱的电活动时，某一部位电活动的频率可能与该部位的不应期有关，不应期短的部位电活动的频率就较快。只有当心房与肺静脉其中的一个部位电活动相对有规律时，才能确定电活动频率相对较快的部位为可能的房颤驱动灶所在处。

房颤时成功静脉电隔离的标准是静脉电位消失，或肺静脉电位与心房内电活动无关。静脉与心房内电活动分离，可以表现为静脉内仍有规律或不规律的快速电活动，但心房内为频率较慢且与静脉内电活动无关的规律电活动，甚至为窦性心律；或者心房内为规律或不规律的电活动，而静脉内为频率更慢的规律自发电活动，且与心房内电活动无关。如果所消融的静脉为靶静脉，而且房颤的维持依赖于靶静脉的驱动，则在有效放电过程中可见到静脉向心房方向的传导发生阻滞，心房内的电活动逐渐变得有规律，频率也逐渐减慢，直至转为窦性心律。即使所隔离的静脉不是靶静脉，在成功肺静脉电隔离过程中，常常伴有平均心房电活动频率的逐渐降低，且成功电隔离的肺静脉越多，心房内的平均电活动频率下降也越多；在心房内电活动减慢到一定程度后，房颤就可能终止，提示肺静脉口部的消融可改良房颤的维持基质。

房颤已转复为窦性心律后，应对已成功隔离静脉进行再次评价，对于残存的心房与静脉之间电连接进行补充消融。在房颤时已成功静脉电隔离者，在窦性心律下再评价时少数静脉仍有心房与静脉之间的残存电连接。这种差别可能产生于以下三个原因，一是把房颤时残存的静脉电位误判为远场电位，而提前终止该静脉的消融；二是心房与静脉之间的传导可能有频率依赖性，即两者之间的电连接在房颤时无传导功能，但在较慢而规律的窦性心律或心房起搏时具有传导功能；最后可能是已分离的心房与静脉之间电连接在短时间内恢复。在房颤下消融静脉电隔离过程中，仔细观察放电过程中静脉电位的动态变化，对于鉴别残存静脉电位和远场电位的意义更大。

## 三、三维标测系统指导下的肺静脉电隔离

### （一）三维标测系统在房颤导管消融中的作用

常规电生理检查及导管消融所使用的标测设备主要是多导电生理仪和 X 线血管造影机，前者可以提供体表及心腔内多个部位的心脏电活动情况，后者可确定和评价电极导管在心脏内的部位，两者结合即可了解心脏不同解剖部位的电活动情况。但是，一次 X 线透视只能提供电极导管在心脏内的二维位置，需要多个体位的 X 线影像检查才能明确电极导管在心脏内的三维空间位置。如需要在心脏内多个部位进行标测，应用 X 线透视不但费时，增加 X 线曝光量，而且准确性差。三维标测系统可以把心脏某一部位的电活动情况与其三维空间的解剖定位信息结合起来，有利于了解心脏电活动三维空间的激动顺序；可以准确地构建左心房和肺静脉的三维解剖图像，实时了解电极导管远端在心脏内的具体位置，并保证各消融部位基本在一平面上。

在房颤的导管消融中，目前所使用的三维标测系统有 Carto 和 EnSite NavX。Carto 系统（Biosense Webster）是通过患者背部的 3 块磁铁形成围绕心脏的一个弱磁场，所使用的特殊标测和消融电极导管（Navi-Star）远端可以通过感应磁场信号的强弱和方向来确定电极导管在心脏内的相对空间位置。EnSite NavX（St. Jude Medical）则是应用特殊的体表标测电极和常规电极导管，通过电极导管与体表电极

之间电场信号的变化确定电极导管在心脏内的相对空间位置。不同的三维标测系统均需要借助特殊的计算机图像软件来完成心脏解剖和（或）心脏电活动激动顺序、心脏电压分布图的构建。新的 Carto 3 标测系统，通过增加特殊的体表电极和应用软件，也融合了电场标测技术。心内非接触式标测技术（non-contact mapping system，EnSite Array，St. Jude Medical）在确定术中不是频繁发作的异位激动起源部位和评价心律失常的机制等方面有一定意义，但目前该标测系统在导管消融治疗房颤中的临床应用经验还有限。

应用三维标测系统指导下的环肺静脉线性消融方法治疗房颤，是 Pappone 等人最早开始应用于临床的。由于现有的导管消融技术需要在足够密集点消融的基础上，才能形成连续、完整的线性损伤，因此，围绕肺静脉进行环形消融或在肺静脉外心房侧进行连续线性消融，多需借助三维电解剖标测系统评价多个消融点是否彼此连接呈线性。Pappone 等人所应用的环肺静脉线性消融方法，首先应用 Carto 标测系统进行左心房和肺静脉的三维解剖结构重建，环肺静脉的消融线一般在肺静脉开口 0.5cm 外的心房肌（左侧肺静脉的前壁除外）。Pappone 等人所应用的环肺静脉线性消融方法的即刻成功指标不要求肺静脉电位消失或心房与肺静脉之间的电活动分离，而是消融部位双极电图幅度的明显下降（电位幅度下降 80% 或电位幅度小于 0.1mV）。与节段性消融肺静脉电隔离相比，该方法更像是解剖消融（anatomical‑guided）"，而肺静脉电隔离则是"电生理消融（electrophysiological mapping‑guided）"。目前多数中心所应用的三维标测系统指导下的房颤导管消融与上述方法有一些不同，欧阳等人应用双环状标测电极导管与三维标测技术结合进行环肺静脉线性消融治疗房颤，其消融终点是肺静脉电隔离。考虑到使用双环状标测电极导管费用的增加，这一方法在实际应用时进行了改良，即应用三维标测系统和单环状标测电极指导下的环肺静脉线性消融电隔离治疗房颤。这也是本章介绍的重点。

### （二）左心房三维解剖结构重建

环肺静脉线性消融电隔离也需要放置冠状静脉窦电极，在手术过程中如果出现严重的迷走反射和心动过缓，则需要放置右心室电极导管进行心室临时起搏。一般需要两次房间隔穿刺送入两根长鞘管，一根导引肺静脉环状标测电极，另外一根导引消融电极导管。由于环肺静脉线性消融需要在肺静脉外心房侧进行，因此，长鞘管对消融电极导管的支撑作用对完成肺静脉外连续的线性消融有一定帮助。完成房间隔穿刺后首先应用长鞘管行肺静脉造影，明确肺静脉与左心房的交界部位。在进行环肺静脉线性消融时，由于更多关注的是肺静脉前庭与左心房的交接部位，因此，造影时长鞘管在一侧上、下肺静脉之间，使一侧上、下肺静脉同时显影，即行非选择性肺静脉造影。只有在某一根肺静脉未能显影或显影不满意时，才进行选择性肺静脉造影。左侧肺静脉造影时，一般采用左前斜 45°X 线投照体位，右侧肺静脉采用右前斜 30°。非选择性肺静脉造影的另外一个优点是，除了解不同肺静脉口的解剖位置和特征外，还可同时了解肺静脉开口与其他心脏解剖结构的相互关系以及左心房的形态，对左心房三维解剖结构的准确重建有帮助，进而对完成环肺静脉线性消融有着重要的意义。左心房的形态在不同的房颤患者变化较大，对于左心房增大者或伴有器质性心脏病者尤其如此。

左心房三维解剖结构重建可在窦性心律下也可以在房颤时完成。在进行左心房重建时，应用远端可调控电极导管顺序标测左心房的不同壁，并保证每一次取点时标测电极导管与心房壁的贴靠满意。与心房壁贴靠较好的标测电极导管远端一般可记录到振幅较高的心房波，并且在透视下可见电极导管远端与心房壁同向跳动。有些房颤患者的左心房可能存在不同程度的纤维化或瘢痕，此时与心房壁贴靠较好的电极导管远端也不能记录到满意的心房电位。心房存在瘢痕时，X 线透视影像资料对评价电极导管远端与心房壁之间的关系则更加重要。在重建左心房的左侧壁时，当电极导管的远端在左侧位指向前上方时，提示其在左心耳内。而标测电极导管在二尖瓣环附近可记录到小房大室波，并可见电极导管与房室环一致的上、下摆动。满意的左心房三维解剖构形应该较饱满，并能显示左心房的各主要解剖结构，如肺静脉、左心耳和二尖瓣环等。

### （三）肺静脉开口及环肺静脉消融线的确定和消融

在确定左侧肺静脉与心房的交界部位时，在左前斜透视体位下，结合该体位的左侧肺静脉造影来完成。在确定左下肺静脉的后下沿时，指向左侧肺静脉的消融电极导管远端向下弯曲后顺钟向旋转，使其与左心房后壁接触，参考左侧肺静脉造影图，即可确定电极导管远端是否已到达左下肺静脉的后下沿。然后推送和旋转电极导管使其到达左心房后上壁，完成左上肺静脉后壁与左心房交界部位的确定。在确定左侧肺静脉开口的前沿时，三维左心房解剖重建图像的后前位和左侧位的结合帮助较大。在确定右侧肺静脉与左心房的交界部位时，在 X 线右前斜透视体位下，结合该体位的右肺静脉造影来完成。三维左心房解剖重建图像后前位和右侧位的结合帮助较大。在右前斜体位下，指向右侧肺静脉的消融电极导管向下打弯后逆钟向旋转即可贴靠到左心房和右肺静脉的后壁，而顺钟向旋转则可贴靠到前壁。右前斜透视体位和三维左心房解剖重建图像后前位的结合，有利于评价消融电极导管在左心房与右侧肺静脉交界部位和进入肺静脉的深浅；而三维左心房解剖重建图像的右侧位，有助于了解消融电极导管的远端是指向前壁还是后壁。在标测肺静脉口上沿或下沿时，需要结合三维左心房解剖重建图像的朝头或朝脚体位来完成。在确定肺静脉开口部位时应注意两侧上肺静脉开口的上沿略偏向心房侧，而右下肺静脉开口与右上肺静脉开口相比则明显偏后。

除了上述根据肺静脉造影的影像学结果确定肺静脉开口部位的方法外，也可以把消融电极导管送入肺静脉，然后打弯、回撤，根据导管远端从肺静脉进入心房时的突然跳动（drop - out）来确定肺静脉开口的部位。该方法对于确定左侧肺静脉前壁与左心房交接部位意义较大，因该部位通过肺静脉造影常常不能准确定位。如果肺静脉开口部位和方向特殊，肺静脉与左心房交接部位的移行区较长而平缓时，应用上述方法较难准确地界定肺静脉开口的部位。

在完成肺静脉开口位置的确定后，即开始环肺静脉线性消融。早期的环肺静脉线性消融是围绕不同的肺静脉进行的，或围绕同侧上下肺静脉进行左右两个环形消融后，再在上下两肺静脉之间增加一条消融线，即所谓"8"字消融。围绕一根肺静脉进行环形消融或应用"8"字消融治疗房颤，由于消融部位在管型肺静脉开口处，仍有肺静脉狭窄的危险；另外，被消融线隔离的心房组织较少，术后房颤的复发率相对较高，因此，目前多采用围绕同侧上下肺静脉进行左右两个环形消融。环肺静脉消融线与肺静脉开口之间的距离应适当，太靠心房侧虽然可隔离更多的心房组织，对房颤发生和持续的基质改良更多，有利于提高治疗房颤的有效性；但也伴有消融线路径的明显延长，需要更多的消融点才能完成环肺静脉线性消融，同时心房侧心肌厚度增加使完整环肺静脉线性消融、肺静脉电隔离的难度增大，不但使手术时间明显延长，不完整环肺静脉消融线增加折返性房性心动过速或心房扑动的发生率，也影响其治疗房颤的有效性。

### （四）图像融合技术指导下的房颤导管消融

三维标测技术辅助下的以肺静脉电隔离为终点的环肺静脉线性消融治疗房颤，术中先要构建出左心房和肺静脉口部的解剖图像，再依据这一解剖轮廓进行环绕肺静脉口部的消融。虽然应用三维标测系统保证了消融线的连续性，提高了手术的有效性，但仍有一定的局限和不足。术中所构建的心脏解剖图像是一种模拟图，与患者心脏的真实解剖形态存在一定的差异，模拟图的准确性与术者的导管操作技巧、经验和患者心脏及其大血管的解剖特征等有关。左心房的解剖结构复杂，存在多根静脉的入口以及房室瓣环口和心耳等特殊结构，这些解剖结构的相互位置关系有时无论在 X 线下或心脏模拟图上都无法准确地确定，极大地影响了后续的消融治疗。图像融合技术是将放射影像技术引进和应用到心脏电生理介入治疗中，在导管消融过程中所依赖的心脏解剖图像不再是一种模拟图，而是术前该患者通过多排螺旋CT 或 MRI 增强扫描所获得的心脏各腔室和大血管的三维解剖图像，这些图像真实地反映了该患者心脏各腔室及大血管的大小、解剖形态和相互位置关系。该项技术在房颤导管消融治疗中的应用，可方便地构建出与患者心房和相关解剖结构高度吻合的左心房三维图像，使消融能量真正有效地"释放到"肺静脉口外心房肌靶点上。该技术在快速性心律失常导管射频消融治疗中的成功应用，首先是决定于术前获得的多排螺旋 CT 或 MRI 心脏三维图像的质量，其次是手术过程中如何使术前获得的心脏三维图像与患者的心脏解剖结构精确地融合起来，这一融合过程需要借助 CartoMerge 三维标测系统的图像处理技术和 X 线的影像定位技术来完成。

术前患者进行多排螺旋 CT 或 MRI 心脏增强扫描，在心电门控技术下，获得心房舒张期（持续性房颤患者则获得心室收缩期）心脏各腔室及大血管图像的原始计算机数据，将数据输入 CartoMerge 系统进行心脏各腔室和大血管的三维重建，获得包括上腔静脉、右心房、右心室、肺动脉、肺静脉、左心房、左心室和主动脉等心脏各解剖结构的三维图像。术前获得的心脏三维图像在手术过程中与患者心脏解剖结构的融合一般由两步来完成，第一步是用 Navi - Star 消融电极导管确定具有解剖标记作用的一至数个点（landmark），如肺静脉与心房的交界处或左、右肺动脉的分叉处等。所选择的标记点应该在 X 线影像上较易确定，并可在术前获得的心脏三维图像上准确识别出其相应位置，然后应用这些标记点使术前获得的心脏三维图像与患者的心脏解剖结构进行初步融合（landmark registration）。第二步称为表面融合（surface registration），首先是完成目标心腔三维解剖图像的构建，在目标心腔的不同壁各取数至十余个点，如左心房的前后和上、下壁以及左、右肺静脉口周围不同方向各取一些点，应用这些点对术前获得的心脏三维图像和患者的心脏解剖结构进行进一步的精确融合。目标心腔 6 个不同方位（前后、上下和左右）所取各点的准确性，对图像融合的精确性影响较大，一个较满意的融合两者之间各相应位点之间平均距离应小于 2.5mm（平均 1.82mm ± 0.22mm）。在手术过程中，目标心腔左心房三维图像的构建和解剖标记点的确定也可同时完成。

在获得较满意的左心房融合图像后，即可在术前获得的心脏三维图像上设计消融部位或消融线，在该三维融合图像的指导下进行消融。不同患者的肺静脉形态及相互位置关系变化多样，利用心脏三维融合图像进行消融，避免了手术过程中想当然地围绕肺静脉进行圆形或近似圆形的线性消融，可以根据每名患者肺静脉开口部位的特点设计和实施不同形状的环肺静脉消融线。另外，在环肺静脉线性消融中，利用融合的心脏三维图像可以实时地了解消融电极导管远端与心房壁的贴靠情况，从心脏外和心腔内（应用 CartoMerge 的内镜技术）观察电极导管远端的位置，有助于随时发现消融电极导管是否移位，避免无效消融放电，具有和外科直视手术一样的效果。因此，图像融合技术的应用不但可缩短手术和 X 线曝光时间，减少手术相关并发症，也可提高导管消融治疗房颤的有效性。另外，CartoMerge 技术的应用也可以使初学者更直观地了解三维标测技术在房颤导管消融治疗中的价值和作用，缩短学习曲线。

### （五）环肺静脉线性消融电隔离

在应用三维标测系统指导下的环肺静脉线性消融技术治疗房颤时，随着术者导管操作经验的增加，在完成环肺静脉完整的线性消融后取得成功肺静脉电隔离的机会也增加，成功肺静脉电隔离多提示有效或透壁的消融损伤已环绕肺静脉连接成线。在完成环肺静脉线性消融后，如果仍未达到肺静脉电隔离，则需要应用环形标测电极导管评价肺静脉与心房之间的电传导情况，发现两者之间的残存电连接，进行进一步的补充消融。而在未完成环肺静脉线性消融时，如果已达到成功肺静脉电隔离，一般认为仍应继续消融以取得围绕肺静脉的完整线性消融，达到通过改变房颤发生和维持的基质预防房颤复发的目的。

应用环形标测电极导管评价和寻找心房与肺静脉之间的残存电连接可以在窦性心律、心房不同部位起搏或房颤时进行，具体的方法前面已有介绍不再赘述。在环肺静脉线性消融后，心房与肺静脉电位之间的传导时间一般有不同程度的延迟，有利于心房与肺静脉之间的残存电连接的识别。但如果在环肺静脉线性消融后，心房与肺静脉电位之间的传导时间没有明显的延迟，甚至在窦性心律和心房内不同部位起搏时也不能识别肺静脉电位的先后激动顺序，即无法确定心房与肺静脉之间优势传导电连接的部位，多提示心房与肺静脉之间仍然存在较多的电连接（大于等于 3 个），这可能是因为目标心腔的三维图像构建或融合误差较大，或是肺静脉与心房之间移行部位即肺静脉前庭部位的界定不准确，也即环肺静脉消融线的部位不够准确；或是在消融过程中消融电极导管远端与心房壁的贴靠不满意或稳定性欠佳，或是在每一消融点的放电时间和（或）消融能量不够，没有形成环肺静脉连续透壁性损伤。因此，左心房和肺静脉口部三维图像的精确构建以及与术前所获得的目标心腔三维解剖图像的准确融合，是有效环肺静脉线性消融的基础；而在消融过程中，消融电极导管远端与心房壁在不同消融部位的持续良好贴靠以及在每一消融部位足够长时间和适当能量的消融，是完成连续线性透壁消融的关键。

环肺静脉线性消融后，在应用单环状标测电极导管标测时，如果发现一侧上肺静脉的下部心房与肺静脉电位之间的传导时间较近，应注意标测和评价心房与下肺静脉电位之间的电传导；而如果发现一侧下肺静脉的上部心房与肺静脉电位之间的传导时间相对较近，也同样应标测和评价心房与上肺静脉电位之间的传导时间。这是因为一侧上、下肺静脉是被同一环形消融线所围绕，心房与肺静脉电位之间传导时间最短处才可能是真正的残存电连接部位。消融电极导管在消融线上与最短心房与肺静脉电位相对应处，如果可记录到连续的低幅电活动或最早的肺静脉电位，一般就是肺静脉电隔离成功的补充消融部位。在成功肺静脉电隔离后，有时可以见到两上、下肺静脉之间有电传导，但两肺静脉与心房之间已达到双向传导阻滞。

在三维标测系统的指导下，心房与肺静脉之间残存电连接的消融平面仍应在环肺静脉消融线上，如果在某一部位反复消融未能成功阻断心房与肺静脉之间的电连接，可以沿消融线进行较大范围的补充线性消融，因心房与肺静脉之间肌性连接束的宽窄和走行可能存在较大的变异。在通过仔细标测和评价后，再次消融的部位也可适当离开原来已反复消融的消融线，如在原消融线的内侧进行消融，因为在同一部位的反复消融可增加心肌穿孔的机会。对于一些患者，有时甚至需要在两肺静脉之间进行消融，才能达到成功肺静脉电隔离。

## 四、导管消融治疗房颤的其他相关问题或技术

### （一）心房颤动导管消融治疗的适应证

欧美房颤指南对于导管消融适应证的推荐目前较为一致。一个以上 I 或 III 类抗心律失常药物治疗无效的症状性阵发性房颤，行导管消融是 I 类推荐，A 类证据；药物治疗无效的症状性持续性房颤，行导管消融是 IIa 类推荐，A 类证据；反复发作的症状性阵发性房颤，导管消融作为节律控制的首选方案（早于抗心律失常药物）是 IIa 类推荐，B 类证据；药物治疗无效的症状性长程持续性房颤（大于 12 个月），行导管消融是 IIb 类推荐，B 类证据；症状性持续性房颤，导管消融作为节律控制的首选方案是 IIb 类推荐，C 类证据。

随着导管消融治疗房颤技术的不断成熟和发展，接受导管消融治疗房颤患者的适应证也在不断扩大，早期经典导管消融治疗房颤的适应证是没有明确器质性心脏病的阵发性房颤患者，而目前在一些有经验的中心已开始对左心房明显增大、有器质性心脏病或心力衰竭的房颤患者进行导管消融治疗。已有的研究提示，除房颤的类型外，左心房大小、持续或长程持续性房颤的持续时间、有无二尖瓣反流及程度等可能是影响手术疗效的重要因素。对于左心房大于 55mm、房颤的持续时间大于 5 年和伴有明确的器质性心脏病而没有或不能完全纠正的患者，行导管消融手术可能有较高的房颤复发率。对于心房增大的房颤患者，除了应关注左心房的大小外，还应注意心房增大的原因，如果心房增大可能与长时间的持续性房颤有关，那么在房颤得到纠正后心房一般会逐渐缩小，术后房颤的复发率也降低，反之则不然。例如，对于没有器质性心脏病的阵发性房颤患者，如左心房的前后径已超过 50mm 或更大，该患者则可能有其他引起左心房增大的潜在原因；还有一部分患者在发生房颤之前，已有左心房的明显增大，对于这些患者应先明确和纠正引起心房增大的原因，再考虑房颤的导管消融治疗，否则术后房颤的复发率则较高。晚近有研究提示，术前左心房有瘢痕和较明显纤维化的房颤患者，术后房颤的复发率较高。目前已报道接受导管消融的房颤患者最大左心房前后径为 68mm，房颤的最长持续时间为 27 年，最大的房颤患者年龄为 91 岁。

接受房颤导管消融治疗的伴随器质性心脏病包括扩张型心肌病、肥厚型心肌病、冠心病心肌梗死、心力衰竭和瓣膜病等，一般来说心肌梗死患者接受导管消融最好是急性心肌梗死 3 个月以后，而心绞痛和冠状动脉介入治疗术则不是导管消融的禁忌证。而瓣膜病患者在接受导管消融治疗前最好是瓣膜本身的病变已纠正，如二尖瓣狭窄的患者已行经皮二尖瓣球囊扩张术或已行瓣膜置换术，或是在外科瓣膜置换手术同时已行迷宫术后房颤又复发。近来有研究表明，导管消融治疗房颤在有器质性心脏病患者可以取得与特发性房颤患者相近的疗效，伴有心力衰竭的房颤患者在成功导管消融治疗后，心功能、左心室射血分数、运动耐力和生活质量均会有不同程度的改善。但是有器质性心脏病的房颤患者在行导管消融时，手术相关并发症的发生率尤其是血栓栓塞的发生率明显高于没有器质性心脏病者，因此，对于这部分患者应进一步强化手术前后及术中的抗凝治疗。

房颤患者导管消融治疗适应证的选择，在遵循指南治疗原则的前提下，应根据各中心的技术条件、

术者的经验以及患者的意愿和病情特点，确定个体化方案。

### （二）房颤导管消融治疗前后及术中的抗凝治疗

房颤的血栓栓塞并发症，尤其脑栓塞是房颤致死、致残的最主要原因，抗凝是房颤治疗的重要策略，而导管消融治疗前后的抗凝治疗是整个房颤抗凝治疗中的一部分。应用导管消融技术治疗房颤的操作主要在左心房内进行，如果左心房有附壁血栓，则术中容易脱落引起体循环栓塞。房颤导管消融的手术时间相对较长以及长鞘管的应用等也增加手术过程中血栓栓塞的机会。而且，消融会在左心房和肺静脉口部造成很多血管和心内膜的损伤，这些创面可能会成为血栓形成的触发部位或血栓的附着处，术后如果仍有房颤发生则血栓形成的机会可能更大。另外，术后即使没有房颤的继续存在，房颤消融术后左心房收缩功能的恢复仍需要一定的时间。但是抗凝治疗也有增加手术相关并发症的风险，如血性心包积液、心脏压塞和血管并发症等。因此，围手术期的合理抗凝治疗，是减少房颤导管消融手术相关并发症的重要措施。文献中报道的与房颤导管消融手术相关的脑血管血栓栓塞事件最高达 5%，发生血栓栓塞并发症的患者基本都有一个以上的血栓栓塞危险因素，也主要发生在各中心开展工作的早期，这些患者多未接受系统的抗凝治疗。在近期大样本的临床研究中，与治疗房颤导管消融相关的血栓栓塞事件的发生率一般小于 1%。

1. 术前抗凝治疗　房颤患者导管消融术前的抗凝治疗策略与房颤的转复相近。即如果房颤的持续时间超过 48h 或不确定，则术前应行有效抗凝治疗（服用华法林时 INR 在 2~3）3 周以上；如术前有效抗凝治疗的时间不足 3 周，则应行经食管心脏超声检查，排除左心耳血栓。术前如果是窦性心律或房颤的持续时间没有超过 48h，也可考虑行经食管心脏超声检查，但不是必需。左心房血栓是导管消融手术的禁忌证，这些患者在应用华法林有效抗凝治疗 6~8 周后，再行经食管心脏超声检查，无心房或心耳内血栓者可行导管消融术，如果仍有血栓则应继续抗凝治疗。应用华法林抗凝治疗期间抗凝强度在有效范围内的房颤患者，术前 3~5d 停药，也可不停抗凝药物直接行导管消融手术。对于术前没有应用华法林的房颤患者，在术前可应用低分子肝素进行数日的抗凝治疗，并在术前 8~10h 停低分子肝素。

2. 术中抗凝治疗　为了减少血栓栓塞的并发症，抗凝治疗应贯穿于术前、术中和术后。在房间隔穿刺前或穿刺后即刻应给予肝素，术前没有应用华发林或已停用华法林治疗的患者，术中首先静脉给予负荷量肝素 100IU/kg，以后每小时追加 1000IU 或 12IU/kg，也可根据活化凝血时间（activated clotting time，ACT）决定术中肝素的用量。ACT 正常值为 130s ± 12s，在手术过程中 ACT 一般应维持在 300~400s，检测 ACT 的时间间隔为 30~60min。近来有研究提示，不停用华法林行房颤导管消融手术是安全的。华法林的抗凝治疗强度仍在有效治疗范围内的患者，术中也应给予肝素，并使 ACT 维持在上述范围内，但所用的肝素量略少。在手术结束时可以考虑应用鱼精蛋白部分中和肝素的抗凝作用。

术中预防血栓栓塞除了静脉应用肝素外，还应注意用肝素盐水冲洗鞘管和电极导管。导引电极导管的外鞘管，尤其是进入左心房的长鞘管是术中血栓形成的重要部位。冲洗鞘管的肝素盐水浓度要足够，一般为 20~25IU/ml。理论上，在体外 12.5~25IU 的肝素可以使 1ml 的血液不凝固，体内长鞘管内的液体是介于体内和体外两种情况之间，但考虑到鞘管内还会进入一定量的血液对肝素盐水的浓度进行稀释，因此，所用的肝素盐水浓度是体外状态下的高值。术中每一次交换电极导管时也应冲洗鞘管，减少血栓在鞘管内形成的机会，也减少反复电极导管交换引起气栓的可能。在每一次冲洗鞘管时，用 20ml 的注射器先回抽鞘管内的残留盐水，直到可回抽部分鲜血为止，在确定回抽的残留盐水中没有肉眼可见血栓后，丢弃回抽的液体，用肝素盐水注入外鞘管。另外，在进行电极导管交换时，从体内撤出的电极导管和导引钢丝应及时用沾有肝素盐水的湿纱布擦干净，如果暂时不用则应放在肝素盐水内，以免在其表面有血栓形成。国外有些中心为了减少鞘管内血栓形成的机会，持续用低流量（10ml/h）的低浓度肝素盐水（1~2IU/ml）灌注房间隔穿刺鞘管，但这也为长鞘管的操作带来不便。为了减少鞘管内血栓的形成，有些中心还改良了左心房的导管操作技术，在所有的左心房导管操作过程中，外鞘管一直停留在右心房，减少可能存在的鞘管内血栓脱落引起体循环栓塞。但外鞘管前方的弯度及其支撑作用对左心房内电极导管的操作有一定帮助，对于环肺静脉线性消融尤其如此。另外，不使用外鞘管完成各肺静脉电隔离的导管操作技巧不同于有外鞘管时的操作，因此，在经验不足的中心，还是应先熟悉和掌握其中一种方法。在严格按照以上讨论的方法进行抗凝治疗时，是否应用外鞘管的左心房导管操作引起血栓栓塞的风险区别不大。

3. 术后抗凝治疗　术后当日晚上开始服用华法林，在术后前3d华法林的抗凝治疗作用未起效时给予低分子肝素，每日2次，皮下注射，每次50IU/kg。术后继续应用华法林进行抗凝治疗不少于2个月，2个月以后的抗凝治疗持续时间主要决定于患者血栓栓塞危险因素，如果 $CHADS_2$ 或 $CHA_2DS_2 - VASc$ 积分大于或等于2分则应长期抗凝治疗。因消融术后无症状房颤的发生率明显增加，如希望停用抗凝药物，则患者需行长程心电监测排除房颤复发的可能。

### （三）消融导管的选择和能量的设定

1. 温控射频消融　为了达到稳定的电隔离效果，同时又尽量减少和避免肺静脉狭窄并发症的发生，在房颤导管射频消融时一般主张使用温控消融。另外，应用温控消融也能减少电极导管远端高温所致血液凝结成痂和组织炭化的危险。应用温控电极导管消融时，温度的设置一般不高于50℃，功率不高于30W或40W。应用8mm双感知温控射频消融导管时，温度和功率的设置分别为50～55℃和50W。8mm的温控射频消融导管与常规4mm消融导管相比，可以造成更大更深的消融损伤，有利于减少放电次数、缩短手术时间、降低术后房颤的复发率。

在某一部位放电时，如输出功率较高，但温度较低不能达到预先设定的目标，多提示消融电极导管远端与组织接触不良或稳定性不佳。如果消融电极导管远端的温度已达到预设目标，但输出功率却很低（小于10W），则可能是因为电极导管远端所在部位的血流速度较慢，或电极导管远端与心肌组织之间的张力过大。另外，在很低的能量输出即达到预先设定的温度情况下，也应排除消融电极导管远端已黏附炭化组织的可能。在输出功率低时，即使温度已到预设目标，一般也不能产生足够深的不可逆损伤，不能达到有效静脉电隔离的目的。

2. 冷盐水灌注消融　冷盐水灌注消融电极导管的远端有数个微孔，消融时在流量泵的作用下生理盐水通过这些微孔到达导管远端，一定流速的室温生理盐水（相对于体温来说已是冷盐水）可以使导管远端的温度在放电过程中始终维持在较低水平，从而使消融能量所产生的热能可到达较深的心肌组织，产生较深的消融损伤。在应用冷盐水灌注电极导管消融时，功率的输出应不高于35W，而温度的设置一般在43℃。放电时通过流量泵快速给予肝素盐水（17ml/min），标测时用较慢速度持续点滴（2ml/min），保持盐水灌注通路的畅通。所使用生理盐水的肝素浓度为1IU/ml，以减少血栓形成的机会。在应用冷盐水灌注电极导管进行消融时，电极导管远端的温度不会太高，射频消融的损伤范围和深度与消融能量有关，而与电极导管远端的温度关系不大；在相同的功率输出情况下，应用大于17ml/min的盐水灌注消融电极导管，虽然可使血栓栓塞并发症的发生率降低，但也使消融损伤的范围减小。应用冷盐水灌注电极导管消融的另一优点，是可明显减少电极导管远端组织炭化黏附和血栓形成的发生率。

3. 压力冷盐水灌注导管在房颤消融中的作用　在导管消融过程中，在一定的射频消融能量输出设定下，消融导管远端与组织的贴靠或压力是决定消融损伤范围和深度的最重要参数。压力太低，消融损伤范围小、深度浅；压力过大，则增加机械性和组织过热汽化（pop）引起心肌穿孔的风险。因此，在消融过程中如果可以实时监测消融导管远端与组织间的压力变化，则可在保障消融安全性的前提下，提高导管消融的有效性。有一些间接指标有利于评判消融导管远端与组织间的贴靠，如单极或双极腔内电图的幅度、消融过程中温度和阻抗的变化等，但这些替代指标和直接压力监测参数相比均不准确。相对而言，X线透视下导管远端的走行、形态和与心腔壁一直的摆动，是反映消融导管远端与组织间压力的最好间接指标。不足之处是，应用X线透视评价导管远端与组织间的贴靠，可明显增加消融术的X线曝光量，另外也需要术者有一定的经验，并不是一个量化的指标。

可实时显示导管远端与组织间压力变化的消融导管已开始应用于临床。Smart Touch 压力消融导管与冷盐水灌注技术融合，除具有冷盐水灌注消融导管的优点外，还可实时监测导管远端与组织间的压力变化。已有的临床研究提示，应用压力导管进行环肺静脉消融电隔离，可缩短消融时间、缩短X线曝光时间和手术时间。随访研究提示，应用 Smart Touch 压力消融导管治疗房颤的成功率也高于传统的冷盐水灌注消融导管。压力时间指数（导管远端和组织间的压力与消融时间的乘积）是决定消融损伤是否透壁的最重要参数，在保证消融电极导管远端相对稳定和合理的消融能量输出的前提下，压力时间指数在 390～500（g·s），可产生透壁性损伤。这些研究结果提示，压力检测技术的应用使房颤的消融过程多了一个重要的可量化指标，有利于形成连续和透壁性消融损伤，减少无效放电；有利于缩短术者的学习曲线，同时可提高房颤导管消融的效率和有效性。

4. 冷冻球囊消融在房颤治疗中的作用　冷冻消融的原理是通过液态制冷剂（临床常用 $N_2O$）的吸热蒸发带走组织的热量，使消融部位温度降低，细胞组织遭到破坏，从而达到治疗心律失常的目的。当冷冻能量使组织局部温度达到小于等于 $-28℃$ 时，局部组织发生的损伤是可逆的；当温度进一步下降到小于等于 $-68℃$ 时，则出现不可逆性损伤。冷冻消融的机制包括冷却阶段组织中冰晶形成使细胞脱水坏死，此外冰晶产生的剪切力也直接破坏细胞结构；复温阶段冰晶融化导致微循环障碍，细胞血供急剧减少，使组织损伤达到不可逆的程度。冷冻能量导致的组织损伤通常表现为中心区域的均质凝固性坏死以及周围区域的不均匀性损伤。

应用冷冻球囊消融肺静脉，不再需要像以往那样逐点消融，通过一次或几次冷冻消融即可达到肺静脉电隔离，可提高消融效率。STOP-AF 是一项前瞻性、多中心、随机对照临床研究，发现对于阵发性房颤患者冷冻球囊消融是一种安全有效的治疗方式。在一篇纳入了 23 项研究的荟萃分析中，Andrade 等发现冷冻球囊消融治疗房颤的急性成功率为 91.7%，98.8% 的患者可实现完全肺静脉隔离，单次手术无抗心律失常药物一年成功率为 60.3%。

新一代冷冻球囊（Arctic Front Advance™，Medtronic CryoCath LP）通过改进制冷剂喷射的位置和数目使冷冻消融更均匀，消融面积也增大，可进一步提高冷冻消融的效率。此外，二代球囊的可操作性也明显改进，单次消融后肺静脉隔离成功率高，手术时间缩短，曝光时间减少，但膈神经麻痹和左心房食管瘘等并发症的发生率也同样增加。

冷冻球囊作为一种房颤导管消融的替代技术具有学习曲线短的优势，但也存在一些不足。冷冻球囊是针对肺静脉解剖设计的，只适用于肺静脉前庭消融，并不适用于心房基质改良，包括线性消融和复杂心房碎裂电位的消融等。因此，对于持续性房颤及部分阵发性房颤单独使用冷冻球囊消融的疗效有限。此外，目前尚无关于冷冻球囊消融与射频消融治疗房颤有效性和安全性的大规模随机对照临床试验，也无冷冻球囊与压力冷盐水灌注导管治疗房颤有效性的随机对照研究。

### （四）房颤导管消融的终点

房颤导管消融的不同终点是影响手术有效性的重要因素。肺静脉电隔离是环状标测电极指导下房颤导管消融的传统终点，很多研究发现术后房颤的复发与心房与肺静脉之间电传导的恢复有关，提示永久性肺静脉电隔离对预防房颤复发的重要性。多数房颤是由起源于肺静脉的异位激动诱发，由于诱发房颤的异位兴奋灶常常是多源的，不同的异位兴奋灶可以在同一静脉内也可以来自不同的肺静脉，不同的兴奋灶在不同时间和不同的体液环境下的兴奋性也不同，并且异位激动大多数为非折返机制。现有的各种方法诱发这些异位激动的可重复性差，包括左、右心房内不同部位连续快速起搏和程控期前刺激，应用异丙肾上腺素和腺苷以及诱发房颤后电复律等，给异位激动灶的确定和消融成功标准的判断等带来一定的困难，因此，目前导管消融治疗房颤的策略是消融和隔离所有的肺静脉。诱发房颤的异位激动也可来源于肺静脉外心脏其他部位，包括腔静脉、冠状静脉窦、Marshall 静脉（或韧带）以及左、右心房，对术中发作频繁的肺静脉外异位激动灶进行标测、消融和隔离，常常也是预防和降低术后房颤复发所必需的。

Haissaguerre 等人的研究提示，在手术结束前如果持续时间大于 10min 的房颤不能被诱发，术后房颤的复发率较低。也有研究发现，在环肺静脉线性消融电隔离的基础上增加适当的消融线，有利于降低术后房颤及大折返性房性心动过速的发生率。左心房顶部连接两侧肺静脉环形消融线的线性消融，相对于左下肺静脉与二尖瓣环之间的线性消融，不但较容易获得成功，并且预防房颤复发的有效性也优于后者，但左下肺静脉与二尖瓣环之间的成功线性消融可有效预防围绕二尖瓣环的大折返性心房扑动。因此，持续性房颤患者在成功肺静脉电隔离后如果窦性心律仍未恢复，阵发性房颤患者在肺静脉电隔离后如果房颤仍可被诱发，同时行二尖瓣峡部和左心房顶部左、右两上肺静脉之间的线性消融，可降低术后房颤的复发率。对于左心房较大者，上述线性消融可能尤为重要。对于这些房颤患者是否应同时行三尖瓣与下腔静脉之间的线性消融，目前还没有足够的循证医学证据回答这一问题。二尖瓣峡部和左心房顶部线性消融预防房颤发生的主要机制是改变房颤发生和持续的基质。二尖瓣和三尖瓣峡部的线性消融方法见心房扑动的消融治疗。

持续性房颤患者在环肺静脉消融电隔离，增加心房内附加线性消融后，部分房颤会自动转复为窦性心律。房颤持续时间较短，左心房不是太大，且术前已服用胺碘酮的患者，术中房颤自动转复为窦性心律的可能性较大。在成功肺静脉电隔离和增加多条附加消融线后，房颤仍不能被成功转复者，可考虑按照 Nademanee 等人报道的方法标测和消融心房复杂碎裂电位。在环肺静脉线性消融电隔离后，也可先行复杂心房碎裂电位消融，然后对房颤未转复者再行线性消融。近来，也有中心对所有持续性房颤患者，在成功肺静脉电隔离后均尝试进行心房复杂碎裂电位的标测和消融，并且发现左心耳上部和前方以及左心房底部常常是复杂碎裂电活动的好发部位。通过上述复合消融，多数持续性房颤可被终止，在转为窦性心律前大多数房颤先转化为房性心动过速或心房扑动，在对房性心动过速和心房扑动进行消融后才恢复窦性心律。通过上述复合消融仍未成功复律的房颤，则需要药物或同步直流电转复。对于极少数电复律未成功转复的房颤，则可在给予足量胺碘酮治疗后，再尝试同步直流电转复。综上所述，持续性房颤的消融方法和终点区别较大，包括环肺静脉消融电隔离、标测和消融心房复杂碎裂电位、增加线性消融等以及线性消融的部位、数目和是否对消融线已达到双向传导阻滞进行评价等都影响术后房颤的复发率。对于非阵发性房颤，如果通过导管消融可以终止房颤、房扑和房速，可提高手术的成功率。在对持续性房颤进行复合方法消融时，应综合评价手术的有效性、手术时间、发生并发症的风险和患者对手术的耐受性等因素。

### （五）残存电位的鉴别诊断

在肺静脉电隔离过程中常碰到低振幅的电位经反复消融仍不消失。低振幅的电位除可能来自残存心房与肺静脉之间的电连接，即为残存肺静脉电位外，最常见的原因为远场心房电活动，其他可能的情况还包括远场心室电活动或产生于邻近肺静脉的远场静脉电活动等。确定消融后静脉内低振幅电位的产生原因意义重大，如果为残存肺静脉电位，则应标测心房与静脉之间残存电连接的部位，继续进行消融，否则在仍有残存心房与静脉之间电连接时就终止手术，可增加术后房颤的复发率；相反，如果肺静脉内所记录到的低振幅电位为远场电活动而没有及时识别，则会增加无效放电次数，延长手术时间，增加肺静脉狭窄和心肌穿孔等并发症的发生率。

在评价是否到达成功肺静脉电隔离时，调整环状标测电极在肺静脉口的位置和适当增加标测电极的增益，都有助于发现潜在的残存静脉电位，但同时也增加记录到远场电活动的机会。远场电活动与肺静脉电位相比不但幅度低，并且一般表现为低频特征，但两者之间的这些特征有一定重叠，特异性不强。另外，也可以用消融线内肺静脉起搏的方法，评价肺静脉内低振幅电位的意义。静脉内起搏时，在肺静脉电位被夺获的情况下，如果没有从静脉到心房方向的电传导，则存在心房到静脉方向电连接的机会也较小；即使存在，由于从静脉到心房方向的传导已阻滞，起源于该静脉内的异位电活动也不会传导到心房诱发房颤。此时，如果残存心房到肺静脉电连接的成功消融较困难，也可考虑终止手术。

根据静脉内所记录到的低振幅电位的产生原因不同，可以通过以下不同的方法进行鉴别。

1. 远场心房电位的鉴别　在肺静脉电隔离的放电过程中，观察静脉电位的动态变化，对于鉴别消融后肺静脉内记录到的低振幅电位是否为残存静脉电位非常重要。如果为残存静脉电位，则在肺静脉口相应部位消融时，可以见到该电位的明显延迟至完全消失。另外，静脉电位在环状标测电极上一般有一定的先后激动顺序，而远场电位的先后激动顺序则不明显。

心房内不同部位和静脉内起搏有利于鉴别远场心房电活动。窦性心律或心房起搏时，肺静脉电位的纵向激动顺序为由近段到远段；而在起源于该静脉的期前收缩或静脉内起搏时，激动顺序则相反。如果肺静脉内所记录到的低振幅电位是来自残存心房与静脉之间的电连接，即为局部静脉电位，则在心房内不同部位起搏时，不能使残存静脉电位明显提前。因为不管是心房什么部位先激动，最后都要在激动肺静脉口附近的心房组织后，再通过心房与肺静脉之间的电连接传入静脉。如果所记录到的电位为远场心房电活动，则远场心房电活动的激动时间与肺静脉内低振幅电位一致，在可能产生该远场心房电活动的相应部位起搏时，肺静脉内记录到的远场电位也被提前。

由于左上肺静脉与左心耳之间的距离较近，左上肺静脉内的环状标测电极有时能记录到其前方左心耳的电活动，左心耳起搏可以使相应心房电活动提前。右上肺静脉内的环状电极放置较深时，在有些患者可记录到来自其前方上腔静脉或右心房的电活动，而环状电极在右上肺静脉内的位置较浅、更接近肺静脉口部时，记录到的相应远场电位幅度会降低或完全消失。此时如果进行右心房或上腔静脉起搏，则可以观察到右上肺静脉内记录到的起源于上腔静脉或右心房的远场电位提前。肺静脉内的环状标测电极有时也可记录到左心房前壁或后壁的远场心房电活动，也可以用上述方法鉴别。

2. 邻近静脉电活动的鉴别　消融后肺静脉内记录到的低振幅电位也可能源于邻近静脉与心房之间的电连接，即为邻近肺静脉的电活动，也是远场电活动的一种。在分别隔离一侧上下肺静脉时，经过反复消融后如在上肺静脉下壁仍可记录到低振幅的电位，应想到该电位可能是记录到的距离较近下肺静脉上壁的电活动，来自于下肺静脉上壁与心房之间的电连接。此时，如果应用环状电极行一侧上、下肺静脉的同步标测，则在相邻静脉可发现与低振幅电位激动时间相近的静脉电位。在下肺静脉内起搏，也能使上肺静脉内记录到的下肺静脉远场电活动相应提前。有研究表明，在左上和左下肺静脉之间有时可存在电连接。解剖研究提示，部分上、下肺静脉之间的距离较近，非共同开口的肺静脉口之间距离可小于3mm，多见于左侧肺静脉，并且上肺静脉口下部和下肺静脉口的上部都是缠绕静脉的心房肌较厚的部位，为上、下肺静脉之间可能存在电连接提供了解剖基础。在这种情况下，首先消融和隔离左心房与左下肺静脉之间的电连接，是取得左上肺静脉电隔离成功所必需的，反之亦然。这些研究也提示，对多根肺静脉同时进行电隔离在房颤治疗中的重要性。

右侧肺静脉在解剖上变化较多，一些患者可能有3根或3根以上的肺静脉，右中肺静脉一般较小，且开口与右上肺静脉的开口部位相近，有时可能就引流至右上肺静脉开口内，因此在标测和消融右上肺静脉时，如果在右上肺静脉下壁遇到顽固的低振幅电位，应该注意其是否来源于右中肺静脉。少数患者在右上肺静脉的上方有时也可见到较小的独立肺静脉或肺静脉分支，也影响右上肺静脉电隔离成功。术前行心脏和肺静脉CT或MRI成像检查以及术中多个体位肺静脉造影的影像学资料有助于了解不同肺静脉之间的关系和分支情况，也有助于残存肺静脉电位的鉴别诊断。右下肺静脉的开口在左心房的后下壁，其近段走行与其他肺静脉之间有一定的角度和距离，因此在右下肺静脉口部记录到邻近静脉电活动的机会较少。有研究表明，与对照组相比，房颤患者上肺静脉直径一般较粗，下肺静脉分支较多。

Marshall韧带或静脉位于心外膜，从左心房的后外侧走行于左侧肺静脉与左心耳基部之间，引流至冠状静脉窦。经冠状静脉窦放置的特制Marshall静脉多极电极可以记录到Marshall静脉电位，窦性心律下Marshall静脉电位与其前的心房电位形成双电位，有研究提示放置较深的冠状静脉窦电极也可记录到与Marshall静脉内相似的静脉电位。在冠状静脉窦和（或）Marshall静脉与左心房之间存在电连接通道（左心房通道，left atrial tract），起源于Marshall静脉或冠状静脉窦的异位激动可通过该连接通道传至左心房诱发房颤。心内膜与经冠状静脉窦的心外膜导管消融相结合，可提高阻断左心房与Marshall静脉或冠状静脉窦之间电连接的成功率，有效抑制起源于这些部位的异位激动诱发房颤的可能。如果有Marshall静脉内标测电极的指导，则阻断左心房通道的成功率会更高。

部分患者有时在左侧上、下肺静脉内或静脉口近心室侧也可记录到Marshall静脉电位或冠状静脉窦远端的电位。在窦性心律下，肺静脉内记录到的Marshall静脉电位特征与肺静脉电位无明显区别，幅度相近，激动时间也无明显差异。但在冠状静脉窦远端起搏时，从冠状静脉窦口到Marshall静脉电位的激动时间与窦性心律下两者之间的激动时间相比会明显缩短（39ms±19ms vs 71ms±25ms，P=0.04），而从冠状静脉窦口到肺静脉电位的激动时间与窦性心律时相比却明显延长（96ms±16ms vs 44ms±19ms，P=0.04）。在异位激动时，部分在左侧肺静脉口部记录到的Marshall静脉电位，可能会分为两个静脉电位成分，与心房电位一起就由原来的双电位变为三电位。如果同时行Marshall静脉内多极电极标测，则有利于Marshall静脉电位和肺静脉电位的鉴别。

3. 其他远场电活动或现象 心房到肺静脉电位的激动时间有时变化较大，这与肺静脉口周围不同部位心房的先后激动顺序、缠绕肺静脉的肌袖走行方向以及心房到肺静脉电连接的传导速度等有关。在环状标测电极的同一记录通道上有时也可以记录到先后两个激动时间不同的肺静脉电位。相对较晚的肺静脉电位可能是心房激动通过其他部位心房与肺静脉之间的电连接激动肺静脉后，再经环行缠绕的静脉肌袖样心房肌传导到标测电极所在部位而形成；在心房与肺静脉的连接部位进行消融后，较晚的局部肺静脉电位消失。另外一个相对较早的静脉电位可能是由于心房激动通过电极对所在部位心房与肺静脉之间的电连接激动肺静脉所致，在局部消融后该肺静脉电位消失。该现象提示缠绕肺静脉的肌袖样心房肌有纵向的也有环行的，在肺静脉同一部位会有多层传导方向不同且电活动彼此互不影响的心房肌缠绕。如果对这种现象认识不足，在其中一个电位被成功消融后，另一个电位则常常会被误诊为远场心房电位而提前终止手术。只要考虑到另外一个电位可能也是肺静脉电位，根据电位的特征和以上讨论的方法进行鉴别诊断并不困难。

在肺静脉口部消融后，静脉内记录到的低振幅电位如果明显延迟，与心室电活动的激动时间相近，则需要鉴别该电位是否为远场心室电活动，此时心室起搏有助于鉴别诊断。肺静脉内的低振幅电位如果为远场心室电活动，则在起搏夺获心室时，该电位的激动会相应提前。

有些心脏电生理多导记录仪可能会在一些通道上产生干扰，干扰电位的出现时间及形态特征有时与肺静脉电位较难鉴别，但干扰电位没有先后激动顺序，即使在不相邻的通道上其激动时间也完全一样。另外，在调整静脉内环状电极的位置或应用环状电极对不同的肺静脉进行标测时，干扰电位仍然存在于固定的记录通道上，其形态特征和激动时间等也无变化。

## （六）随访和复发病例处理

随访期间，原则上应停用除 β 受体阻滞剂以外的所有抗心律失常药物，但对于房颤病史长、每次发作持续时间长、左心房较大的房颤患者，尤其是持续或长程持续性房颤患者，术后可服用 I 类或 III 类抗心律失常药物 3 个月，以后如果没有房颤发作可逐渐停药。对于术后短时间内仍有房速、房扑或房颤发作者，应观察至少 3 个月再决定是否需要进行再次消融治疗，因术后短时间内复发的房性心律失常，多数病例在 6~8 周可逐渐消失。但如果术后房扑、房速或房颤发作持续时间长、症状较重，应及时终止这些心律失常，并考虑药物治疗。有研究发现，对于术后早期发生的持续性房速、房扑和房颤，在术后 1 个月内及时终止，可提高这些患者的远期成功率。随访期间如经动态心电图证实心律失常发作的频度和类型与术前相同，视为复发，可择期行第二次电生理检查和消融治疗。少部分复发病例可通过口服抗心律失常药物而得以有效控制。

静脉电隔离后房颤复发的主要原因是心房与静脉之间的电传导恢复，对于术后 1 年内的复发患者更是这样，在再次手术时应标测和消融心房与静脉之间电传导已恢复的所有大静脉。再次消融手术时也可以考虑改变房颤的消融方法，并注意寻找肺静脉外可能存在的异位兴奋灶，包括应用各种方法诱发潜在的异位兴奋灶。对于 1 年后的复发房颤病例，由肺静脉外异位兴奋灶诱发房颤的比例较高。对于每次房颤发作持续时间较短而发作较频的复发患者，起源于异位兴奋灶的频发房性期前收缩和（或）短阵房速所起的触发或驱动作用则更重要。上腔静脉是肺静脉外异位兴奋灶最常见的起源部位，约 8% 的阵发性房颤由上腔静脉起源的异位激动触发或驱动。每次发作持续时间较长的复发房颤患者，在第二次手术时除对恢复传导的肺静脉进行再次消融电隔离外，应考虑增加适当的消融线，并对房颤时的心房复杂碎裂电位进行标测消融。复发的心律失常在以房扑或房速为主时，第一次手术如为应用环状标测电极指导下的肺静脉电隔离消融方法，则这些复发的房扑或房速多是由起源于肺静脉内的异位快速电活动通过已恢复的心房与肺静脉之间的电连接驱动心房所致，因此，第二次手术仍可考虑应用环状标测电极指导下的肺静脉电隔离消融方法进行治疗。复发的心律失常虽然是以房扑或房速等为主，但第一次治疗房颤的方法为三维标测系统指导下的环肺静脉线性消融，则复发规律房性心律失常的机制多数是大折返，在第二次手术时最好应用三维标测系统对这些大折返环进行标测和消融。房颤导管线性消融术后出现的大折返性房速的折返环变化较多，可以围绕三尖瓣环、二尖瓣环、左右肺静脉（左心房顶部）、房间隔或其他解剖和功能传导屏障进行折返。有利于折返形成的屏障除心房各相关解剖结构外，还包括既往心肌病变、手术或消融引起的瘢痕和不完整消融线等。另外，在一些患者也可能同时存在由多种机制（异位兴奋性增高和折返）或多个折返环引起的快速房性心律失常，增加了成功导管消融治疗的难度。因此，对于线性消融术后复发的规律房性心律失常患者，应用三维电解剖系统进行标测和消融，并与起搏拖带技术相结合可提高诊断的准确性和治疗的有效性。

## 五、导管消融治疗房颤的相关并发症

导管消融治疗房颤有与其他快速性心律失常导管消融治疗相似的并发症，但由于房颤导管消融治疗需要房间隔穿刺、左心房内导管操作和消融放电次数较多、手术时间较长等原因，栓塞（气栓、血栓）、心脏穿孔和心脏压塞等严重并发症发生的风险相对增多。另外，由于房颤患者本身有一定的血栓栓塞发生的风险，如果手术前后和术中的抗凝治疗不适当，则增加围手术期血栓栓塞并发症的发生率。手术前后及术中合理的抗凝治疗、消融能量和导管的选择以及合适消融能量的设定等，都有利于降低房颤导管消融围手术期血栓栓塞并发症。血栓栓塞并发症的预防在抗凝治疗中已讨论过，肺静脉狭窄和左心房食管瘘是房颤导管射融治疗中特有的并发症，是本节讨论的重点。

与射频能量相比，理论上冷冻消融的优势在于其安全性。在进行深低温冷冻消融之前，冷冻能量就可以对组织造成可逆行损伤（冷冻标测），大大减少了对重要组织（如希氏束）造成永久性损伤的风险。在冷冻消融过程中，消融导管与拟消融组织相互黏附，不会发生导管移位。另外，冷冻消融保留了组织细胞的超微结构，减少了血栓形成等其他严重并发症的风险。但冷冻球囊消融需要特别关注膈神经麻痹（phrenic nerve palsy，PNP），发生率为 3% ~ 19%。直径 23mm 球囊消融膈神经麻痹的发生率要显著高于 28mm 球囊，常见发生于右上肺静脉消融。虽然膈神经麻痹的发生率较高，但是大部分病例都是暂时性的，术后持续超过 1 年的膈神经麻痹发生率小于 0.4%。在冷冻消融过程中可以通过起搏监测膈肌的运动，如果发现膈肌活动减弱及时停止消融，可减少膈神经麻痹的发生率。也有文献报道了一些与冷冻球囊消融相关的特殊并发症，如肺出血、医源性房间隔缺损、心包外冻冰形成、肺静脉壁内血肿等。尤其需要注意的是，既往认为冷冻球囊消融的安全性比较高，几乎不发生左心房食管瘘这一严重并发症，但目前已有左心房食管瘘的个案报道。二代冷冻球囊可产生更低的消融温度，伴随着消融效率的提高，膈神经麻痹和左心房食管瘘等并发症的发生率也增加。

### （一）肺静脉狭窄

1. 肺静脉狭窄的发生率　　肺静脉狭窄的发生率与房颤导管射频消融的方法有关。早期采用肺静脉内点消融时，肺静脉狭窄的发生率高达 4% ~ 28%，因此，这一消融方法目前已被废弃。采用肺静脉口部节段性消融后，该并发症的发生率已明显降低（1.0% ~ 17.3%），在法国 Haissaguerre 实验室，初期报告的肺静脉狭窄发生率为 4%，而近期已降低至 1% 以下。肺静脉狭窄并发症的明显降低，主要与消融线更靠近肺静脉口外心房侧有关。三维标测系统在房颤导管消融治疗中的应用可保证消融部位更靠近静脉外心房侧，使肺静脉狭窄这一并发症的发生率进一步降低或消失。输出功率较高、消融部位靠近肺静脉口内时，肺静脉狭窄的发生率较高。另外，与常规温控消融电极导管相比，应用冷盐水灌注电极导管进行消融，有利于降低肺静脉狭窄的发生率。需要说明的是，文献报告中的肺静脉狭窄发生率很可能被低估。有研究发现肺静脉的狭窄程度随着时间的推移会有不同程度的进展，部分术中 20% ~ 50% 的狭窄，术后可能会进展至大于 50%，少部分甚至最终会完全闭塞。另外，目前在多数房颤消融中心，肺静脉狭窄的筛查仅限于术后出现呼吸系统症状的患者，而对于无症状和症状较轻的患者则未进行包括选择性肺静脉造影、磁共振和多层螺旋 CT 在内的肺静脉影像学检查，以除外肺静脉狭窄。

2. 肺静脉狭窄的临床表现　　一般认为，肺静脉狭窄有无临床症状及症状的严重程度与狭窄血管的支数及狭窄程度有关。单支程度较轻（小于 60%）的肺静脉狭窄通常无症状，而单支肺静脉完全闭塞或多支肺静脉同时狭窄则患者多有症状。导管消融所致的肺静脉狭窄并无特异性的临床症状与体征，最常见的症状为呼吸困难、咳嗽，轻者仅在劳力时出现，重者在静息时亦可出现，大多呈进行性加重，其他症状包括胸痛、咯血、低热及抗生素治疗疗效不满意且反复发作的肺部感染以及胸腔积液等。上述症状出现的时间相差较大，早的在消融过程中即可出现，多数于术后 1 周内发生，而在有些患者上述症状也可以晚到术后8个月时才出现。肺静脉狭窄患者胸部平片及CT、磁共振等可见肺内浸润性片状阴影，通常并不能提供特异性的诊断线索，而肺部通气灌注扫描的表现则与肺栓塞相类似，可见病变区域血流灌注减少但通气功能正常。具有上述症状的患者通常首先就诊于呼吸科，易被诊断为其他肺部疾病，如肺炎、肺支气管肿瘤和肺栓塞等，造成长期误诊。因此，对于肺静脉消融术后出现呼吸系统疾病表现的患者，应特别注意肺静脉狭窄的可能，进行磁共振或多层螺旋CT血管增强扫描及有创性肺静脉造影基本可以确定诊断，经食管心脏超声检查也有助于对肺静脉血流的评价。

3. 肺静脉狭窄的处理　对于无症状的肺静脉狭窄患者，除持续抗凝预防血栓的形成外，无须针对性治疗；有症状且药物对症治疗效果不满意的患者则通常需要行介入治疗。Packer等报告10例共17根狭窄肺静脉的治疗经验，所有患者药物治疗无效，均进行了球囊扩张术，其中4例置入了支架。虽然患者的症状均在术后即刻解除，但在4个月后，7例（70%）患者因症状复发再次行肺静脉造影，显示均有原扩张部位的再狭窄，第二次介入治疗后仍有3例患者症状复发，其中2例又接受了1次，1例接受了2次（共4次）介入治疗。现阶段症状性肺静脉狭窄的处理仍相当困难，介入治疗虽有非常好的即刻效果，但术后再狭窄的发生率却很高，无症状肺静脉狭窄患者的远期预后也需进一步观察。对于介入治疗无效的严重肺静脉狭窄患者，也可考虑行外科肺静脉成形术，已有应用心包对肺静脉进行外科成形手术的成功病例。动物研究表明，肺静脉狭窄后的病理改变主要是肺静脉内膜增厚、血栓形成、内皮细胞挛缩以及弹性层增生所致。因此，有人提出术中如果发现肺静脉狭窄，应及时应用类固醇激素，但是否能够延缓和减轻肺静脉水肿、挛缩和狭窄还有待于进一步的研究。

4. 肺静脉狭窄的预防　随着导管消融治疗房颤方法学的成熟和经验的增加，严重肺静脉狭窄的发生率已明显下降。三维标测系统在房颤导管射频消融中的应用，使这一并发症的发生率进一步降低或消失。为了避免肺静脉狭窄的发生和正确评估其发生率，应该注意以下几点：①消融的部位应尽量靠近肺静脉口外心房侧。②在有效消融的前提下，合理控制消融能量和温度。③及时识别肺静脉狭窄的早期征象，如环形标测电极的变形和移位、消融电极送入肺静脉的操作变得困难等，对于经验不足的术者，每个病例均应重复肺静脉造影。④在随访过程中，如果患者出现呼吸困难、咯血、咳嗽、反复的肺内感染或胸腔积液等症状和体征，应进一步行磁共振和螺旋CT增强成像检查，以排除肺静脉狭窄的可能。⑤呼吸科和胸外科医生应提高对房颤导管消融术后肺静脉狭窄并发症的认识。

## （二）左心房食管瘘

解剖上食管走行于左心房后壁，行房颤导管消融时，左心房后壁的透壁性损伤有可能伤及食管，严重时可引起左心房食管瘘。左心房食管瘘的具体发病情况目前仍不清楚，文献上只有个例报道，且主要发生在一些行房颤导管消融时应用较大能量输出的中心。例如，一些中心在早期应用8mm温控射频消融导管治疗房颤时，温度设置在60℃，而能量输出高达100W。左心房食管瘘的主要临床表现是感染性心内膜炎，多出现在房颤导管消融术后数日，表现为发热、反复发生的多发性栓塞（气栓、血栓或炎性栓子），引起中枢神经系统和心肌的损害。对于术后出现不明原因发热、多发性栓塞和心内膜炎的患者，应排除左心房食管瘘的可能。左心房食管瘘的发病率虽然罕见，但如果不及时发现和治疗则可能是致命性的，患者病情多迅速恶化，可因败血症、多发性栓塞而死亡。在左心房食管瘘诊断明确后，最有效的治疗方法是及时行心脏及食管修补术。

为了预防和降低左心房食管瘘，很多研究对左心房与食管的关系进行了研究。发现心房和食管壁均较薄，两者之间的距离较近，食管一般位于左心房后壁偏左侧，在两者之间可见厚薄不一的脂肪垫。在不同患者左心房与食管之间的相对位置关系变化较大，即使是同一患者在术中也可见食管相对于左心房的位置有较大的变化，相对位置的移动可达2.5cm。有研究提示，在全身麻醉下行房颤导管消融时，食管内对应左心房后壁相应部位的损伤明显增加，可能与全身麻醉下食管丧失保护性躲避功能有关。围手术期质子泵抑制剂的应用（术前数日，术后3周）也可降低房颤导管消融患者食管内损伤的发生率，提示胃酸在食管内损伤和左心房食管瘘的发生中起着重要的作用。另外，一些研究对在房颤导管消融中食管内的温度进行了监测，但其应用价值还有待于进一步的临床研究。预防左心房食管瘘最有效的方法是降低房颤导管消融时能量的输出，尤其是在左心房后壁消融时，并避免在同一部位反复重复放电。在应用8mm温控射频导管消融时，常规可把温度和能量输出设置在50℃、50W；而在应用冷盐水灌注导管消融时，能量输出应在30~35W。应用直径28mm的冷冻球囊消融与小直径球囊相比，也有更低的左心房食管瘘发生率。随着对左心房食管瘘认识的提高，这一并发症的发病率会进一步降低，但仍然应对这一致命性并发症提高警惕。

导管消融治疗房颤的方法学还在不断发展和完善的过程中，标测和消融电极导管等器械的不断改进，以及能够通过导管技术造成心房连续、均匀、透壁损伤的新消融能量的应用，都有可能进一步提高手术的成功率、缩短手术时间和降低术后房颤的复发率，但也同时会出现新的相关并发症。另外，由于该项技术在临床的应用时间不长，其长期治疗作用也需要时间的检验，需要多中心合作的、更大样本的临床观察和随机对照研究。

（员小利）

# 第五节　室性心律失常的导管消融治疗

室性心律失常可分为室性期前收缩、非持续性室性心动过速（室速）、持续性室速、心室扑动、心室颤动（室颤）。为了叙述方便按持续性室速和室颤两部分讨论。因为室性期前收缩、非持续性室速和心室扑动的消融方法与持续性室速和室颤中的一些具体消融方法相同，故安插在上述这两部分中一并讨论。

## 一、室性心动过速的射频消融

室性心动过速可分为器质性心脏病室速和非器质性心脏病室速。器质性心脏病室速是指发生于有器质性心脏病证据患者的室速。如冠心病、心肌病、心脏瓣膜病、心肌炎、致心律失常型右心室发育不良、长Q-T综合征以及各种心脏外科手术后等。临床上以冠心病特别是心肌梗死后室速，最为多见。非器质性心脏病室速又称特发性室速，是指发生于利用目前诊断技术未能查出患者有器质性心脏病证据的室速。临床上其发病并不少见，其发病率占所有室速患者的16%~20%，其中多数特发性室速起源于右心室流出道。

在处理室速患者时常会遇到抗心律失常药物常无效或效果不佳的问题。射频消融技术的出现提供了根治室速的可能性，而无抗心律失常药物引起的不良反应。但射频消融的有效性和安全性取决于室速的类型和起源。从患者的器质性心脏病类型和室速电生理特征可以预测射频消融的可能效果。为了射频消融术的标测和消融的方便，可将室速分为瘢痕相关的室速、束支折返性室速和特发性室速。各种室速的电生理及典型心电图特征，消融部位及效果见表（表3-1）。

表3-1　室速的标测和消融

| 室速的起源 | 发生机制 | QRS形态 | 消融部位 | 消融成功率 | 并发症 |
|---|---|---|---|---|---|
| 瘢痕相关的室速 | | | | | |
| 冠心病，心肌梗死后 | 折返 | 多种，可变 | 心肌梗死区，病理区 | 60%~90% | 5%~10% |
| 右心室发育不良 | 折返 | LBBB | 心坏死区，病理区 | 60%~90% | 5%~10% |
| 非缺血性心肌病 | 折返 | 多种，可变 | 瘢痕区，病理区 | 60% | 少见 |
| 法洛四联症 | 折返 | LBBB，RBBB | RVOT，室间隔 | 高 | 少见 |
| 锥虫病 | 折返 | 多种，可变 | 瘢痕区，心外膜 | 26% | 不详 |
| 心脏类肉瘤病 | 折返 | 多种，可变 | 瘢痕区，心外膜，冠状动脉窦 | 不详 | 不详 |
| 束支折返性室速 | 折返 | LBBB，RBBB | 右、左束支 | 100% | 房室传导阻滞 |
| 特发性室速 | | | | | |
| 右心室流出 | 触发道 | LBBB，电轴向下 | RVOT | 90%~95% | 1%~2% |

| 室速的起源 | 发生机制 | QRS 形态 | 消融部位 | 消融成功率 | 并发症 |
|---|---|---|---|---|---|
| 左心室流出道 | 触发，折返 | LBBB（V3：R＞S） RBBB，电轴向下 | LVOT | 90% | 少见 左主干急性闭塞 |
| 冠状动脉窦 | 触发，折返 | LBBB（V3：R＞S）， RBBB，电轴向下 | 冠状动脉窦 | 100% | 少见 |
| 心外膜 | 触发 | LBBB，电轴向下 QRS 波群起始呈类似 δ 波 | 心外膜 | 不详 | 不详 |
| 非典型部位室速 | 触发，折返 | RBBB，电轴向下 | 心室流入道，二尖 瓣环，心尖部等 | ＞90% | 少见 |
| 左心室特发性室速 | 折返 | RBB，电轴向左上 | 右后支分支 | 90%～95% | 1%～2% |

注：LBBB：左束支传导阻滞；RBBB：右束支传导阻滞；LVOT：左心室流出道；RVOT：右心室流出道。

## （一）术前准备

一般择期手术要求门诊做好各种检查准备。重点项目包括血常规、血沉、电解质、肝肾功能、血糖、心肌酶、凝血功能等各项指标需在正常范围内，能纠正的异常指标及时纠正。超声心动图评价心脏整体和局部运动功能，各瓣膜运动情况，有无反流、狭窄，卵圆孔是否闭合，排除心腔内血栓。心电图、24h 动态心电图，结合病史和临床症状分析。如有必要应先行冠状动脉造影，有适应证者应先行冠状动脉介入治疗或搭桥术。

术前要求空腹 6h 以上，术前 1h 可适当给予镇静剂，如地西泮 5～10mg 口服。无休止室速等紧急情况可在准备工作就绪后立即进行；有时，需在气管插管，充分镇静麻醉后连接简便人工呼吸机，然后行射频消融术。

抗凝治疗的患者，术前 5～7d 停用口服抗凝剂，改用皮下注射肝素，并于介入术当日停用。术前 INR（international normalized ratio）应小于 2 或一期凝血酶原时间测定（Quick's test）大于 40%。

一般要求术前停用抗心律失常药物 4～6 个半衰期或以上。但是，有一些患者，特别是有器质性心脏病室速患者，即使在用抗心律失常药物情况下，室速仍很频繁，或呈无休止室速。这时就不必停用或改变抗心律失常药物。另外，如果患者一直服用胺碘酮，需在术前至少 4 周前停用。但多数的情况是患者因室速加重，而改用胺碘酮，或口服改为静脉给药。此时胺碘酮可不停用。

装有起搏器的患者，应体外程控为 VVI 起搏方式，频率设为 40～50 次/min。装有自动转复/除颤器（ICD）的患者，应关闭其除颤功能和抗心动过速起搏（ATP）功能，起搏方式的体外程控同上。对器质性心脏病室速伴完全性房室传导阻止利用三维标测系统（如电解剖标测 CARTO 或 EnSite 系统）行振幅标测和线性消融者，可体外程控为 VVI 起搏方式，频率可设为 70～80 次/min，在起搏下行振幅标测。

## （二）电生理检查

右侧股静脉穿刺，一般选用 3 根导管（5～7F），分别放置于右心房高位、希氏束、右心室心尖。特别是第一次电生理检查术，为排除束支折返性心动过速等，3 根导管是必要的。第二次电生理检查和射频消融术及随访检查，一根右心室起搏导管，一根消融导管即可。

诱发室速的刺激方式在各实验室间有很大差别，多采用 2～3 个基本周期（600ms、500ms、430ms）、2 个刺激部位（右心室心尖和流出道）、3 个期前刺激。刺激脉宽为 2ms，强度为刺激阈值的 2 倍。

在对器质性心脏病患者行心室刺激时可诱发室颤，室速随时可转变为室颤，室速时血流动力学也可不稳定。这些情况均需立即体外转复或除颤。因此，术前应在体外放置好除颤电极备用。

## （三）消融导管的选择和能源设置

一般消融导管为 7F 或 8F 四极温控大头导管。根据电生理检查的结果将消融导管经股静脉置于右心室或经股动脉置于左心室。因为大多数心肌梗死后室速起源于左心室，因此一般需要穿刺股动脉，逆行通过主动脉瓣进入左心室。有时，髂动脉、腹主动脉狭窄或走行弯曲，消融导管不能通过。可先使用长导引钢丝通过狭窄或弯曲部位，然后更换 40～60cm 的长鞘管。应避免暴力推进，以免造成血管夹层等并发症。必要时穿刺对侧股动脉。对上述方法消融导管仍不能顺利通过或有主动脉瓣狭窄，主动脉瓣修补术后患者，或介入手术需要可行房间隔穿刺。消融导管通过左心房进入左心室，进行标测和消融。

1. 温控消融导管　温控消融导管对室速的消融很有帮助，可以降低导管头端烧焦，形成凝集炭化块的可能性。降低炭化块脱落后形成栓塞的并发症，特别是在左心室放电时，降低造成脑栓塞的可能。常规消融导管头端电极为 4mm（另有头端电极为 8mm 的消融导管）。放电发生器一般设置在 30～35W，输出功率控制在 50W 以下，温度控制在 65℃ 以下。

2. 灌注消融导管（irrigated catheter）　为了增加射频消融的效果，加深射频消融的损伤，目前灌注消融导管已得到越来越广泛的应用。大头导管的温度升高是由热能从组织向导管传导产生的。当用固定输出功率放电时，大头导管温度超过 100℃，即可发生凝焦，阻抗升高。温度进一步升高，凝块发生炭化。为防止炭化，只可降低输出功率。这样，产生的损伤就变小，不利于室速的消融。灌注消融导管可解决这一矛盾。实验表明，温控消融导管应用时，允许输出功率的大小取决于血液对消融导管的冷却作用。灌注消融导管就是利用这一原理，在放电的同时，灌注冷却大头导管。不但可增加输出功率，而且不产生电极凝焦。

灌注消融导管有两种，即内循环式（internal circulation）、喷淋（sprinkle）式和套管（sheath）式。内循环式由导管内循环相连的两根管道组成，冷却液从一根管道流入，通过消融导管头端（起到冷却作用）后，从另一根管道返回。喷淋式导管内只有单一管道系统，此管道与可控流速的输液管道相连。埋藏有温控元件的消融导管头端电极周围有 6～56 个微孔。冷却液从单一管道流入，从电极周围微孔流出，从而起到冷却作用。套管式冷却方式实际上是将冷却液通过延长的导管鞘管流到消融导管头端电极起到冷却作用。内循环式结构复杂，效果也比另外两种差。套管式虽然结构简单，但使用性、可控性差。喷淋式使用性、可控性均较好，因此，临床上多用的是喷淋式导管。室速消融时，输出功率一般设定为 30～50W。冷却液流速一般控制在 17～30ml/min。器质性心脏病室速患者的心功能一般较差，流速太大可加重心脏负荷，加重心力衰竭。我们的经验是大部分患者可以承受，很少有因心力衰竭加重而终止消融术的病例。电极的温度一般控制在 42～45℃，不超过 50℃。对于有 52～56 个微孔的灌注导管消融时，温度控制不可靠。以 Thermocool SF 为代表，导管在开始尝试使用 SF 导管进行消融时，初始消融功率建议设置为 25～30W，根据消融的效果决定是否需要逐渐增加输出功率。电位的下降是反映消融有效的最重要参数。阻抗下降也可作为消融有效的参考指标，通常阻抗下降 10Ω 提示损伤形成。在消融过程中导管头端记录的温度通常在 28～32℃，因此温度不能作为导管是否贴靠和是否已经产生有效消融的指标，如果因为温度过低过度推送导管，增加导管与心肌组织的贴靠，会增加"steam pop"的发生率。

## （四）术中抗凝

股静脉、股动脉穿刺成功后可静脉给予肝素 5000IU，然后每小时补给 1000IU。如计划行房间隔穿刺，进而行左心室标测和消融，肝素则于房间隔穿刺成功后给予，用法同上。肝素的用量根据全凝血时间（ACT）调整，使其保持在 250s 以上。如计划剑突下穿刺行心外膜标测和消融，肝素则于剑突下穿刺成功后给予，用法同上。

## （五）消融的适应证

1. 瘢痕相关性室速消融的适应证　随着对室速形成机制认识的不断提高，对射频消融技术设备的不断改进，经验的不断积累，室速消融的适应证也不断扩展。目前应用的室速消融的指征如下：①无休止室速（incessant VT）。②频繁发作的室速，药物治疗效果不佳或不能耐受、耐药和拒绝服药者。③安置 ICD 后因频繁发作的室速/室颤而需反复电击除颤，或需 ICD 反复抗心动过速起搏（ATP）终止室速。

有丰富经验的医院或心脏中心正在对其他室性快速性心律失常发作情况进行研究，例如，临床证实的非频发的室速、未经临床证实但程序心室刺激可诱发的持续性室速等；目前还没列入常规消融适应证。

2. 特发性室速消融的适应证　①室速引发晕厥或前晕厥的症状。②反复发作的持续性室速，频繁发作的非持续性室速/室性期前收缩伴有明显的临床症状。③药物治疗效果不佳或不能耐受，耐药和拒绝服药者。

### （六）室速的特征、标测和消融选择

1. 瘢痕相关性室速　心室瘢痕区域与多数持续性室速的形成有关，并组成折返环的一部分。瘢痕相关室速大多为心肌梗死后室速。另外，致心律失常型右心室发育不良性心肌病、锥虫病、心脏类肉瘤病、心脏瓣膜病等非缺血性心肌病以及各种心脏外科手术后等情况均可产生瘢痕相关的折返性室速。

瘢痕相关的室速折返环的大小、形态和位置因人而异，变化多端。可为单一环路，亦可为多环路。目前，广泛认同的是 El‐sherif 在对心肌梗死后室速提出的"8"字形折返模型。在此基础上，20 世纪90 年代初，Stevenson 又通过计算机模型提出了心肌梗死后室速"8"字形折返机制图。室速折返环是由两个循环激动波组成，一个顺时针方向，一个逆时针方向环绕两个功能阻滞区运行。

为了对室速标测和消融的认识，需要了解如下几个有关折返环的基本概念。

慢传导区（slow conduction zone）：又称折返环的峡部。由于存活心肌肌束间的纤维化减低了细胞间的偶联，损伤了激动路径，导致激动传导的减慢，从而具备了形成折返的先决条件。这部分心肌的除极不能在体表心电图上表现出来。这一部位的确定是室速标测和消融的关键。

室速的出口（exit）：室速时，激动自慢传导区传出到正常心肌的部位。

室速的入口（entrance）：室速时，激动自正常心肌区域返回传入到慢传导区的部位。

室速的入口到出口可划分为 3 段：近侧段（proximal region）、中心段（central region）和出口段（exit region）。

折返环的外环（outer loop）：室速时，激动自慢传导区的出口传到正常心肌区域，然后传入到慢传导区入口部位的激动环。外环常围绕瘢痕区。QRS 波群是激动自折返环的出口传出后，周围心肌组织除极产生的。

折返环的内环（inner loop）：室速时，限定于瘢痕区内的激动环。

共同通道（common pathway）：两个折返环路共同拥有的缓慢传导区。

无关通道（bystander）：盲道和与维持室速运行无关的通道。

1）体表心电图定位：总体而言，在器质性心脏病室速患者比在非器质性心脏病室速患者用 QRS 波形态推断室速起源部位准确性低。心脏病的器质性改变越大，根据 QRS 波形态推断室速起源部位的准确性越差。例如，冠心病患者，心肌梗死面积越大，心脏功能越差，根据 QRS 波形态推断室速起源部位就越不准确。

90% 以上的器质性心脏病室速起源于左心室。如果 $V_1$ 导联 QRS 波群表现为 RBBB 形态，室速的出口在左心室，且非间隔部位。如果 $V_1$ 导联 QRS 波群表现为 LBBB 形态，室速的出口在右心室或室间隔。但根据我们的经验，室速的关键部位——慢传导区在大多数患者仍然在左心室。大多数患者消融成功的部位在左心室，只有少数患者在右心室。如果 $V_1$ 导联 QRS 波群表现为 LBBB 形态，I 导联、$V_6$ 导联表现为 Q 波，室速的出口在左心室心尖间隔部。I 导联、$V_6$ 导联表现为 R 波，室速的出口在左心室下基底部，靠近间隔部。$V_2 \sim V_5$ 导联 QRS 波群主波为 S 波，室速的出口在左心室心尖部。$V_2 \sim V_5$ 导联 QRS 波群主波为 R 波，室速的出口在左心室基底部，即房室环附近。QRS 波群在 II、III 和 aVF 导联主波向下，室速的出口在左心室下壁。QRS 波群在 II、III 和 aVF 导联主波向上，室速的出口在左心室前壁。

2）心内电图标测：根据记录方式不同，心内电图可分为单极电图和双极电图。单极电图是消融导管大头电极和远距离的参考电极（如放置于下腔静脉或 Wilson 中心电端的电极）的记录图。没有滤波的单极电图是不可靠的。因为在瘢痕区重要标测部位的局部电图，残存心肌产生的低振幅电位可以被瘢

痕区周围组织产生的远场电位干扰，而不易辨认。采用高通滤波可减少远场电位的干扰。双极电图是两个近距离的电极的记录图。一般用消融导管大头电极和相邻近端电极的记录图，亦可减少远场电位的干扰，可增强对瘢痕区残存心肌组织产生的低振幅电位的识别。但双极电图是由两个单极电图组成的，双极电图可产生于双极中的任何一个。由于大头电极接触不良等原因，双极电图可能只反映近端电极的记录图，而消融产生于大头电极，因此消融可无效。这种情况下，如果同时记录单极电图可有利于识别这一情况。

（1）窦性心律时的心内电图标测：窦性心律时可在心内某些部位记录到发生在 QRS 波群之后的碎裂电位和体表心电图上记录到的晚电位相对应。碎裂电位通常出现在慢传导区中心、出口和入口周围以及无关通道的部位。诱发室速后，碎裂电位可以消失，也可以在室速的舒张期出现，称为舒张期电位。舒张期电位是室速标测和消融定位的重要参考指标。

窦性心律时的心内电图标测可以确定心肌异常传导区和瘢痕组织区，特别对血流动力学不稳定性的室速，可粗略定位。而后，进行起搏标测和室速下的拖带标测，给室速标测和消融定位赢得时间。

（2）室速时心内电图标测：非器质性心脏病室速多为灶性起源。激动从病灶发出向外传播，激动整个心室。最早激动点代表室速起源部位，比 QRS 波群一般提前 15ms 以上，对室速的标测和消融很有帮助。瘢痕相关的室速多为折返性室速。虽然动物实验和人体心电激动的研究观察发现，室速的出口激动和室速 QRS 波群的起始部一致，但是在该处消融成功率并不高，原因可能是室速的出口比较宽；出口周围的心肌或无关通道的激动影响以出口处提前激动判断消融成功的特异性。室速时记录到的提前出现的电位不是判断消融靶点的可靠指标。室速时的收缩期前电位、舒张期电位可在慢传导区出口、中心和入口记录到，也可在无关通道处记录到。无关通道的激动可出现于室速周期的任何时相。因此，室速的标测和消融定位时，排除无关通道的激动至关重要。

室速时舒张期电位还可表现为连续性高频低幅电位及舒张中期孤立电位。前者是双极记录到的连续性的电活动，其单独存在对判断消融成功的意义并不大；后者是舒张中期出现的低幅单波，或一组高频低幅的波群。此电位是由标测导管局部除极产生的，与心室收缩期电位相分离，可位于舒张早期、中期或晚期，统称舒张中期孤立电位。舒张中期孤立电位是一比较敏感的定位指标。如果在记录到舒张中期孤立电位的部位证实隐匿性拖带，可提高消融成功率。Bogun 等曾对 14 例冠心病室速射频消融的靶点图进行了分析，在所有定位指标中，隐匿性拖带和不能与室速分离的舒张中期孤立电位的阳性预测价值最高（89%），特异性也最高（95%），而敏感性仅为 32%。

3）起搏标测：起搏标测是室速标测定位的重要方法之一。在窦性心律下，用标测电极以室速相似（或较慢）的频率刺激心室。比较刺激产生的心电图和室速心电图 QRS 波群形态。两者相同或相似，说明起搏点为接近室速的出口所在部位。起搏标测可分为单极起搏标测和双极起搏标测。与单极电图相似，单极起搏标测是消融导管大头电极做起搏阴极，远距离的参考电极（如放置于下腔静脉或 Wilson 中心电端的电极）做起搏阳极的起搏标测方法。双极起搏标测是消融导管两个近距离的电极的起搏标测方法。一般大头电极做起搏阴极，另一电极做起搏阳极。根据大头电极和心肌组织的接触情况，起搏 QRS 波形可为两个电极或两者之一的起搏图形。使起搏图形的解释复杂化，单极起搏标测可避免这种情况发生。但是，高大的单极起搏信号可影响对心电图的分析。

起搏标测在器质性心脏病室速中远较在非器质性心脏病室速标测的可靠性低。原因是非器质性心脏病室速的发生机制多为触发或自律性增高，而器质性心脏病室速的发生机制多为折返。折返产生的基础为慢传导区的存在。在室速的慢传导区、出口周围、内环、共同通道、无关通道起搏均可获得与室速相似的心电图图形。由于传导是双向的，传导路径可随着起搏频率和强度的变化而变化。即使在同一部位，用同一频率在窦性心律下起搏也可得到多种截然不同的心电图图形，且可与在室速时起搏得到的心电图图形完全不同。因此，起搏标测在器质性心脏病室速的应用中有其局限性。起搏标测的应用价值在于确定心肌异常传导区（刺激信号到 QRS 波的间期大于 40ms）和瘢痕组织区（用刺激强度 10mV，脉宽 2ms 起搏无夺获）。在室速频率快，血流动力学不稳定时，不能在室速下进行长时间的标测。窦性心律下起搏标测则有助于粗略定位，确定心肌异常传导区，进而确定室速的出口及可能的慢传导区。然后，可诱发室速，进行拖带标测和激动标测，从而可成功地消融一些快频率的室速。

4）激动标测：瘢痕相关的室速的发生有其病理基础。根据其病变累及的轻重可分为3个区域：瘢痕区、病理区和正常区。病理区是病变介于瘢痕区和正常区之间的区域。3个区域可相间存在，各心肌层之间亦可交叉重叠。病理区和瘢痕区为室速的发生提供了病理学基础。激动通过病理区和小的瘢痕区时，传导减慢，产生的局部电图振幅减低。由于多个残存肌束的非同步激动，经常可以标测到持续时间较长的高频局部电图。在大的瘢痕区，局部电图可表现为无电位或一些低频电位，间或记录到远场电位。通常在窦性心律下记录到的异常局部心内电图，室速时在同一部位亦可记录到。

5）拖带标测：隐匿性拖带是Okumura最先提出并用于室速研究的。大多数瘢痕相关的室速是有可激动间期的折返性室速，适度提前的起搏刺激可重整折返环。拖带就是一组连续发刺激产生的折返环的持续重整。室速时用比室速快的频率刺激并夺获心室，QRS波群和心室内电图的频率加快到刺激频率。终止刺激后，原室速恢复。室速时，心室快速拖带刺激出现持续的QRS融合波称为显性拖带。如果刺激信号与QRS波群之间没有延迟，提示刺激部位在正常心肌区，可在该室速折返环之外，亦可在该室速折返环上。如果有延迟，提示刺激部位在慢传导区，可为该室速无关的慢传导区，亦可为同一室速的慢传导区的入口处或出口处。

如果拖带刺激心室产生的QRS波形和室速的QRS波形相同，称为隐匿性拖带。刺激信号与QRS波群之间都有不同程度的延迟，提示刺激部位在该室速的慢传导区（中心、出口或入口处），亦可位于与该室速相连的无关通道上。

6）三维标测和线性消融（3 – dimentional substrate mapping and linear ablation）：无论室速形成的机制如何，室速的起源或室速折返环的部位的确定是室速成功消融的关键。利用X线透视很难给手术者一个完整的立体心脏解剖图像，确定室速起源或折返环的解剖部位。利用三维成像系统（接触和非接触新技术等）获得心内电信号，并整合到整个心脏解剖图像上，可弥补X线透视这一缺陷，并能进一步了解室速折返环和瘢痕组织的关系。

（1）电解剖标测（CARTO）系统：在标测导管头端的电极上装配了位置感受器，使其同时自动获得导管头端的电图和在心脏三维电解剖位置坐标。标测系统获得了导管头端的电图和位置，在不用放射线的情况下重建心脏的实时三维电解剖标测图像。CARTO系统是由带有被动磁场感受器的标测导管、体外超低磁场发生器和计算机处理器组成。体外磁场发生器置于患者床下，发射超低磁场（0.05 ~ 0.50gauss）。通过计算机处理器对患者及其周围做磁场分区编码和空间定位。带有被动磁场感受器的标测导管将接收到的磁场时空信号传入计算机处理器，从而确定出标测导管的位置和方向。

激动顺序标测如果室速比较慢，患者的血流动力学稳定，方可在室速下利用CARTO系统行激动顺序标测。在心脏的三维标测图上，可显示各种颜色。红色代表最早激动点，随后激动顺序依此为黄色、绿色、蓝色和紫色。紫色代表最晚激动点。激动顺序标测使我们容易发现室速的起源或室速的出口及慢传导区，给室速的消融提供了方便。但是，室速下不宜长时间的标测限制了其临床应用。

振幅标测和线性消融：常规室速的标测和消融方法有很多局限性：①室速的折返环路径，包括峡部可以很宽，点性消融不足以打断折返环。②临床经验表明多数器质性心脏病室速发作时血流动力学不稳定。③室速折返环亦可不稳定。④室速可表现为多种不同形态的单形性室速。⑤多形性室速、单形性室速可恶化为室颤。⑥电生理检查和消融时，室速不能诱发。⑦室速的折返环位于比较深的肌层或在心外膜。这些情况均限制了常规消融方法的广泛应用。

为克服这些因素，临床上开始对振幅标测和线性消融进行尝试。迄今为止，还没有建立振幅标测和线性消融的标准方法。它是利用CARTO，在窦性心律（或在血流动力学稳定的室速）下进行振幅标测。一个完整的左心室电解剖重构一般需要在左心室取200个点以上。一般振幅取值范围为0.1 ~ 1.5mV。低于0.1mV为瘢痕区，大于1.5mV为正常心肌区，振幅为0.1 ~ 1.5mV为边缘区。在心脏的三维振幅标测图上，以各种颜色表示。红色代表最低电压区，随后根据电压高低顺序依此为黄色、绿色、蓝色和紫色。紫色代表高电压区或正常组织区。瘢痕区可做特殊标志。大血管、瓣环亦可根据需要勾画出。线性消融时，消融线可以做垂直于或平行于或围绕非正常心肌振幅区，穿过室速峡部，穿过整个瘢痕区做消融线，亦可连接两个瘢痕区，连接瘢痕区和二尖瓣环做消融线。如何做消融线应因人而异，根据具体瘢痕区大小、离二尖瓣环的距离、窦性心律下异常电位的部位、起搏标测和拖带标测的结果而定。如果瘢痕区离二尖瓣环的距离小于 2cm，通常建议完成连接瘢痕区和二尖瓣环做消融线。

振幅标测和线性消融初步临床结果令人鼓舞。2000 年 Marchlinski 等首先利用 CARTO 对 16 例反复发作的血流动力学不稳定的室速患者在窦性心律下进行了振幅标测和线性消融，其中 9 例为冠心病，7 例为非缺血性心肌病。线性消融后，7 例不能诱发任何室速，6 例不能诱发临床室速，3 例仍能诱发临床室速。在 3 ~ 36 个月的随访中只有 1 例复发。随后，Soejlma 等报道了 40 例反复发作的冠心病室速患者的振幅标测和线性消融结果。线性消融后，23 例不能诱发任何室速，10 例不能诱发临床室速，7 例还能诱发临床室速，在平均 288d 的随访中 15 例复发。此方法使射频治疗室速的指征增宽，成功率增加。但缺点是术程长（平均时间为 8h），需要放射线曝光时间长（平均 28 ~ 90min），消融线多（多达 7 条）而长（长达 11cm）。这些多而长的消融线可能使这些原有心功能障碍的患者心功能进一步减退，还可能产生致心律失常的作用。因此，振幅标测和线性消融时非常需要一种简捷实用、减少手术操作及放射线暴露时间的方法。为达到这一目的，我们对 25 例振幅标测和线性消融患者进行了研究，总结了一种顺序消融法（图 3 - 2）。可使手术操作时间缩短到 4.5h，放射线暴露时间缩短到 10min，平均消融线为 2 条。以术后不能诱发任何室速为终点，成功率为 80%（20/25）。平均随访 1 年，复发率为 24%。

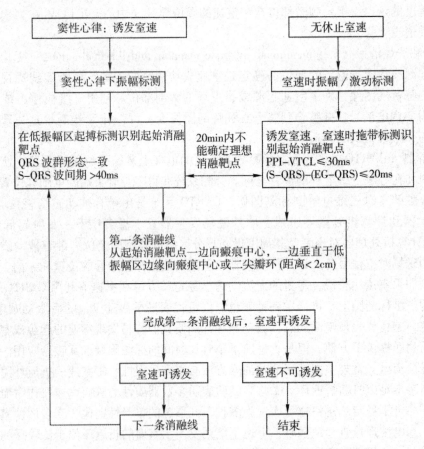

**图 3 - 2　心肌梗死后室速三维标测和线性消融流程**

顺序消融法概述如下：窦性心律患者，首先刺激诱发室速，获得室速时的 12 导联心电图。在窦性心律下利用 CARTO 振幅标测。然后，在低振幅区起搏标测识别起始消融靶点：QRS 波群形态一致，S - QRS 波间期大于 40ms。术中自发、导管操作诱发室速或从另一种室速转变而来的室速 QRS 波均可作为起搏标测的参考。如果 20min 内不能确定理想起始消融靶点，刺激诱发室速。室速时用拖带标测方法识别起始消融靶点：隐匿拖带，PPI - VTd≤30ms 或（S - QRS）-（EG - QRS）≤20ms。对无休止室速的患者，在室速时，利用 CARTO 行振幅/激动标测。确定起始消融靶点方法同上。起始消融靶点确定后，行第一条消融线：从起始消融靶点一边向瘢痕中心消融，一边垂直于低振幅区边缘或二尖瓣环（如果其距离小于 2cm）消融。瘢痕中心定义为用 10mA 的刺激强度，2ms 脉宽不能夺获心室。完成第一条消融线后，室速程序刺激再诱发室速。如果室速可诱发，再做第二条、第三条消融线等，直到室速不能诱发为止。确定起始消融靶点方法同上。

瘢痕相关的室速的振幅标测和线性消融是室速射频消融史上迈进的又一大步，为室速的治愈带来曙光。但其长期效果，对死亡率、心功能及生活质量的影响还有待于长期观察。临床试验已经证实器质性心脏病室速患者植入 ICD 可降低死亡率。室速的振幅标测和线性消融的价值以及成功地线性消融后是否还需要植入 ICD 还是需要研究的问题。

（2）非接触性三维标测：1987 年，Taccardi 等首次描述了应用橄榄形和圆柱体单极电极方阵，放置于犬的心腔中，记录非接触性心电图，并于 1995 年 10 月首次开展了其临床应用的研究。此系统是由橄榄形、非接触性多极球囊电极和计算机系统组成。球囊电极由 64 个单极电极组成。一般用 8ml 造影剂充盈，不和心内膜直接接触。操作心腔内标测导管时，导管电极将信号传入计算机。经过特殊程序处理后，心腔得到迅速三维重建。电位数字模拟的三维标测图可重新组合出 3300 个以上导联的心内电图。第一代临床应用的非接触性三维标测系统又称为 Ensite3000（Endocardial Solutions, St. Paul, MN）。通过特殊程序处理后，计算机系统可以实时重组每一次心脏激动的传导途径，并可以显示慢传导区、室速的出口和入口的部位。与接触性标测相比，非接触性标测有以下 3 个优点：①不需与心脏壁层接触，不依赖于心脏的立体形状，不会因心脏的形态变化而记录不到电位的变化。②通过三维重建显示心脏的立体形状以及心动过速的折返途径。③起源相同的心动过速或血流动力学不稳定的心动过速不需反复诱发，即可通过三维重建的激动图引导消融导管的标测。

对于非接触性标测目前还有以下几个问题影响其临床应用：①在分析心动过速的折返环时，慢传导区的传导路径有时不可能均进行追踪显示，因为代表慢传导区传导的激动颜色和背景颜色往往不能区分。②心腔内的球囊电极有时影响标测导管的操作等。

Schilling 等对 24 例室速患者进行了左心室非接触性标测，其中 21 例为冠心病。81 种不同形态的左心室室速中，室速的出口在 80 种（99%）得到了证实。在 17 种室速（21%）可识别出整个折返途径，在 37 种室速（44%）可识别出 36% 的舒张期，其余 26 种室速（34%）只可识别室速的出口。这 81 种不同形态的左心室室速中，37 种室速得到成功的消融，无有关的并发症。

我们用非接触性标测系统对室速患者室速时和基础心律时的动态等电位激动标测进行了比较。在 5 种室速的标测时，在 5 个部位证实了隐匿性拖带。在其中 4 个部位，室速时和基础心律时均记录到舒张期孤立电位（QRS 波群后 123ms±6ms）。非接触性标测系统显示：室速时，激动是从标测导管所在的部位向室速折返环的出口运行。而在基础心律时恰与室速时的激动顺序相反，激动是从室速折返环的出口向标测导管所在的部位运行。

非接触性标测系统不但使大多数常规方法不能进行的、血流动力学不稳定的室速的标测和消融成为可能，而且对心律失常机制得以准确的认识，提高了消融成功率，减少了手术操作及放射线暴露时间。

（3）磁导系统（magnetic navigation system）标测：新近，Siemens Medical Solutions 和 Stereotaxis, Inc. 研制成功了第一台磁导系统用于介入医学的数码成像。第一台导管磁导系统为 Artis dFC Magnetic Navigation System™。目前用于心律失常的标测和消融和双室起搏指引导管的安置的是 NIOBE Magnetic Navigation System（Stereotaxis）。磁导系统由装有 3 个正交的电磁体、双臂数码 X 线成像板和常规放射平台组成。定向导管操作是通过在数字化平板的正交放射图上设计出所希望的磁场向量图。然后，通过计算机推算出到每一个超导电磁体的所需电流。产生的合磁场和磁性消融导管头端的固定磁体相互作用，使导管转向，调整为与磁场平行的方向。进行一次精确定位需要 2~3 次上述调整磁场的操作，每次需要小于 20s 的时间。磁性导管在心脏中的位置也可通过血管鞘推进和回撤手工操作完成。体外的磁体控制磁性头端导管，可使其旋转 360°，比用手工操作定位更准确、稳定、移动灵活，导管和组织接触密切。磁导系统还能与其他三维成像系统（CARTO、Ensite3000、MRI 等）结合更有利于室速的标测和消融，目前正在积极研制中。磁导系统的出现是介入导管史上的又一次革命，可能对心脏介入术、心律失常的标测和消融有深远的影响。

一些中心已对该系统在室速的线性消融中的价值进行了评价。作为传统的完全依靠人手操作导管的替代方法，磁导航系统可以远距离通过电脑操作来移动导管，有希望更少依赖个人技巧，减少 X 线及手术时间。柔软的磁导航导管也可能减少心脏损伤，减少导管移动时诱发室性期前收缩，贴靠心肌组织更容易。已有研究证明用磁导航系统行 VT 消融是可行的。还需要行相关研究对比其与传统方法消融的效果及安全性情况。最新有研究正在评价 Hansen 磁导航系统的远距离 VT 消融效果。

7）心外膜标测：大多数室速可以行心内标测，并能成功地消融。但是有些室速，包括瘢痕相关的室速和特发性室速，起源于心外膜，心内膜消融不能获得成功，需要行心外膜标测和消融。一种心外膜标测的方法为冠状静脉窦标测。然而，这种方法受冠状静脉解剖分布和消融放电时剧烈胸痛及穿孔等并发症高的限制。另一种是经皮剑突下穿刺后行心外膜标测和消融的方法，这种方法是 1996 年 Sosa 等创立的，用硬膜外麻醉，在剑突下穿刺，穿刺成功后，送入软头导引钢丝至心包腔内，确定导引钢丝在心包后，更换鞘管，经鞘管置入消融导管行心外膜标测和消融，这种方法已证实是锥虫病室速及其他一些瘢痕相关的室速、特发性室速消融的有效方法。

对临床上有些多种室速病例，其中一些室速的起源部位或慢传导部位在心内膜，另一些室速的起源部位或慢传导部位在心外膜。需要心内、外膜同时标测和消融。双侧可以用常规标测方法，也可以用 CARTO 标测方法（称为 Sandwich 标测法）。该方法已经在临床上开始应用，效果良好。

目前，已有两项多中心心外膜标测和消融的报道。Sacher F 等报道了 913 种 VT 消融中有 157 例患者进行了心外膜的标测和（或）消融。其中 134 例患者既往心内膜消融失败。该组患者中 51 例为缺血性心肌病，39 例为非缺血性心肌病，14 例为右心室发育不良性心肌病，另外 30 例为其他类型心肌病。121/156 例 VT 患者进行了心外膜消融。随访（23 ± 21）个月，95/134 例患者无 VT 复发。但是并发症不容忽视，急性期并发症 5%，晚期并发症 2%。

8）消融效果。

（1）冠心病、心肌梗死后室速：心肌梗死后室速患者多有反复发作的室速病史。程序心室刺激可以诱发多种形态的室速，平均 3 ~ 4 种。成功的消融部位多在左心室，少见于右心室。用常规消融方法，临床室速的消融成功率为 71% ~ 76%。消融成功的患者，随访 1 年，室速的复发率为 30% 左右。用常规消融方法，一般以可标测的室速作为消融对象，以室速不能诱发作为消融终点。三维立体标测系统引导的振幅标测和线性消融是心肌梗死后室速消融的一大突破。室速不能诱发作为消融终点。消融成功率为 80% 左右。尽管复发率有所降低，仍有 19% ~ 50% 的患者会复发。多形态性室速和不稳定性室速有较高的复发率。壁内的或心外膜上的兴奋折返环会导致心内膜消融术失败。10% ~ 30% 的患者存在心外膜折返环，大多存在于下壁。

5% ~ 10% 的患者产生并发症，包括心脏压塞、休克、脑卒中、主动脉瓣损伤和血管损伤。虽然在 SMASH - VT、VTACH 和一个多中心前瞻性的 Euro - VT 研究中均未发现围手术期的死亡率，但 Calkins 和 Stevenson 等报道围手术期手术相关的死亡率分别为 2.7% 和 3.0%，主要与无法有效控制室速有关，而非并发症。

总之，冠心病、心肌梗死后室速导管消融可减少室性心律失常发生率；延长了从 ICD 植入到 VT 复发的时间；减少 ICD 放电；有效改善患者临床症状、提高生活质量，但不减少死亡率，LVEF 无明显降低，不加重心力衰竭。

（2）非缺血性心肌病室速：除束支折返性室速外，非缺血性心肌病室速多为瘢痕相关的室速。对该类室速的消融 Kottkamp 等较早报道了 8 例特发性扩张型心肌病室速的消融结果。此后又有小数量病例报道。射频消融的成功率较低，为 55% 左右，且复发率高。

三维成像系统引导的心内膜线性消融也不像在心肌梗死后室速应用中那样有效，且复发率高。目前，正在探讨心外膜标测或心内、外膜同时标测（Sandwich 标测法），可能会对非缺血性心肌病室速的消融有帮助。但是心肌病是进展性疾病，多累及心外膜，病变广泛不利于消融，复发率高。

总之，非缺血性心肌病室速导管消融可减少室性心律失常发生率，改善患者临床症状，减少电风暴发生率；对是否减少 ICD 放电，是否减少死亡率尚不清楚。LVEF 有所降低，并与室速导管消融的结果及预后有关。

（3）致心律失常型右心室发育不良心肌病室速：致心律失常型右心室发育不良（arrhythmogenic right ventricular dysplasia，ARVD）有两个基本特征：室性心律失常和右心室特异性病理改变。ARVD 室速的折返环常位于右心室流出道或围绕三尖瓣环。射频消融可以使室速发作次数减少，使室速更容易控制。射频消融的成功率为 60%～73%。由于 ARVD 是进展性疾病，室速为多部位起源，室速的复发率较高。随访 18～52 个月，室速的复发率为 20%～60%。随着心外膜标测技术的应用，近来单中心和多中心研究均发现，与单纯心内膜消融治疗 ARVC/D 相比心内、外膜同时消融可明显增加该类患者导管消融的成功率，消融术后室性期前收缩大于等于 10 次/min 是室速复发的重要预测指标。

（4）外科手术后室速：外科手术后，在手术瘢痕周围常形成缓慢传导区，为室速形成的病理基础。以法洛四联症手术为代表，室速的标测和消融方法与心肌梗死后室速相似。折返环常围绕右心室流出道瘢痕组织，折返经路可相对较宽，需要放电次数常较多。常规方法消融成功率为 80%，三维成像系统引导的心内膜线性消融可能提高消融成功率。但需要经验和对术后心脏解剖深刻的认识。因此，导管消融前应对心脏外科手术术式、手术后各腔室及血管的连接方式，心脏手术切口的大体部位了解清楚。心脏超声、CT、核磁及大血管造影是必要的检查手段。

（5）锥虫病（Chagas'disease）室速：与心肌梗死后室速相似，锥虫病室速亦为大折返室速，心室刺激呈现拖带现象。从心内膜到心外膜各室壁段均可在折返环内，折返环的关键部位可在心内膜、心肌层或心外膜。但锥虫病室速患者年轻，左心室射血分数高，其预后可能更取决于对室速的治疗，而非疾病本身对心肌的损害。

锥虫病是拉丁美洲的一个主要健康问题，该地区患病人数为 1.6 千万。美国亦有 50 万此病患者。电生理检查和标测证实 92% 室速起源于左心室，8% 室速起源于右心室。76% 室速起源于左心室下侧壁，27% 室速起源于前心尖部。

1991—1996 年，Sosa 等曾对锥虫病室速患者进行了心内膜标测和消融，但成功率只有 17%。随后，Sosa 等报道了 10 例慢性锥虫病室速患者心内膜和心外膜消融结果。14/18 种诱发室速的折返环在心外膜，其中 4 种在心内膜消融终止的室速均可再诱发；而 10 种在心外膜消融终止的室速，不能再诱发。虽然心内、外膜消融方法安全、有效，但由于形成室速的心肌解剖基础复杂，室速发作时患者多不能耐受。事实上，心内膜和心外膜联合标测和消融的结果仍不理想。Sosa 等的综合报道显示，95/231 诱发的室速不能进行标测，56/136 可标测的室速消融失败，只有 36/136 可标测的室速消融成功。三维心脏标测系统引导下的锥虫病室速的线性消融还没有报道。目前正研究用于锥虫病室速消融的新能源，希望有新的突破。

总之瘢痕相关 VT 导管消融在近 20 年得到很多实质性提高。目前，ICD 仍是作为防止 VT 致 SCD 的主要方法，但其也带来了影响生活质量等一系列问题。抗心律失常药物对反复 VT 患者疗效仍不满意。因此在有经验的医疗中心，对于反复发生的单形性症状性 VT 应考虑早期导管消融。对反复发生的血流动力学不稳定 VT 在经验丰富的中心，在三维标测系统的指导下可以开展基质标测和线性消融。选择导管治疗 VT 时必须充分考虑风险与收益，并主要取决于心脏病的严重程度。

2. 特发性室速

1）按室速的起源部位、对药物的反应、形成机制、发生频率、QRS 波群形态等可分为不同的类型（表 3-2）。按对室速药物的反应、室速形成机制分型有利于选择实用性的标测方法；按心电图形态分型有利于预测室速起源部位；与按室速的起源部位分类结合可指导消融导管定位。各种特发性室速及分类方法间有着复杂的联系（表 3-3）。

**表 3 - 2　特发性室性心动过速的分类**

按室速的起源部位
　　右心室流出道室速
　　左心室特发性室速（起源于左心室下后间隔）
　　左心室流出道室速
　　冠状动脉窦室速
　　非典型部位室速（心室流入道、二尖瓣环、心尖部等）
对室速药物的反应
　　腺苷敏感性室速
　　维拉帕米（异搏定）敏感性室速
　　普萘洛尔（心得安）敏感性室速
　　未分辨的室速
按室速形成机制
　　折返性室速
　　触发性室速
　　自律性室速
按室速发生频率
　　反复发作性非持续性室速
　　反复发作性持续性室速
QRS 波形态
　　右束支传导阻滞，电轴左偏或向上型室速
　　右束支传导阻滞，电轴向下型室速
　　左束支传导阻滞，电轴左偏型室速
　　左束支传导阻滞，电轴向下型室速

**表 3 - 3　各种特发性室性心动过速特征及不同分类方法间的关系**

| 分类 | 腺苷敏感性室速 | 维拉帕米敏感性室速 | 普萘洛尔敏感性室速 | 未分辨的室速 |
|---|---|---|---|---|
| 特征 | a. 运动诱发<br>b. RMVT<br>c. 非持续性 | a. 分支内<br>b. 持续性 | a. 运动诱发<br>b. 无休止发作<br>c. 单形或多形 | a. 运动诱发<br>b. 持续性 |
| 诱发 | 程序刺激 + 儿茶酚胺 | 程序刺激 + 儿茶酚胺 | 儿茶酚胺 | 程序刺激 + 儿茶酚胺 |
| VT 形态 | LBBB，电轴向下<br>RBBB，电轴向下<br>RBBB，电轴向上 | RBBB，电轴左/右偏向上<br>RBBB，电轴右偏向下 | RBBB，LBBB 多形性 | LBBB，电轴向下 |
| 起源 | RVOT/LVOT/AS | 左后分支；左前分支 | RV/LV | RVOT/AS |
| 拖带 | （-） | （+） | （-） | （+） |
| 机制 | AMP - 诱导的触发激动 | 折返 | 自律性增强 | 折返 |
| 普萘洛尔 | （+） | （+/-） | 终止/一过性抑制 | （-） |
| 腺苷 | （+） | （-） | 一过性抑制/无效 | （-） |
| 维拉帕米 | （+） | （+） | （-） | （-） |

2）基本特征。

（1）右心室特发性室速：右心室特发性室速占特发性室速的 70%，多数右心室特发性室速对腺苷敏感，它在腺苷敏感性室速中也占多数，有非持续性、反复发作的特征。可在运动或情绪激动时自发，亦可在电生理检查时，被心房、心室程序电刺激和快速刺激诱发。不用药物室速诱发率只有25%，静脉滴注异丙肾上腺素室速诱发率可提高到50%。我们的经验是，自发或静脉滴注异丙肾上腺素诱发的室性心律失常多为非持续性室速、频发的室性期前收缩。即使在静脉滴注异丙肾上腺素后持续性室速诱发率也只有30%左右。

2）左心室特发性室速：左心室特发性室速可分为腺苷敏感型和维拉帕米敏感型。左心室流出道室速、冠状动脉窦起源的室速、心外膜起源的左心室流出道室速和起源于左心室其他不典型部位的室速均具有与右心室流出道室速相似的临床特点、相似的心律失常电生理基础和发病机制，即AMP介导的触发激动，这些室速总称为腺苷敏感型左心室特发性室速。发生率占特发性室速的9%~18%，其中，左心室流出道室速占5%~10%，冠状动脉窦起源的室速占4%~7%，心外膜起源的左心室流出道室速的发生率占1%。其临床特征和右心室特发性室速相似，亦有非持续性、反复发作的特征。运动和异丙肾上腺素有利于室速诱发。

另一类特发性室速对维拉帕米敏感称为维拉帕米（异搏定）敏感型左心室特发性室速，发生率占特发性室速的10%~28%。室速多为持续性，产生机制为折返。异丙肾上腺素有利于此种室速的诱发。

3）标测和消融：1987年，Fontaine等首先报道了应用高能直流电电击治愈5例特发性室速患者。1990年，Morady等报道了应用高能直流电消融10例右心室室速的结果。1992年，Klein等首次应用射频能源对12例右心室流出道室速进行了成功的消融。此后，射频消融在右心室流出道室速和其他特发性室速上得以广泛应用。

（1）体表心电图定位：右心室特发性室速最常见的起源部位在右心室流出道，又称为右心室流出道室速。其QRS波群多表现为左束支传导阻滞型，电轴向下偏。少数在右心室流入道（希氏束周围或三尖瓣环），又称为右心室流入道室速。QRS波群表现为左束支传导阻滞型，电轴向左偏。

腺苷敏感型左心室室速的起源部位多数在左心室流出道，少数在左后分支附近。QRS波群图形表现为右束支传导阻滞型或左束支传导阻滞型，胸前导联主波提前转变（$V_2$~$V_3$）。冠状动脉窦起源的室速也占一定比例，可起源于左、右和无冠状动脉窦，以左冠状动脉窦多见。QRS波群图形表现为左束支传导阻滞型，胸前导联主波提前转变（$V_2$~$V_3$），$V_5$、$V_6$无S波，或右束支传导阻滞型。另外，还有心外膜起源的室速。胸前导联QRS波群图形可均为R波；Ⅰ、aVL导呈负相波；QRS波群起始缓慢，呈类似δ波。

维拉帕米敏感型左心室特发性室速起源部位最常见于左后分支（90%~95%），亦见于左前分支、下壁心尖。QRS波群图形特点为RS间期在60~80ms，QRS间期小于140ms。左后分支起源的室速QRS波群图形表现为右束支传导阻滞型，电轴左上偏。左前分支起源的室速QRS波群图形表现为右束支传导阻滞型、电轴右下偏。下壁心尖起源的室速QRS波群图形表现为右束支传导阻滞型、电轴右上偏。

2）流出道特发性室速的标测和消融：大多数右心室流出道室速及左心室流出道室速的发病机制为AMP介导的触发激动。其基础和临床试验依据有：程序刺激可以诱发和终止室速；快速起搏诱发室速有效；室速的诱发有刺激周长依赖性；室速时不能证实隐匿或显性拖带；腺苷、维拉帕米、普萘洛尔和迷走神经刺激的方法终止室速均有效。发作多为非持续性。

拖带标测在这些室速消融中价值不大。起搏标测、心内激动标测等是特发性室速标测的主要方法。

起搏周期多选用自发或诱发的室速周期或室性期前收缩的配对间期。特发性室速理想的起搏标测为窦性心律下起搏时产生的12导联QRS波群和室速/室性期前收缩的12导联QRS波群相同（至少11/12导联QRS波群相同）。起搏标测观察和测量12导联QRS波群形态（包括小挫折）、主波方向、波幅和R/S比值。消融效果和起搏标测所获得的QRS波群的理想程度成正比。

心内激动标测方法有双极标测和单极标测。有效部位双极标测电图为提前的、连续的，亦可为不连续的心内电图，但无碎裂的或舒张中期电位。较室速或室性期前收缩的QRS波群提前。有效部位单极电图为提前的、起始部位负向波。

（3）右心室流出道室速的标测和消融：右心室特发性室速，特别是右心室流出道室速，病灶局限、孤立；导管经静脉易于操作；体表心电图可以初步定位等因素有利于右心室特发性室速的标测和消融。

消融导管先放置于肺动脉内，然后在起搏下（亦可不起搏）缓慢回撤，当局部心内电图幅度增大或起搏夺获心室时，导管即在右心室流出道内。顺钟向或逆钟向旋转导管标测整个右心室流出道，根据起搏图形的不同再具体定位。最近研究发现，右心室流出道室速亦可起源于肺动脉瓣之上。

在消融成功的部位，双极心内激动标测电图较室速或室性期前收缩的 QRS 波群提前 10~45ms。但有效的和无效的消融部位心内电图提前程度无明显差别，因此以心内电图提前程度确定消融靶点可靠性差，应用价值有限。

（4）左心室流出道室速的标测和消融：消融导管的定位方法为导管（小弯 B 为好）经股动脉逆行至左心室中部或心尖，然后弯曲消融导管头端成小弯，缓慢回撤，使消融导管头端置于左心室流出道内，顺钟向或逆钟向旋转导管标测左心室流出道。另外，消融导管头端越过主动脉瓣后稍弯曲，直接标测左心室流出道（小弯）亦可。操作幅度不宜太大，以免导管跳出心脏。成功部位多在室间隔左侧的上基底部、主动脉瓣下。起搏标测和心内激动标测的方法、观察和测量的标准与右心室流出道室速标测相似。

（5）冠状动脉窦起源室速的标测和消融：起源于冠状动脉窦的室速和起源于右心室流出道的室速的体表心电图表现相似。因为冠状动脉窦消融的经验有限，消融位置靠近冠状动脉主干时，有一定的危险性，所以先行右心室流出道、左心室流出道初步标测。在较理想的部位亦可行消融放电。如无理想的起搏标测和心内激动标测，再行冠状动脉窦内标测。冠状动脉窦内消融时穿刺双侧动脉（股动脉）。一侧置入消融导管，另一侧置入冠状动脉造影导管或猪尾导管。为识别消融靶点和冠状动脉主干及其分支的关系，在理想的消融靶点确定后，行冠状动脉系统造影，亦可帮助消融导管定位。室速或室性期前收缩的起源部位在左冠状动脉窦时，冠状动脉造影导管应置于左主干内，消融放电时可随时确定消融导管的位置，并可以避免消融导管跳入冠脉主干内。消融后重复冠状动脉造影和主动脉造影以确定消融是否产生了对冠状动脉和瓣膜的损伤。虽然目前冠状动脉窦起源的室速消融的经验不多，但所报道的导管消融的成功率高，并发症少。具体操作时仍应特别谨慎小心，为避免并发症出现，开始放电能量可用15W，以后逐渐增加；并对温度、阻抗进行密切监控；持续或频繁间断行 X 线投影证实消融导管无移位。

起搏标测在多数有效部位可以获得非常理想的 QRS 波形，即起搏和室速的 QSR 波群在 12/12 导联相同。双极激动标测在室速/室性期前收缩时的有效部位可记录到收缩前期或舒张期电位，心内激动比室性期前收缩的 QRS 波群提前 30~65ms。在多数患者的窦性心律下亦可记录到舒张期电位。有效部位的单极激动标测为提前的起始部位负向波，但不深，提前程度不比双极记录电图高。多在收缩前期电位之后，与随后的心室激动时相一致。因此单极激动标测在冠状动脉窦起源的室速消融中的价值不大。消融成功部位多在冠状动脉窦底，或在冠状动脉窦和左心室流出道交界的部位。起源于左冠状动脉窦的室速，消融成功部位距冠状动脉主干口 0.7~2.0cm。

我们用上述方法治疗了 25 例此类患者，成功率为 100%，无并发症出现。冠状动脉窦起源的室速的发病机制一直不清楚，国际上首次证实折返是冠状动脉窦起源的室速的发病机制之一。同年又报道了冠状动脉窦起源的室速有两种发病机制：折返和触发激动。

以触发激动为机制的冠状动脉窦起源的室速，对腺苷敏感。和左、右心室流出道室速消融相似，拖带标测的应用价值也不大。而以折返为机制的冠状动脉窦起源的室速，拖带标测就有较大的应用价值。该组患者对腺苷不敏感。因此，冠状动脉窦起源的折返性室速不能归入腺苷敏感型特发性室速。我们报道的这组患者特点为：心室程序刺激可以诱发和终止室速；快速起搏诱发室速有效；诱发室速的刺激间期和刺激到停止刺激后室速第一跳的间期成反比；成功的部位室速时均可记录到舒张期电位或收缩前期电位，同一部位窦性心律时均可记录到舒张期电位；室速时，在有效部位起搏均可呈现隐匿性拖带，且起搏后间期和室速周期之差小于等于30ms。

（6）心外膜起源左心室流出道室速的标测和消融：多极导管置于冠状静脉窦内之后，先用左侧 Amplatz 造影导管做逆行冠状静脉造影显示静脉系统分支，再行起搏标测和心内激动标测。一般应用冷盐水灌注导管进行标测和消融。温度设置在 43℃，输出能量从 10W 开始，可渐渐增加到 25W。理想的消融靶点确定后，在放电前行冠状动脉和静脉系统造影，识别消融靶点和冠状动脉、静脉主干及其分支的关系。消融后重复冠状动脉和静脉造影排除消融造成的血管狭窄。射频消融一般疼痛症状明显，有发生心包穿孔的危险。冠状静脉窦及分支内冷凝消融相对安全，有研究和应用价值。

（7）维拉帕米敏感性左心室特发性室速的标测和消融：维拉帕米敏感性左心室特发性室速发生机制为分支内折返。其依据为：心房、心室程序刺激可以诱发和终止室速；快速起搏诱发室速有效；异丙基肾上腺素有利于室速诱发；诱发室速的刺激间期和刺激到停止刺激后室速第一跳的间期成反比；在室速时可记录到舒张中期电位和收缩前期电位；窦性心律下亦可记录到舒张中期电位；室速时能证实隐匿或显性拖带。新近研究表明此种室速为包括正常和异常浦肯野纤维的大折返环室速。折返环的入口可能为左束支远端或左后分支；慢传导区为左心室中间隔到下壁心尖的间隔部；折返环的出口可能为近心尖部浦肯野纤维；慢传导区和左后分支可能由假腱索或交织的浦肯野纤维连接。

起搏时和室速时 12/12 导联 QRS 波群相同（至少 11/12 导联 QRS 波群相同）。因为非成功部位亦可呈现理想的起搏标测，所以无关旁道在该种特发性室速是也是可能存在的。如果起搏标测理想，但消融不成功，该部位可能就不在折返环内，而在折返环的无关旁道上。由于此部位和室速折返环内的浦肯野纤维有同一出口，所以起搏图形和室速的图形一致。

维拉帕米敏感型左心室特发性室速有效的消融部位局部心室激动比室速的 QRS 波群提前 30ms。对射频消融更有意义的是在左心室间隔后侧（左后分支区）$2\sim3cm^2$ 的范围可记录到特征电位：①室速时为心室激动前可记录到的持时短的高频电图。②舒张期电位、收缩前期电位或碎裂电位。③可同时记录舒张期电位和浦肯野电位或只记录到收缩前期电位。④在窦性心律下可记录到的舒张期电位。室速时起搏刺激到 QRS 的间期和此电位到 QRS 的间期相同。导管触及此部位可使室速频率减缓，进而终止。舒张中期电位可能代表折返环的中心区和出口之间的电激动；收缩前期电位可能代表左后或左前分支电位。

室速时用比室速周期短 20ms 的周期起搏，在有效消融部位可呈现隐匿性拖带，起搏后间期和室速周期之差小于等于 30ms。但成功的部位亦可呈现显性拖带，即呈现和室速不相同的 QRS 波群，但是起搏后间期和室速周期之差小于等于 30ms。

目前研究表明预测维拉帕米敏感性室速射频消融成功的应用价值较大的指标为：记录到双电位（即同时记录到舒张期电位和浦肯野电位）或只记录到收缩前期电位。证实隐匿性拖带，起搏后间期和室速周期差值小于等于 30ms，刺激到 QRS 波群的间期和收缩前期电位到 QRS 波群的间期相同。起搏标测（QRS 波群比较）也有一定的应用价值。

（8）其他标测和消融方法：①正交方阵已被证实是识别右心室流出道室速起源的有效方法。原理是激动起源部位双极电图转变极性。心室电图转变极性的位置是纵轴上首先识别的位置，然后在横轴上重复此标测方法。②篮状电极导管标测可试用于一般方法难于定位的患者及对右心室特发性室速起源的准确定位。③三维标测（CARTO 和 EnSite3000）在左、右心室特发性室速均可应用。可准确判断室速、室早起源部位，较少手术时间及放射线曝光时间。磁导系统亦开始应用，其价值尚需探讨。

3. 束支折返性室速　束支折返性室速是唯一折返环明确的大折返性室性心动过速。希氏束（包括远端、中部乃至近端）－束支－浦肯野纤维系统和心室肌是折返环的组成部分。多发生于扩张型心肌病患者，亦可发生于冠心病、心肌梗死后患者、瓣膜病患者，还可发生于无器质性心脏病患者。

（1）分类：希氏束－浦肯野纤维系统的折返激动可分成 3 种类型（Mehdirad 分类法）。

A 型：最常见的束支折返激动。心室激动从左束支逆传，然后经右束支前传激动心室。激动顺序为希氏束－右束支－室间隔心肌－左束支－希氏束。此型束支折返性室速的 QRS 形态呈左束支传导阻滞型。

B 型：为分支折返激动。激动从左束支－分支逆传，然后经左束支－分支前传引起心室激动。激动顺序为左前（后）分支－左束支－左后（前）分支－心室肌－左前（后）分支。此型分支折返性室速的 QRS 形态呈右束支阻滞型。

C 型：为少见的束支折返激动，激动顺序与 A 型相反，希氏束－左束支－室间隔心肌－右束支－希氏束。此型束支折返性室速的 QRS 形态呈右束支阻滞型。

（2）束支折返性室速的诊断标准：随着对束支折返性室速研究和认识的深入，束支折返性室速的诊断标准也在不断更新。传统的诊断标准为：①心动过速的 QRS 波群的形态为典型的束支阻滞形态，和心室经过某一束支除极的形态一致。②心动过速时房室分离。③排除伴有束支阻滞 QRS 波群形态的室上性心动过速。④窦性心律下 H－V 间期延长。⑤心动过速时 H－V 间期大于或等于窦性心律下 H－V 间期。⑥心动过速时，H－V 间期变化在心室激动（V－V 间期）变化之前。⑦消融右束支后，心动过速不能诱发。

（3）研究进展：上述诊断标准对多数束支折返性室速是符合的。从目前研究看，不符合上述几项条件也不能排除诊断。

①发生在器质性心脏病（特别是大面积心肌梗死后）的束支折返性室速的 QRS 波群的形态可与典型的束支阻滞形态不一致。

②房室分离是在束支折返性室速时常见的现象，但理论上讲房室分离可不与束支折返性室速并存。

③心动过速时，H－V 间期可小于窦性心律下 H－V 间期。

④心动过速时，H－V 间期变化可发生在心室激动（V－V 间期）变化之后。

⑤窦性心律时，H－V 间期可正常。

传统概念认为，窦性心律时 H－V 间期延长（一般地说大于55ms）是形成束支折返性室速的先决条件，在国际上第一次证实束支折返性室速可发生于窦性心律时 H－V 间期正常（小于等于55ms）的患者，并证实了希氏束－浦肯野纤维系统内功能性传导阻止是其发生的机制。

希氏束－浦肯野纤维系统内功能性传导阻滞表现为：①心房程序刺激或短阵刺激时出现希氏束电位分裂。②H－V 间期的跳跃（心房程序递减刺激，$S_1S_2$ 或 $S_2S_3$ 递减10ms，H－V 间期延长大于等于40ms）。③快心率依赖性的束支传导阻滞，即3相阻滞（phase 3 conduction block）。

本类患者有如下几个特点，并形成一组综合征：①反复发作的心动过速。②反复发作的晕厥史。③基础心脏病病谱广（冠心病、扩张型心肌病、右心室发育不良、瓣膜病甚至无器质性心脏病患者）。④窦性心律时，H－V 间期正常（小于等于55ms）。⑤心动过速时 H－V 间期大于窦性心律下 H－V 间期。⑥电生理检查证实功能性希氏束－浦肯野纤维系统内传导阻滞。

以往认为束支折返性室速占所有诱发室速的4%～6%。我们发现窦性心律下 H－V 间期占所有诱发束支折返性室速的46%。束支折返性室速占所有诱发室速的比例要比以往所认为的高，为7%～9%。

（4）束支折返性室速的诱发方式：通常束支折返性室速的诱发方式有：①右心室程序电刺激。②左心室程序电刺激。③右心室短－长－短刺激。④左心室短－长－短刺激。由于束支折返性室速往往发生在有器质性心脏病、心功能较差的患者，所以心室电刺激有诱发室颤等较多风险，还可能失去判断束支折返性室速的机会。心房刺激的价值因而值得研究。我们和其他研究者对心房刺激的方式进行了探讨。刺激方式有：①心房程序电刺激。②心房"Burst"刺激。我们研究的 H－V 间期正常的束支折返性室速中，1例为心房程序电刺激所诱发，1例为心房"Burst"刺激所诱发。2009年，Mizusawa Y 等研究表明，在14例诱发的束支折返性室速中，8例表现为 LBBB 型，6例表现为 RBBB 型。8例 LBBB 型束支折返性室速中1例为心房电刺激所诱发，6例 RBBB 型束支折返性室速中4例为心房电刺激所诱发。Mizusawa Y 等也证实在表现为 RBBB 型的束支折返性室速6例患者中，4例由心房递增刺激诱发。

由此可见，诱发 RBBB 图形的束支折返性室速并不罕见。心房程序电刺激/心房"Burst"刺激是除心室刺激外诱发 RBBB 图形的 BBR－VT 另一重要选择，可减少室颤诱发的风险，安全、易操作。

（5）消融选择：束支折返性室速的首选治疗为右束支的射频消融。消融靶点选择在高尖右束支电位（RB），RB 距 QRS 波起始部小于20ms。消融放电时，出现右束支传导阻滞的图形，可持续放电60～120s。如放电时出现交界区或室性心律，可间断放电，以防发生房室传导阻滞。

Schmidt B 等研究了13例束支折返性室速患者。对其中4例进行了电解剖标测和左束支消融。窦性心律下对束支、分支和左心室进行了标测。结果表明左束支的左前分支无激动传导，前向激动多通过左束支的左后分支传导和（或）穿间隔传导激动左心室。后者占2/4例，原因为远段浦肯野纤维与心室间的传导阻滞。初步结果显示大多数这类 LBBB 患者的电解剖标测和消融证实左束支和浦肯野纤维系统存在缓慢传导，左束支消融是安全、有效的。

应该提醒的是，对常规临床治疗仍建议行右束支消融。另外，该类患者多有器质性心脏病，同时并发其他类型的室性心动过速，因此，ICD 置入仍是必要的。

### （七）消融的并发症

十几年的临床实践和研究证实瘢痕相关的室速射频消融的并发症比室上速射频消融高（6% ~ 7.5%）。主要包括：心肌梗死、一过性脑缺血、心肌穿孔、股动脉闭塞和假性动脉瘤、股静脉血栓形成、动静脉瘘、败血症、血肿、房室传导阻滞、束支阻滞等。这与术前准备、手术者操作经验、术后处理等密切相关。

射频消融治疗左、右心室特发性室速并发症少（小于 2%），主要并发症为与导管消融治疗有关的右束支传导阻滞（1.5%）、左心室流出道室速消融致左主干急性闭塞、右心室流出道穿孔、二尖瓣反流和主动脉瓣反流等。

## 二、心室颤动的射频消融

心室颤动是心脏性猝死的主要原因。美国每年有 30 万心脏猝死患者。室颤可发生在器质性心脏病患者，亦可发生在非器质性心脏病患者。最近研究发现室颤是由特殊部位起源的期前收缩触发的，而靠激动的折返和螺旋波得以维持。在严密监护下发现，室颤的发作可呈短阵性发作。发作时间长则需电除颤。如果在 24h 内反复发作大于等于 2 次血流动力学不稳定的室速恶化为室颤，通常需要电转复或除颤，称之为"电风暴（electrical storm）"。这种现象在心脏复苏前并不罕见，问题在于我们还不能前瞻性地监护这些患者。

室颤射频消融的术前准备、导管放置、电生理检查方法、射频消融导管及能量选择、术中抗凝、术后处理等和室速的射频消融相同。但是手术危险性更大，需严密监视。随时做好除颤准备。

室颤可分为 3 类：①特发性室颤，即发生在无器质性心脏病，也没有发现心电异常患者的室颤。②心电异常性室颤，即发生在无器质性心脏病，但有心电异常患者的室颤。如长 Q - T 间期综合征和 Brugada 综合征等心室复极异常和儿茶酚胺源性多形性室速等心电异常。③器质性心脏病室颤，即发生在器质性心脏病患者的室颤。如缺血性心脏病、心肌病、致心律失常性右心室发育不良、瓣膜病等。

### （一）特发性室颤

2002 年，Halssaguerre 等在国际上首次报道了 27 例特发性室颤的射频消融结果。这些患者均有反复发作的室颤和心脏复苏史，23 例患者已安置了除颤器。第一个诱发室颤的室性期前收缩和心脏复苏前室性期前收缩的形态、配对间期一致。诱发室颤的室性期前收缩的起源有浦肯野纤维和心室肌。在室性期前收缩和窦性心律时，如果在心室电图前均可记录到一高尖的电位，就称为浦肯野纤维起源的室性期前收缩；如果在心室电图前无浦肯野纤维激动图就称为心室肌起源的室性期前收缩。标测方法为确定室性期前收缩的最早的激动点，然后消融放电。该研究证实，浦肯野纤维起源的室性期前收缩为 23 例：左心室间隔 10 例，右心室前部 9 例，双侧心室 4 例。在有效部位浦肯野纤维电位到室性期前收缩间期为 10 ~ 150ms，而且左心室起源比右心室起源的室性期前收缩此间期长。心室肌起源的室性期前收缩为 4 例。随访（24 ± 28）个月，在不用药的情况下，24 例患者无室颤复发。在最近发表的一项多中心研究中，Knecht 等人用上述方法对 38 名特发性室颤患者进行消融并进行了长期随访。在该研究中，触发室颤的室性期前收缩分别起源于右心室（16 例）、左心室（14 例）或双室（3 例）浦肯野系统和心室肌（5 例）。在 63 个月的随访中，7 例（18%）室颤平均 4 个月复发。消融后室颤或流产的猝死发作次数从 4 降低到 0（P = 0.01），结果证明该方法能够有效控制室颤的复发。

### （二）心电异常性室颤

2003 年 Haissaguerre 等又报道了对 7 例心室除极异常引发的室颤患者的射频消融结果。其中，4 例为长 Q - T 间期综合征，3 例为 Brugada 综合征，均有反复发作的室颤或多形性室速，并有频繁发作的室性期前收缩。消融方法为标测触发室颤的室性期前收缩的最早心内的激动点。1 例 Brugada 综合征和4 例长 Q – T 间期综合征患者室性期前收缩起源于浦肯野纤维，其余 3 例患者的室性期前收缩起源于右心室流出道。随访（17 ± 17）个月，无室性快速性心律失常复发。近来有学者对 Brugada 综合征并发室颤患者的心内电图特征和心内膜和（或）心外膜标测与消融结果进行了研究，发现 Brugada 综合征合并室颤患者右心室流出道心内膜有较晚激动区域，心外膜可发现低电压区、有碎裂电位的区域。这些心内膜和（或）心外膜部位的消融可减少室颤的发生。

关于心电异常性室颤时有病例数较少的消融报道，需要较大系列、较长随访时间的研究探讨其长期的有效性、安全性。

### （三）器质性心脏病室颤

器质性心脏病室颤的消融也是目前积极研究的课题。最新研究发现，心肌梗死后、外科心脏手术后起源于浦肯野纤维的室性期前收缩是室颤发作的重要原因。在国际上率先报道了第一例瓣膜修补术后，起源于浦肯野纤维的室性期前收缩反复诱发的室颤，并成功消融的病例。患者 17 岁，患主动脉瓣病多年，左心室射血分数为 35%。术前无晕厥史及心律失常史。行主动脉瓣修补术后 3d，反复室颤发作，各种抗心律失常药物无效。术后第 9d，体外除颤 14 次。电生理检查发现室颤是由两种不同形态的室早诱发的，分别起源于左心室前间隔和下间隔浦肯野纤维。在心电图提前于 QRS 波群 68ms 和 30ms 处消融，室性期前收缩消失。随访 5 个月无室颤发作。在器质性心脏病患者，诱发室颤的室性期前收缩还可起源于浦肯野纤维，亦可起源于心室肌。这种室性期前收缩成功消融能有效预防室颤发作，已在心肌梗死后患者、急性冠脉综合征患者、心肌病等患者中得到证实。方法也是标测室性期前收缩的最早心内的激动点。

另外，三维标测系统引导下线性消融是治疗器质性心脏病室速，特别是心肌梗死后室速的较为有效的方法。在这种患者，室速诱发的室颤，自发性室颤是常见的。线性消融的意义还不明了，但初步资料显示线性消融在治疗这些室颤时也有一定的效果。我们对 18 例心肌梗死后室颤患者（包括临床证实的室颤、室速诱发的室颤或心室程序刺激诱发的室颤）进行了 CARTO 系统引导下线性消融，这些患者均同时有频繁室速发作。线性消融后，常规心室程序刺激在 16 例患者不能诱发室速或室颤，2 例患者仍能诱发室速。在平均 12 个月的随访中，无室颤发作，只有 2 例室速复发（抗心律失常刺激终止，无室颤诱发）。因为随访时间短、病例数少、病种单纯、常规心室程序刺激不能诱发的室颤的临床意义还不明确（常规心室程序刺激不能诱发的室颤不等于其他诱发方式不能诱发出室颤），所以线性消融对室颤的消融效果还有待于进一步证实。

无论是消融治疗起源于浦肯野纤维及心室肌的室性期前收缩，还是线性消融治疗室颤，这些方法都在初步研究阶段。即使成功的消融后，为安全起见仍需安装 ICD，但这些方法已让我们看到根治室颤的曙光。射频消融技术需要完善，许多问题需要基础和临床试验回答。

（赵文霞）

## 第六节　其他消融技术

射频消融已广泛应用于各种快速性心律失常的治疗，特别是对房室结和旁道参与的折返性心动过速、房性心动过速、特发性室性心动过速（室速）等的治疗，并已成为多种快速性心律失常治疗的首选方法。但是随着应用的普及，人们认识到射频能源也存在不少缺点，如可产生焦痂、血栓，从而导致栓塞；不能进行可逆性标测，在改良房室结以及消融希氏束旁旁路时有导致完全性房室传导阻滞的风险；消融心脏某些部位会使患者感到剧痛；不能避免心脏穿孔、心脏压塞等并发症。为避免射频消融的这些限制，其他能源和方法一直在不断地在探索。它们主要包括冷冻、超声、激光和微波等。

## 一、冷冻消融

冷冻消融（cryoablation）治疗心律失常作为外科手术的补充在 20 世纪 70 年代已经开始应用。20

多年心脏外科的实践证明冷冻消融是标测和治疗心律失常安全、有效的方法。最近冷冻消融已开始能以经皮导管的方式用于心律失常的标测和消融，为今后在临床上广泛的应用开辟了新的前景。

## （一）冷冻消融的损伤机制

1. 冷冻对细胞的直接损伤

（1）细胞外冷冻：当细胞被相对较慢地冷冻时，冰球（ice ball）开始在细胞外形成，致使细胞外环境的渗透性增强，进而使更多的水从细胞内转移到细胞外。这种现象只有在缓慢进行温度为 –20℃ 的冷冻时才可出现。高张力导致细胞皱缩、细胞膜和细胞内成分损伤。冰球融化时，恢复的过程产生细胞水肿，导致细胞破裂，如冷却时间长，冷冻将导致细胞坏死。冷却的温度如不很低（–10~0℃），且时间短，细胞可完全恢复原状。这在外科冷冻术已得到证实，并称为冷冻标测（ice mapping）。

（2）细胞内冷冻：如组织温度继续降到 –40℃ 以下，特别是快速冷冻时，细胞内的水会凝结成冰。细胞器和细胞膜会产生不可逆的破坏，这对细胞是致命的。在早期解冻过程中，冰晶体融合产生更大的冰晶体，进一步破坏细胞器和细胞膜。

2. 冷冻对血管的损伤　在冷冻组织区内，低温对微血管系统产生很大影响。当组织冷却时，血管收缩，进而循环停止，血管和组织凝固在一起。解冻时，产生充血性血管扩张，通透性增加，局部组织水肿。30~45min 内，冷冻组织内膜损害导致微血栓形成和微循环停止。解冻后 4h，小血管阻塞。失去血液供应后，组织产生缺血性坏死和均匀的损伤。通常认为这就是组织冷冻时冷损害形成的机制。

## （二）冷冻消融的损伤分期及病理特征

冷冻消融造成心肌损伤的过程可分为 3 个阶段：①冷冻/复温期。②出血和炎症期。③纤维形成期。冷冻/复温期发生在冷冻损伤后数小时内。冷冻导管与心肌组织接触后，形成冰球。低温造成细胞内外形成冰晶。细胞内冰晶压迫、细胞器扭曲，而细胞外形成冰晶造成细胞内脱水。复温开始后，由于细胞外呈低渗状态，水分流入细胞内，引起细胞肿胀和细胞膜破裂。出血和炎症期发生在冷冻损伤后 1 周内。局部组织可见凝固性坏死，并伴以出血、水肿和炎症过程。这些变化在复温后 48h 内最明显，1 周时可见巨噬细胞、淋巴细胞浸润，胶原纤维形成。此后为纤维形成期，这一阶段大概可持续数周。损伤区中坏死的心肌组织逐渐被胶原纤维和脂肪组织所替代，逐渐形成纤维团块。

## （三）冷冻消融的工作原理

导管冷冻消融需要冷冻仪和冷冻消融导管。冷冻仪主要包括储存制冷剂的部件和温度监测及调控部件。制冷剂多采用液态氮、氦、氩等。制冷的方法有相变制冷、冷冻物质制冷、节流膨胀制冷。现已根据不同消融目的设计出不同的冷冻导管，主要有直导管、环形消融导管、冷冻球囊等。

冷冻消融利用 Joule – Thompson 效应产生足够的低温造成心肌组织的冻伤。冷冻导管多被设计成空腔，以便于将制冷剂输送至导管顶端。导管顶端有一个汽化腔。在此，由体外输入的液态制冷剂汽化，带走导管顶端所接触组织的大量热量，使导管顶端和心肌组织的温度下降，产生可逆或不可逆性损伤。气态的制冷剂可通过另一个空腔排出。导管顶端温度的调节是通过调节制冷剂的流量和流速来实现的。

## （四）冷冻消融的优点

既往研究表明，冷冻消融与射频消融相比有如下潜在的优点：①冷冻标测后，组织有恢复其活性的能力。②冷冻期间导管和心内膜之间有稳定的黏附。③冷冻消融部位心内膜血栓形成的发生率低。④冷冻消融和心内超声心动图无相互干扰，可同时应用。⑤冷冻消融时疼痛发生率低。

## （五）冷冻消融的临床应用

1. AVNRT 的冷冻消融　冷冻消融的许多特性决定了其具有潜在的优点，已被广泛用于 AVNRT 的导管消融治疗。Skanes 等首先将冷冻能源用于导管消融房室结慢径以治疗 AVNRT。经治疗的 18 例患者中有 17 例消融成功，慢径传导消失。随访（4.9 ± 1.7）个月时，无心律失常复发。Friedman 等报道了对 18 例房室结折返性心动过速患者进行慢径冷冻标测的结果。冷冻标测设置在 –28℃ 时，16/18 患者的房室结慢径功能被阻滞。解冻后，16 例患者的房室结慢径功能均恢复。随后，在被识别的部位做冷冻消融，15/16 患者消融成功。其余 1 例患者因在被识别的部位做冷冻消融时不能产生小于 - 37℃的低温而无效。最终结果为，所行房室结慢径消融的 18 例患者均获成功，冷冻时 2 例出现暂时性房室传导阻滞。冷冻标测慢径时产生的意外房室结冷冻导致的房室传导阻滞和 P - R 间期延长，解冻后可以完全恢复正常。FROSTY 研究中，冷冻消融 AVNRT 后远期成功率为 94%，且在 FROSTY 研究中的 103 例患者中，无 1 例出现持续性的房室传导阻滞。而在 Calkins 的报告中，射频消融致完全性房室传导阻滞的发生率为 1.3%。Gupta 等发表了比较导管冷冻消融和射频消融治疗 AVNRT 的研究，结果显示接受冷冻消融的患者中有 15.4% 消融失败，而射频消融仅有 2.8% 失败，且冷冻消融组复发率要高于射频消融组（19.8% vs 5.6%，P < 0.05）。复发与是否完全阻断慢径传导和消融的次数有关。2004 年发表的 CRAVT 试验结果表明，使用两种能源进行消融的成功率、复发率无显著差异，X 线透视和操作时间亦相当。Zrenner 等也报告了对 200 例 AVNRT 患者进行冷冻消融或射频消融的前瞻性随机研究结果，试验中两种消融能源的即刻成功率相似（冷冻组 97/100 例 vs. 射频组 98/100 例），均无严重并发症。平均随访 246d，冷冻消融组的复发率要高于射频消融组（8 例 vs 1 例，P < 0.05）。据上所述，冷冻消融治疗 AVNRT，尽管可能存在略高的复发率，但冷冻标测这一优势几乎可以完全避免严重房室传导阻滞的发生，因此非常适合用于消融 AVNRT，尤其是对于儿童患者或经验不丰富的术者。

2. 房颤的冷冻消融　肺静脉冷冻隔离治疗房颤是近年的研究热点。冷冻消融可以保持组织结构，减少血栓形成，从而减少或避免血管狭窄的发生。2003 年，Tse 等报道了对 52 例 AF 患者（45 例阵发性 AF，7 例持续性 AF）冷冻消融肺静脉的结果，94% 的患者所有肺静脉均实现隔离。随访（12.4 ± 5.5）个月时，29 例（55.8%）患者无复发（其中 11 例服用抗心律失常药物），术后 12 个月随访时的 CT 检查未发现肺静脉狭窄。环形冷冻消融导管采用了线性消融，因此简化了操作。Hoyt 等采用环形冷冻导管消融了 31 例阵发性 AF 患者，即刻隔离肺静脉的成功率为 94%。随访 6 个月时，有 22 例（82%）患者无复发，同时进行螺旋 CT 检查未发现肺静脉狭窄。

冷冻球囊进一步简化了肺静脉口消融的操作。最近一项研究中有 57 例阵发性 AF 患者接受冷冻球囊治疗。在 220 支肺静脉中有 191 支（84%）肺静脉仅采用冷冻球囊即可被成功隔离，另外 33 支（15%）肺静脉在冷冻球囊消融后还需要节段性冷冻消融才能成功隔离。随访 3 个月时有 60% 的患者无 AF 复发，同样，CT 检查未发现肺静脉狭窄。Chun 等报道 27 例应用大直径（28mm）冷冻球囊治疗阵发性房颤，肺静脉隔离率为 98%，随访 271d 窦性心律维持率为 70%。另一项多中心前瞻性研究入选 346 例房颤患者，1403 支肺静脉经冷冻消融（球囊联合冷冻导管）隔离率为 97%，平均随访 12 个月，阵发性房颤患者窦性心律维持率为 74%，持续性房颤患者窦性心律维持率为 42%。可见，冷冻消融隔离肺静脉是治疗房颤的有效方法。

另外，Nakajima 等在二尖瓣疾病相关的房颤患者研究中比较了冷冻线性消融进行的改良迷宫术和常规迷宫术的临床结果，两者的主要不同是改良迷宫术中肺静脉隔离是通过冷冻消融进行的。他们发现冷冻迷宫术所需主动脉夹嵌时间短，胸部引流液少。两种迷宫术方法出院时窦性心律的转复率（85%）和随访 3 年房颤的复发率（2.3%）相似。

3. 旁路的冷冻消融　既往研究表明冷冻消融房室旁路的成功率远逊于射频消融（93%）。FROSTY 试验在 49 例患者冷冻消融了 50 条旁路，成功率仅有 69%，未出现不可逆性房室传导阻滞，分析原因可能与冷冻导管的设计仍欠完善有关。此外，在 Kriebel 等应用冷冻消融治疗的 20 例 AVRT 患者中，成功率在左侧房室旁路为 80%，右侧房室旁路为 53.8%。他们认为射频消融时导管头端与靶点间的关系并非完全固定，而冷冻消融时由于冰球形成和冷冻黏附的作用，使导管顶端与靶点间的关系固定，因而冷冻消融较射频消融对心肌损伤的范围略小，成功率偏低。如果改进冷冻导管的设计，增加其柔韧性和可操作性，则有望提高冷冻消融房室旁路的成功率。不过，近期 Gist 等报道以穿间隔途径使用冷冻导管消融左侧旁路，成功率高达 97%，复发率为 4.2%。Gaita 等冷冻消融了 11 例前间隔房室旁路和 8 例中间隔房室旁路，仅在消融 4 例中间隔房室旁路过程中出现一过性房室传导延迟，无完全性房室传导阻滞发生，成功率为 100%，但随访 15 个月时，有 20% 的患者复发（均发生于消融术后 1 个月内）。尽管与射频消融间隔部位相比，冷冻消融术后复发的概率相对较高，但由于冷冻消融造成房室传导阻滞的风险非常低，在这些部进行冷冻消融仍具有特殊的意义，特别是对于希氏束周围的旁道。

4. 室性心动过速的冷冻消融　室性快速性心律失常的冷冻消融冷冻消融也已用于室性快速性心律失常。Wellens 等对 31 例心肌梗死后左心室室壁瘤和持续性室速患者进行了从瘢痕区和正常组织区的冷冻消融。在随后的电生理检查中，心室程序刺激不能诱发室速者 25 例，诱发室速者 5 例，诱发多形性室速者 1 例。随访（30±27）个月，1 例死于心律失常，1 例室速复发。由此可见，随着技术的改进和研究的深入，冷冻消融在室性快速性心律失常治疗中也有其重要的应用价值。

## 二、超声消融

### （一）超声消融的原理

超声（ultrasound）是传导频率为 2~20MHz 的声波。应用电能使带有压电晶体的换能器以固定频率振动，能量通过介质中微粒的运动形成机械波传播。运动能量的吸收作用产生介质的加热。高能时，超声能破坏细胞膜，改变其生理特性，产生加热效应。

### （二）超声消融的分类

1. 非聚焦的超声消融　1995 年，Zimmer 等首先报道。非聚焦的超声能量是由电流通过一个共鸣频率的换能器产生的。超声换能器发送的声学能量被心肌组织吸收后产生分子振动、摩擦，致使组织加热，产生消融效果。

2. 高强度聚焦的超声（high intensity focused ultrasound，HIFU）消融　HIFU 是通过特定的聚焦方式，将声波能量聚集于靶组织，从而在靶组织内形成一个能量强度很高的区域，这一区域称为焦区。焦区内的组织在高强度超声作用下结构和功能被破坏，而焦区外组织基本不受损伤。温热效应是 HIFU 最主要的损伤机制。

### （三）超声消融的病理特点

心肌经超声消融后，损伤区中心为凝固样坏死区。在坏死区内的深红色周边区，病理检查可见肌丝溶解和核固缩等不可逆性改变。损伤区与正常组织之间分界清楚。外围的心肌损伤很轻，仅可见线粒体肿胀等改变，超声消融损伤的界限十分清楚，以深红色区外缘为界可确定消融的损伤范围。消融区域的病理学特点是损伤局限且彻底、内皮损伤轻微、血栓发生率低。

### （四）超声消融的临床应用

目前超声消融主要用于房颤（AF）的临床研究和治疗。

1. 超声消融　Natale 等报道了 15 例房颤患者肺静脉隔离的结果。利用的消融导管装配有充满盐水的球囊，其中心为 8MHz 频率的超声换能器。每次消融时间为 2min，消融后保持球囊充盈状态 1min，以减少急性肺静脉痉挛的可能性。平均每一肺静脉隔离所需消融的次数为 4（1~29）次。肺静脉直径大不适于球囊放置者 2 例，对这 2 例患者进行了常规射频消融。出现并发症者 2 例：1 例为脑卒中，1 例为膈神经麻痹。在 3 个月的随访中，CT 扫描无肺静脉狭窄发生。不服用抗心律失常药物，随访 35 周，15 例患者中 9 例（60%）仍为窦性心律。国内马长生等于 2003 年报告了采用超声球囊导管行肺静脉隔离治疗 47 例阵发性 AF 的经验，所有患者于超声球囊消融术中均未出现急性肺静脉狭窄，术后亦未出现提示肺静脉迟发性狭窄的临床征象。术中肺静脉的电学隔离率是 69.3%。随访（11.7±5.1）个月时，40.9% 的患者无复发。与射频消融相比，采用超声球囊消融电学隔离肺静脉的成功率偏低。

2. HIFU 消融 AF　外科的消融经验表明 HIFU 用于心房肌消融损伤程度可靠。欧洲 5 个心脏中心前瞻性地就 HIFU 用于心外科手术消融 AF 进行了探索，入选 AF 患者 103 例（永久性 AF 76 例，阵发性 AF 22 例，持续性 AF 5 例），于心脏手术前非停跳下采用 HIFU 经心外膜行左心房环肺静脉线性消融治疗 AF。所用换能器可利用 HIFU 的聚焦特性将能量定位于心房壁，分 3 层进行由内向外的分层消融，足以囊括心房壁全层，并对周围组织没有损伤。所有患者在消融术后于体外循环下行心外科手术。随访中对术后 3 个月时没有 AF 复发表现的患者进一步进行事件监测，未能在这些患者中发现有 AFL 或 AF 发生的证据。随访 6 个月时，91% 的患者无复发（80% 的持久性 AF 患者无复发，100% 的阵发性 AF 患者无复发）。特别值得关注的是，尽管研究中未进行组织病理学和电生理检查，术中没有电生理终点，但在阵发性 AF 患者仍可有 100% 的成功率，提示 HIFU 可充分实现连续性透壁损伤，实现有效的肺静脉隔离。术中的 HIFU 定位分层消融是形成连续透壁性损伤的基础。

人们把聚焦超声技术用于超声球囊导管，以期在肺静脉前庭进行消融，达到更为安全和有效的目的。Nakagawa 等初步探讨了 HIFU 球囊用于电学隔离入肺静脉前庭的安全性和有效性。试验入选了阵发性 AF 患者 19 例，持续性 AF 患者 8 例。HIFU 球囊试用于 104 支肺静脉中的 78 支，成功隔离了 68 支（87%）肺静脉，有 1 例患者出现右侧膈神经损伤。随访 3 个月时，所有患者均无大于 50% 的肺静脉狭窄发生。随访 12 个月时，有 16 例（59%）患者无复发（其中 3 例服用抗心律失常药物）。Schmidt 等亦报告了 HIFU 球囊消融的近期和远期疗效。他们共消融了 12 例阵发性 AF 患者，在 89% 的肺静脉中成功实现电学隔离（41/46 支肺静脉）。随访 120 ~ 424d（中位数 387d），有 7 例（58%）患者无复发。目前 HIFU 球囊消融肺静脉的隔离率仅为 87% ~ 89%，低于射频消融术。受治肺静脉与球囊长轴成角、能量的控制以及如何更准确地确定靶区的深度等问题还有待解决，特别是 HIFU 的安全性问题限制其进一步临床应用。

# 三、激光消融

激光（laser, light amplification by stimulated emission of radiation）是物质接受一定能量激发后产生的一种放大的光子束，以特定时限和强度的能量，以高度集聚束的形式发放。具有单色性、相干性和方向性。激光通过介质时被吸收，产生加热或散射导致损伤加大。

## （一）医学常用激光分类

1. 热激光　热激光主要有氩离子激光、Nd：YAG 激光、二氧化碳激光、二极管激光、钬激光等。氩离子激光波长为 630nm，可通过石英光导纤维连续输出，最大输出功率为 150W。其穿透力强，易被血红蛋白及粥样硬化斑块所吸收。Nd：YAG 激光波长为 1064nm，脉冲或连续输出，最大输出功率为 1000W，是应用较多的、穿透力强的激光。

2. 冷激光　冷激光主要有准分子激光、染料激光等。准分子激光应用较多，其波长为 308nm，该激光的高能光子易被组织吸收。准分子激光用于消融时，对周围组织损伤轻，损伤范围易于控制。

## （二）激光消融的原理

（1）激光消融心肌组织也是基于温热效应：组织接受激光照射时，激光能量被组织吸收。吸收比例基于激光束的直径和被照射组织的特性。激光能量被机体组织吸收后可使组织本身的温度升高，由此引起组织凝固性坏死和组织汽化从而达到消融目的。受损组织的范围大小取决于被吸收能量的比例。温度在 42 ~ 65℃时，组织损伤的主要机制为蛋白质变性。当温度在 100℃ 以上时，组织因汽化机制发生坏死。

（2）激光消融对心肌的电生理特性的影响：激光消融后局部心肌会发生电生理特性的改变，变性和坏死的心肌细胞电活动完全消失，而相邻的心肌细胞电活动基本正常。理论上，激光消融后，一般局部心肌不会产生边界电流和新的慢传导区，从而不会产生新的折返性心律失常。

（3）激光消融后组织形态学改变：激光消融后，消融部位呈现边界清楚的中心凹陷和外周凝固带。组织学检查，外周凝固带主要为细胞碎片和炭化物等，围绕外周凝固带的心肌组织呈凝固性坏死。

## （三）激光消融的临床应用

1. 室性心动过速的激光消融　直视激光消融治疗室速的经验相对较多，其定位方法和射频消融相似。①起搏标测时产生的 QRS 波群和室速时 QRS 波群形态相同或相似。②窦性心律时，心内膜或心外膜标测记录到舒张期碎裂电位。③室速时，最早的心内激动部位或记录到舒张期电位的部位。④证实室速慢传导部位或峡部。光纤维难以完成这一任务，一般在用电极导管标测后换用光纤消融。

在对氩激光的临床手术评价中，Saksena 等研究了 20 例室速和室颤患者。其中 15 例同时进行了冠状动脉搭桥术，1 例同时进行了二尖瓣置换术。这组患者中，90% 的室速起源于间隔部。心外膜标测后，进行了心室切开术，然后，行心内膜标测和激光消融，所用激光为能量 15W 的冷却氩激光。试验中诱发出 38 次室速，其中 82% 只用激光治疗，18% 需要行外科切除术。1 例于术后 3d 死于脓毒症；1 例于术后 2 个月死于胃肠道出血；1 例术后室速再发，用抗心律失常药物后得以控制。其余 17 例术后室速不再诱发。随访 1 年，无猝死病例，存活率为 90%。这一研究表明激光消融治疗室速有潜在的临床价值。Pfeiffer 等在心外膜应用 Nd：YAG 激光治疗了 9 例心肌梗死和冠状动脉搭桥术后心外膜游离壁室速患者。所有患者进行了电生理检查，心内膜最早激动时间提前于体表心电图 65～180ms。在心外膜所用 Nd：YAG 激光能量密度为 50～80W/（2×3）cm$^2$，时限 12～42s。随访 14 个月，7 例无室速发作。这一结果同样证实了手术中应用脉冲、相对高能激光消融治疗室速的效果。

另一种激光为持续、低能二极管激光。应用这种激光所产生的损伤是趋于可控的，能准确定位。Ware 等利用这种激光在心内膜导管顶端到中层心肌产生了清晰可见的消融带。损伤特征为心肌损伤边缘清楚，但无心内膜断裂。这种能量的初步研究结果表明它可作为一种有效的心外膜消融治疗心外膜下室速的方法，可减少心外膜射频消融所产生的心包炎。

2. 室上性心动过速的激光消融　Krol 等用 Nd：YAG 激光消融 6 例房室旁道患者，5 例成功。Saksena 等也用 Nd：YAG 激光成功消融了 1 例房室旁道患者。Weber 等采用特制的 ND：YAG 激光导管经皮消融 10 例 AVNRT 患者均获成功。虽然激光消融治疗室上性心动过速已有报道，但与射频消融相比并无优势。

3. 房颤的激光消融　为了方便准确地消融肺静脉口，人们设计了二极管激光球囊，且已开始应用于临床。Reddy 报道 30 例阵发性房颤应用激光球囊，肺静脉隔离率为 91%，随访 12 个月 60% 无房颤复发，并发症包括 1 例心脏压塞、1 例脑卒中、1 例无症状膈神经麻痹。另一项研究报道 30 例阵发性房颤激光球囊消融，结果显示肺静脉隔离率为 98%，平均操作时间 250min，平均透视时间 30min，随访 168d，80% 患者无房颤复发，并发症包括 1 例心脏压塞、1 例右膈神经麻痹、4 例患者出现食管溃疡并治愈。激光能源也有其本身的缺点，例如，如何控制损伤的深度和复杂的导管设计等都是目前未能解决的问题，也是正在进行的研究课题。

# 四、微波消融

微波（microwave）是频率为 300MHz 至 300GHz 的交频电流，波长为 1mm 至 1m，介于光波和无线电波之间。微波消融是微波对局部组织的热损伤，包括传导加热和介质加热。它不但对靠近电极的组织产生热损伤，而且对远离电极的组织也产生热损伤。

## （一）微波消融的原理及特性

微波消融依赖于微波天线发射的电磁波（30～3000MHz）。组织分子吸收电磁波后动能增加，组织温度升高，导致组织损伤。因此，微波消融的机制是温热效应。微波消融的损伤不依赖于天线与组织的紧密贴靠。微波在组织内的传播受组织特性、微波频率、发射功率及天线设计的影响。微波的穿透深度在含水少的组织要远大于含水多的组织。

## （二）微波消融后病理组织学特征

心肌组织微波损伤的病理特点与射频消融类似。损伤后即可出现凝固性坏死，组织内出血，血管内血栓形成，继以炎症细胞浸润和修复性纤维化。

## （三）微波消融的临床应用

近年来微波消融已用于旨在治疗房颤的模拟"迷宫术"中，可在心内膜，亦可在心外膜完成。Knant 等在对 90 例慢性房颤患者行心脏手术的同时进行了微波消融模拟"迷宫术"，消融时间为 13s，随访 1 年，67% 的患者仍为窦性心律。新近，同一研究中心又在永久房颤患者中对比了传统迷宫术方法和改良的迷宫术方法。改良的迷宫术方法为围绕肺静脉心内膜和心外膜双侧消融隔离。随访 6 个月，传统迷宫术方法中，二尖瓣病、主动脉瓣病和冠心病患者保持窦性心律的比例分别为 62%、78% 和 68%，而改良的迷宫术方法中，二尖瓣病、主动脉瓣病和冠心病患者保持窦性心律的比例分别为 88%、85%

和 78%。

新近，微波消融被较多用于房扑的临床试验中，并取得令人鼓舞的进展。三尖瓣峡部的复杂结构所造成的不良贴靠是造成射频消融房扑失败的部分原因，因此采用微波能源消融房扑可能会有所突破。Iwasa 等经皮线性微波消融犬心三尖瓣峡部，成功地实现了三尖瓣峡部双向阻滞，同时未发现有焦痂、血栓形成和心内膜损伤。微波导管消融人类房扑也取得了初步成果。Adragao 等报道采用微波消融 1 例房扑患者三尖瓣峡部时，房扑于 50s 内终止，总消融时间为 60s，术中实现三尖瓣峡部双向阻滞，且未发现导管远端有血栓形成，随访 3 个月时未发现患者房扑复发。另外一项治疗房扑的试验也得出了令人鼓舞的结果。Chan 等采用经皮导管微波消融治疗了 7 例房扑患者，术中在这 7 例患者均实现了三尖瓣峡部双向阻滞，且未出现急性期并发症。这一试验的结果提示经皮导管微波消融房扑不仅可行，而且安全有效，但长期效果还不明确，有待进一步研究。

## 五、心脏化学消融

化学消融是经导管注入化学药物销蚀心律失常的起源灶，阻断折返环的组成部分，从而治疗快速心律失常的方法。

### （一）心脏化学消融方法和原理

将乙醇选择性地经导管注入冠状动脉内，冠状动脉发生闭塞，导致冠状动脉所支配区域产生局部心肌细胞变性、坏死。如果能将乙醇准确注入供应心律失常的起源灶的冠状动脉内，以阻断折返环的血液供应，可达到治疗心律失常的目的。

### （二）心脏化学消融的应用

1987 年，Inoue 等首次报道了该方法的应用。在实验中，他们证实将乙醇经导管注入冠状动脉内可消除室性异位兴奋灶。1989 年，Brugada 等经导管将乙醇注入房室结动脉内产生了房室传导阻滞，从而成功控制了房颤伴快速房室传导引起的快心室率。虽然从化学消融的方法出现至今已有近 20 年的历史，也取得了一定的效果，但由于该方法复杂，本身具有很大的局限性，并发症多，目前已很少在临床上应用。但是对于射频消融失败或多次复发的患者可选用化学消融。最近报道认为仍有一定的实用价值。

## 六、直流电消融

直流电消融是最早用于临床治疗快速性心律失常的消融技术，但由于其成功率低，并发症多，20 世纪 80 年代后期很快被射频消融技术所代替，目前已基本不用于临床。

## 七、结论

探索各种不同的能源或方法治疗心律失常目的是为了克服常规射频消融的许多缺陷。其中一些新能源的主要优点之一就是可使组织均匀加热，可产生更深层心肌损害而不造成心内膜断裂。导管和组织之间的非接触性消融可能会增强线性消融的效果，特别是提高室速和房颤消融的成功率。通过多功能消融仪把新能源聚焦成窄光束，从而可产生更精确的损伤。冷冻消融在安全性方面的优势使其在心律失常方面继续推广应用提供了有利的基础。

（赵文霞）

## 第四章

# 高血压

## 第一节　原发性高血压

原发性高血压（primary hypertension）是以体循环动脉血压升高为主要临床表现，引起心、脑、肾、血管等器官结构、功能异常并导致心脑血管事件或死亡的心血管综合征，占高血压的绝大多数，通常简称为"高血压"。

### 一、流行病学

高血压是最常见的慢性病，就全球范围来看，高血压患病率和发病率在不同国家、地区或种族之间有差别。发达国家较发展中国家高。无论男女，随着年龄增长，高血压患病率日益上升；男女之间患病率差别不大，青年期男性稍高于女性，中年后女性稍高于男性。

根据 2002 年调查数据，我国 18 岁以上成人高血压患病率为 18.8%，估计目前我国约有 2 亿多高血压患者，每年新增高血压患者约 1000 万人。高血压患病率北方高于南方，华北及东北属于高发地区，沿海高于内地，城市高于农村，高原少数民族地区患病率较高。近年来，经过全社会的共同努力，高血压知晓率、治疗率及控制率有所提高，但仍很低。

### 二、病因

#### （一）遗传因素

60% 的高血压患者有阳性家族史，患病率在具有亲缘关系的个体中较非亲缘关系的个体高，同卵双生子较异卵双生子高，而在同一家庭环境下具有血缘关系的兄妹较无血缘关系的兄妹高。大部分研究提示，遗传因素占高血压发病机制 35% ~ 50%，已有研究报告过多种罕见的单基因型高血压。可能存在主要基因显性遗传和多基因关联遗传两种方式；高血压多数是多基因功能异常，其中每个基因对血压都有一小部分作用（微效基因），这些微效基因的综合作用最终导致了血压的升高。动物实验研究已成功地建立了遗传性高血压大鼠模型，繁殖几代后几乎 100% 发生高血压。不同个体的血压在高盐膳食和低盐膳食中也表现出一定的差异性，这也提示可能有遗传因素的影响。

#### （二）非遗传因素

近年来，非遗传因素的作用越来越受到重视，在大多数原发性高血压患者中，很容易发现环境（行为）对血压的影响。重要的非遗传因素如下：

1. 膳食因素　日常饮食习惯明显影响高血压患病风险。高钠、低钾膳食是大多数高血压患者发病最主要的危险因素。人群中，钠盐摄入量与血压水平和高血压患病率呈正相关，而钾盐摄入量与血压水平呈负相关。我国人群研究表明，膳食钠盐摄入量平均每天增加 2g，收缩压和舒张压分别增高 2.0mmHg（0.27kPa）和 1.2mmHg（0.16kPa）。进食较少新鲜蔬菜、水果会增加高血压患病风险，可能与钾盐及柠檬酸的低摄入量有关。重度饮酒人群中高血压风险升高；咖啡因可引起瞬时血压升高。

2. 超重和肥胖　体重指数（body mass index，BMI）及腰围（waist circumference）是反映超重及肥胖的常用临床指标。人群中体重指数与血压水平呈正相关：体重指数每增加 $3kg/m^2$，高血压风险在男性增加 50%，女性增加 57%。身体脂肪的分布与高血压发生也相关：腰围男性大于等于 90cm 或女性大于等于 85cm，发生高血压的风险是腰围正常者的 4 倍以上。目前认为超过 50% 的高血压患者可能是由肥胖所致。

3. 其他　长期精神过度紧张、缺乏体育运动、睡眠呼吸暂停及服用避孕药物等也是高血压发病的重要危险因素。

# 三、发病机制

遗传因素与非遗传因素通过什么途径和环节升高血压，尚不完全清楚。已知影响动脉血压形成的因素包括：心脏射血功能、循环系统内的血液充盈及外周动脉血管阻力。目前主要从以下几个方面阐述高血压的机制。

## （一）交感神经系统活性亢进

各种因素使大脑皮质下神经中枢功能发生变化，各种神经递质浓度异常，最终导致交感神经系统活性亢进（increased sympathetic nervous system，activity），血浆儿茶酚胺浓度升高。交感神经系统活性亢进可能通过多种途径升高血压，如儿茶酚胺单独的作用与儿茶酚胺对肾素释放刺激的协同作用，最终导致心排出量增加或改变正常的肾脏压力—容积关系。另外，交感神经系统分布异常在高血压发病机制方面也有重要作用，这些现象在年轻患者中更明显，越来越多的证据表明，交感神经系统亢进与心脑血管病发病率和死亡率呈正相关。它可能导致了高血压患者在晨间的血压增高，引起了晨间心血管病事件的升高。

## （二）肾素 – 血管紧张素 – 醛固酮系统

肾素 – 血管紧张素，醛固酮系统（rennin – angiotensin – aldosterone system，RAAS）在调节血管张力、水 – 电解质平衡和在心血管重塑等方面都起着重要的作用。经典的 RAAS 包括：肾小球入球动脉的球旁细胞分泌肾素，激活从肝脏产生的血管紧张素原，生成血管紧张素 I （angiotensin I，Ang I），然后经过血管紧张素转换酶（angiotensin converting enzyme，ACE）生成血管紧张素 II （angiotensin II，Ang II）。Ang II 是 RAAS 的主要效应物质，可以作用于血管紧张素 II 受体，使小动脉收缩；并可刺激醛固酮的分泌，而醛固酮分泌增加可导致水钠潴留；另外，还可以通过交感神经末梢突触前膜的正反馈使去甲肾上腺素分泌增加。这些作用均可导致血压升高，从而参与了高血压的发病及维持。目前，针对该系统研制的降压药在高血压的治疗中发挥着重要作用。此外，该系统除上述作用外，还可能与动脉粥样硬化、心肌肥厚、血管中层硬化、细胞凋亡及心力衰竭等密切相关。

## （三）肾脏钠潴留

相当多的详细证据支持钠盐在高血压发生中的作用。目前研究表明，血压随年龄升高直接与钠盐摄入水平的增加有关。给某些人短期内大量钠负荷，血管阻力和血压会上升，而限钠至 100mmol/d，多数人血压会下降，而利尿剂的降压作用需要一个初始的排钠过程。在大多数高血压患者中，血管组织和血细胞内钠浓度升高；对有遗传倾向的动物给予钠负荷，会出现高血压。

过多的钠盐必须在肾脏被重吸收后才能引起高血压，因此肾脏在调节钠盐方面起着重要作用，研究表明老年高血压患者中盐敏感性增加，推测可能与肾小球滤钠作用下降及肾小管重吸收钠异常增高有关。另外，其他一些原因也可干扰肾单位对过多钠盐的代偿能力，进而可导致血压升高，如获得性钠泵抑制剂或其他影响钠盐转运物质的失调；一部分人群由于各种原因导致入球小动脉收缩或腔内固有狭窄而导致肾单位缺血，这些肾单位分泌的肾素明显增多，增多的肾素干扰了正常肾单位对过多钠盐的代偿能力，从而扰乱了整个血压的自身稳定性。

## （四）高胰岛素血症和（或）胰岛素抵抗

高血压与高胰岛素血症之间的关系已被认识了很多年，高血压患者中约有一半存在不同程度的胰岛素抵抗（insulin resistance，IR），尤其是伴有肥胖者。近年来的一些观点认为胰岛素抵抗是 2 型糖尿病和高血压发生的共同病理生理基础。大多观点认为血压的升高继发于高胰岛素血症。高胰岛素血症导致的升压效应机制可能包括：一方面导致交感神经活性的增加、血管壁增厚和肾脏钠盐重吸收增加等；另一方面高胰岛素血症也可导致一氧化氮扩血管作用的缺陷，从而升高血压。

### （五）其他可能的机制

（1）内皮细胞功能失调：血管内皮细胞可以产生多种调节血管收缩舒张的介质，如一氧化氮、前列环素、内皮素-1及内皮依赖性收缩因子等。当这些介质分泌失调时，可能导致血管的收缩舒张功能异常，如：高血压患者对不同刺激引起的一氧化氮释放减少而导致的舒血管反应减弱；内皮素-1，可引起强烈而持久的血管收缩，阻滞其受体后则引起血管舒张，但内皮素在高血压中的作用仍然需要更多研究。

（2）细胞间离子转运失调及多种血管降压激素缺陷等也可能影响血压。

## 四、病理

高血压的主要病理改变是小动脉的病变和靶器官损害。长期高血压引起全身小动脉病变，主要表现为小动脉中层平滑肌细胞增殖和纤维化，管壁增厚和管腔狭窄，导致心、脑、肾等重要靶器官缺血以及相关的结构和功能改变。长期高血压可促进大、中动脉粥样硬化的发生和发展。

### （一）心脏

左心室肥厚是高血压所致心脏特征性的改变。长期压力超负荷和神经内分泌异常，可导致心肌细胞肥大、心肌结构异常、间质增生、左心室体积和重量增加。早期左心室以向心性肥厚为主，长期病变时心肌出现退行性改变，心肌细胞萎缩伴间质纤维化，心室壁可由厚变薄，左心室腔扩大。左心室肥厚将引起一系列功能失调，包括冠状动脉血管舒张储备功能降低、左室壁机械力减弱及左室舒张充盈方式异常等。随着血流动力学变化，早期可出现舒张功能变化，晚期可演变为舒张或收缩功能障碍，发展为不同类型的充血性心力衰竭。高血压在导致心脏肥厚或扩大同时，常可并发冠状动脉粥样硬化和微血管病变，最终可导致心力衰竭或严重心律失常甚至猝死。

### （二）肾

长期持续性高血压可导致肾动脉硬化以及肾小球囊内压升高，造成肾实质缺血、肾小球纤维化及肾小管萎缩，并有间质纤维化；相对正常的肾单位可代偿性肥大。早期患者肾脏外观无改变，病变进展到一定程度时肾表面呈颗粒状，肾体积可随病情的发展逐渐萎缩变小，最终导致肾功能衰竭。

### （三）脑

高血压可造成脑血管从痉挛到硬化的一系列改变，但脑血管结构较薄弱，发生硬化后更为脆弱，加之长期高血压时脑小动脉易形成微动脉瘤，易在血管痉挛、血管腔内压力波动时破裂出血；高血压易促使脑动脉粥样硬化、粥样斑块破裂，可并发脑血栓形成。高血压的脑血管病变特别容易发生在大脑中动脉的豆纹动脉、基底动脉的旁正中动脉和小脑齿状核动脉，这些血管直接来自压力较高的大动脉，血管细长而且垂直穿透，容易形成微动脉瘤或闭塞性病变。此外，颅内外动脉粥样硬化的粥样斑块脱落可造成脑栓塞。

### （四）视网膜

视网膜小动脉在本病初期发生痉挛，以后逐渐出现硬化，严重时发生视网膜出血和渗出以及视神经盘水肿。高血压视网膜病变分为四期：Ⅰ期和Ⅱ期是视网膜病变早期，Ⅲ和Ⅳ期是严重高血压视网膜病变，对心血管死亡率有很高的预测价值。

## 五、临床表现

### （一）症状

高血压被称作沉默杀手，大多数高血压患者起病隐匿、缓慢，缺乏特殊的临床表现。有的仅在健康体检或因其他疾病就医或在发生明显的心、脑、肾等靶器官损害时才被发现。临床常见症状有头痛、头昏、头胀、失眠、健忘、注意力不集中、易怒及颈项僵直等，症状与血压升高程度可不一致，上述症状在血压控制后可减轻或消失。疾病后期，患者出现高血压相关靶器官损害或并发症时，可出现相应的症状，如胸闷、气短、口渴、多尿、视野缺损、短暂性脑缺血发作等。

## （二）体征

高血压体征较少，除血压升高外，体格检查听诊可有主动脉瓣区第二心音亢进、收缩期杂音或收缩早期喀喇音等。有些体征常提示继发性高血压可能：若触诊肾脏增大，同时有家族史，提示多囊肾可能；腹部听诊收缩性杂音，向腹两侧传导，提示肾动脉狭窄；心律失常、严重低钾及肌无力的患者，常考虑原发性醛固酮增多症。

## （三）并发症

1. 心力衰竭　长期持续性高血压使左心室超负荷，发生左心室肥厚。早期心功能改变是舒张功能降低，压力负荷增大，可演变为收缩和（或）舒张功能障碍，出现不同类型的心力衰竭。同时高血压可加速动脉粥样硬化的发展，增大了心肌缺血的可能性，使高血压患者心肌梗死、猝死及心律失常发生率较高。

2. 脑血管疾病　脑血管并发症是我国高血压患者最常见的并发症，也是最主要死因，主要包括短暂性脑缺血发作（transient ischemic attack，TIA）、脑血栓形成、高血压脑病、脑出血及脑梗死等。高血压占脑卒中病因的50%以上，是导致脑卒中和痴呆的主要危险因素。在中老年高血压患者中，磁共振成像（nuclear magnetic resonance imaging，MRI）上无症状脑白质病变（白质高密度）提示脑萎缩和血管性痴呆。

3. 大血管疾病　高血压患者可并发主动脉夹层（远端多于近端）、腹主动脉瘤和外周血管疾病等；其中，大多数腹主动脉瘤起源肾动脉分支以下。

4. 慢性肾脏疾病　高血压可引起肾功能下降和（或）尿清蛋白排泄增加。血清肌酐浓度升高或估算的肾小球滤过率（estimated glomerular filtration rate，eGFR）降低表明肾脏功能减退；尿清蛋白和尿清蛋白排泄率增加则意味着肾小球滤过屏障的紊乱。高血压并发肾脏损害大大增加了心血管事件的风险。大多数高血压相关性慢性肾脏病患者在肾脏功能全面恶化需要透析前，常死于心脏病发作或者脑卒中。

# 六、诊断和鉴别诊断

高血压患者的诊断应包括：①确定高血压的诊断。②排除继发性高血压的原因（诊断与治疗参照相关章节）。③根据患者心血管危险因素、靶器官损害和伴随的临床情况评估患者的心血管风险。需要正确测量血压、仔细询问病史（包括家族史）及体格检查，安排必要的实验室检查。

目前高血压的定义为：在未使用降压药物的情况下，非同日3次测量血压，收缩压（systolic blood pressure，SBP）大于等于140mmHg（18.62kPa）和（或）舒张压（diastolic blood pressure，DBP）大于等于90mmHg（11.91kPa）[SBP大于等于140mmHg（18.62kPa）和DBP<90mmHg（18.62kPa）为单纯性收缩期高血压]；患者既往有高血压，目前正在使用降压药物，血压虽然低于140/90mmHg（18.62/11.97kPa），也应诊断为高血压。根据血压升高水平，又进一步将高血压分为1级、2级和3级（表4-1）。

表4-1　血压水平分类和分级

| 分类 | 收缩压（mmHg） | 舒张压（mmHg） |
|---|---|---|
| 正常血压 | <120（15.96kPa） | <80（10.64kPa） |
| 正常高值血压 | 120~139（15.96~18.49kPa） | 80~89（10.64~11.84kPa） |
| 高血压 | ≥140（18.62kPa） | ≥90（11.97kPa） |
| 　1级高血压（轻度） | 140~159（18.62~21.15kPa） | 90~99（11.97~13.17kPa） |
| 　2级高血压（中度） | 160~179（21.28~23.81kPa） | 100~109（13.30~14.52kPa） |
| 　3级高血压（重度） | ≥180（23.94kPa） | ≥100（13.30kPa） |
| 单纯收缩期高血压 | ≥140（18.62kPa） | <90（11.97kPa） |

心血管疾病风险分层的指标有：血压水平、心血管疾病危险因素、靶器官损害、临床并发症和糖尿病，根据这些指标，可以将患者进一步分为低危、中危、高危和很高危四个层次，它有助于确定启动降压治疗的时机，确立合适的血压控制目标，采用适宜的降压治疗方案，实施危险因素的综合管理等。表4-2为影响高血压患者心血管预后的重要因素，表4-3为高血压患者心血管疾病风险分层标准。

**表4-2 影响高血压患者心血管预后的重要因素**

| 心血管危险因素 | 靶器官损害 | 伴随临床疾患 |
| --- | --- | --- |
| —高血压（1~3级） | —左心室肥厚<br>心电图标准<br>超声心动图 LVMI：<br>男≥125g/m$^2$，女≥120g/m$^2$ | —脑血管病：脑出血、缺血性脑卒中、短暂性脑缺血发作 |
| —男性 >55 岁；女性 >65 岁 | | |
| —吸烟 | | —心脏疾病：心肌梗死史、心绞痛、冠状动脉血运重建史、慢性心力衰竭 |
| —糖耐量受损（餐后2h血糖7.8~11.0mmol/L）和（或）空腹血糖异常（6.1~6.9mmol/L） | —颈—股动脉脉搏波速度 >12m/s<br>—踝肱血压指数 <0.9 | —颈动脉超声 IMT >0.9mm 或动脉粥样斑块 |
| —血脂异常 TC≥5.7mmol/L 或 LDL-C >3.3mmol/L 或 HDL-C <1.0mmol/L | —估算的肾小球滤过率降低（eGFR <60ml/min/1.73m$^2$）或血清肌酐轻度升高：男性115~133μmol/L，女性107~124μmol/L | —肾脏疾病：糖尿病肾病、肾功能受损血肌酐：男性 >133μmol/L（1.5mg/dl）女性 >124μmol/L（1.4mg/dl）尿蛋白 >300mg/24h |
| —早发心血管病家族史（一级亲属发病年龄男性 <55岁，女性 <65岁） | | |
| —腹型肥胖（腰围：男性≥90cm 女性 ≥85cm）或肥胖（BMI≥28kg/m$^2$） | —尿微量清蛋白 30~300mg/24h 或清蛋白/肌酐≥30mg/g（3.5g/mol） | —外周血管疾病<br>—视网膜病变：出血或渗出、视盘水肿<br>—糖尿病空腹血糖≥7.0mmol/L 餐后2h血糖≥11.1mmol/L，糖化血红蛋白≥6.5% |
| —血同型半胱氨酸升高（≥10μmol/L） | | |

注：TC：总胆固醇；LDL-C：低密度脂蛋白胆固醇；HDL-C：高密度脂蛋白胆固醇；LVMI：左心室质量指数；IMT：颈动脉内膜中层厚度；BMI：体质质量指数。

**表4-3 高血压患者心血管疾病风险分层**

| 其他危险因素和病史 | 高血压 | | |
| --- | --- | --- | --- |
| | 1 级 | 2 级 | 3 级 |
| 无 | 低危 | 中危 | 高危 |
| 1~2 个其他危险因素 | 中危 | 中危 | 很高危 |
| ≥3 个其他危险因素，或靶器官损害 | 高危 | 高危 | 很高危 |
| 临床并发症或并发糖尿病 | 很高危 | 很高危 | 很高危 |

# 七、实验室检查

## （一）血压测量

1. **诊室血压测量** 诊室血压是指由医护人员在标准状态下测量得到的血压，是目前诊断、治疗、评估高血压常用的标准方法，准确性好。正确的诊室血压测量规范如下：测定前患者应坐位休息3~5min；至少测定两次，间隔1~2min，如果两次测量数值相差很大，应增加测量次数；并发心律失常尤其是心房颤动的患者，应重复测量以改善精确度；使用标准气囊（宽12~13cm，长35cm），上臂围大于32cm 应使用大号袖带，上臂较瘦的应使用小号的袖带；无论患者体位如何，袖带应与心脏同水平；采用听诊法时，使用柯氏第1音和第Ⅴ音（消失音）分别作为收缩压和舒张压。第一次应测量双侧上臂血压以发现不同，以后测量血压较高一侧；在老年人、并发糖尿病或其他可能易发生体位性低血压者第一次测量血压时，应测定站立后1min 和3min 的血压。

2. **诊室外血压测量** 诊室外血压通常指动态血压监测或家庭自测血压。诊室外血压是传统诊室血压的重要补充，最大的优势在于提供大量医疗环境以外的血压值，较诊室血压代表更真实的血压。

(1) 家庭自测血压：可监测常态下白天血压，获得短期和长期血压信息，用于评估血压变化和降压疗效。适用于老年人、妊娠妇女、糖尿病、可疑白大衣性高血压、隐蔽性高血压和难治性高血压等，有助于提高患者治疗的依从性。

测量方法：目前推荐国际标准认证的上臂式电子血压计，一般不推荐指式、手腕式电子血压计，肥胖患者或寒冷地区可用手腕式电子血压计。测量方法为每天早晨和晚上检测血压，测量后马上将结果记录在标准的日记上，至少连续 3~4d，最好连续监测 7d，在医生的指导下，剔除第 1d 监测的血压值后，取其他读数的平均值解读结果。

(2) 24h 动态血压：可监测日常生活状态下全天血压，获得多个血压参数，不仅可用于评估血压升高程度、血压晨峰、短时血压变异和昼夜节律，还有助于评估降压疗效鉴别白大衣性高血压和隐蔽性高血压，识别真性或假性顽固性高血压等。患者可通过佩戴动态血压计进行动态血压监测，通常佩戴在非优势臂上，持续 24~25h，以获得白天活动时和夜间睡眠时的血压值。医生指导患者动态血压测量方法及注意事项，设置定时测量，日间一般每 15~30min 测 1 次，夜间睡眠时 30~60min 测 1 次。袖带充气时，患者尽量保持安静，尤其佩戴袖带的上肢。嘱咐患者提供日常活动的日记，除了服药时间，还包括饮食以及夜间睡眠的时间和质量。表 4-4 为不同血压测量方法对于高血压的参考定义。

表 4-4  不同血压测量方法对于高血压的定义

| 分类 | 收缩压（mmHg） | 舒张压（mmHg） |
|---|---|---|
| 诊室血压 | ≥140 和（或）(18.62kPa) | ≥90 (11.97kPa) |
| 动态血压 | | |
| 白昼血压 | ≥135 和（或）(17.96kPa) | ≥85 (11.31kPa) |
| 夜间血压 | ≥120 和（或）(15.96kPa) | ≥70 (9.31kPa) |
| 全天血压 | ≥130 和（或）(17.29kPa) | ≥80 (10.64kPa) |
| 家测血压 | ≥135 和（或）(17.96kPa) | ≥85 (11.31kPa) |

## （二）心电图（ECG）

心电图可诊断高血压患者是否并发左室肥厚、左心房负荷过重以及心律失常等。心电图诊断左室肥厚的敏感性不如超声心动图，但对评估预后有帮助。心电图提示有左室肥厚的患者病死率较对照组增高 2 倍以上，左心室肥厚并伴有复极异常图形者心血管病死率和病残率更高。心电图上出现左心房负荷过重亦提示左心受累，还可作为左心室舒张顺应性降低的间接证据。

## （三）X 线胸片

心胸比率大于 0.5 提示心脏受累，多由于左室肥厚和扩大，胸片上可显示为靴型心。主动脉夹层、胸主动脉以及腹主动脉缩窄亦可从 X 线胸片中找到线索。

## （四）超声心动图

超声心动图（ultrasound cardiogram，UCG）能评估左右心房室结构及心脏收缩舒张功能，更为可靠地诊断左心室肥厚，其敏感性较心电图高。测定计算所得的左心室质量指数（left ventricular mass index，LVMI）是一项反映左心室肥厚及其程度的较为准确的指标，与病理解剖的符合率和相关性好。如疑有颈动脉、股动脉、其他外周动脉和主动脉病变，应做血管超声检查；疑有肾脏疾病者，应做肾脏超声。

## （五）脉搏波传导速度

大动脉变硬以及波反射现象已被认为是单纯收缩性高血压和老龄化脉压增加的最重要病理生理影响因素。颈动脉-股动脉脉搏波传导速度（pulse wave velocity，PWV）是检查主动脉僵硬度的"金标准"，主动脉僵硬对高血压患者中的致死性和非致死性心血管事件具有独立预测价值。

## （六）踝肱指数

踝肱指数（ankle brachial index，ABI）可采用自动化设备或连续波多普勒超声和血压测量计测量。踝肱指数低（即小于等于 0.9）可提示外周动脉疾病，是影响高血压患者心血管预后的重要因素。临床工作中建议的常规检查、进一步检查及其他检查见表4-5。

表4-5 实验室检查

常规检查
血红蛋白和（或）血细胞比容
空腹血糖
血清总胆固醇、低密度脂蛋白胆固醇、高密度脂蛋白胆固醇、空腹血清三酰甘油
血清钾、钠、血清尿酸
血清肌酐（评估肾小球滤过率）
尿液分析（显微镜检查尿细胞学、尿蛋白、尿微量清蛋白等）
12导联心电图
X线胸片
根据病史、体检以及常规实验室检查的结果进一步检查
糖化血红蛋白
尿液钾、钠浓度和比例
家庭和24h动态血压监测
超声心动图
动态心电图（尤其在心律不齐、胸痛时）
颈动脉超声
外周动脉或腹部超声
脉搏波传导速度
踝肱指数
眼底检查
其他相关检查（专科医生领域）
病史、体检或常规和其他检查提示有继发性高血压可能时
进一步寻找脑、心、肾和血管的损害；顽固和复杂性高血压患者需检查

# 八、治疗

## （一）治疗目的

大量的临床研究证据表明，抗高血压治疗可降低高血压患者心脑血管事件，尤其在高危患者中获益更大。高血压患者发生心脑血管并发症往往与血压严重程度有密切关系，因此降压治疗应该确立控制的血压目标值，同时高血压患者并发的多种危险因素也需要给予综合干预措施降低心血管风险。高血压治疗的最终目的是降低高血压患者心、脑血管事件的发生率和死亡率。

## （二）治疗原则

（1）治疗前应全面评估患者的总体心血管风险，并在风险分层的基础上做出治疗决策：①低危患者：对患者进行数月的治疗性生活方式改变观察，测量血压不能达标者，决定是否开始药物治疗。②中危患者：进行数周治疗性生活方式的改变观察，然后决定是否开始药物治疗。③高危、很高危者：立即开始对高血压及并存的危险因素和临床情况进行药物治疗。

（2）降压治疗应该确立控制的血压目标值，通常在小于60岁的一般人群中，包括糖尿病或慢性肾脏病并发高血压患者，血压控制目标值小于140/90mmHg（18.62/11.97kPa）；大于等于60岁人群中血压控制目标水平小于150/90mmHg（19.95/11.97kPa），80岁以下老年人如果能够耐受血压可进一步降至140/90mmHg（18.62/11.97kPa）以下。

（3）大多数患者需长期甚至终生坚持治疗。所有的高血压患者都需要非药物治疗，在非药物治疗基础上若血压未达标可进一步药物治疗，大多数患者需要药物治疗才能达标。

## （三）高血压治疗方法

1. **非药物治疗** 非药物治疗主要指治疗性生活方式干预，即去除不利于身体和心理健康的行为和习惯。它不仅可以预防或延迟高血压的发生，而且还可以降低血压，提高降压药物的疗效及患者依从

性，从而降低心血管风险。

（1）限盐：钠盐可显著升高血压以及高血压的发病风险，所有高血压患者应尽可能减少钠盐的摄入量，建议摄盐小于 6g/d。主要措施包括：尽可能减少烹调用盐；减少味精、酱油等含钠盐的调味品用量；少食或不食含钠盐量较高的各类加工食品。

（2）增加钙和钾盐的摄入：多食用蔬菜、低乳制品和可溶性纤维、全谷类剂植物源性蛋白（减少饱和脂肪酸和胆固醇），同时也推荐摄入水果，因为其中含有大量钙及钾盐。

（3）控制体重：超重和肥胖是导致血压升高的重要原因之一。最有效的减重措施是控制能量摄入和增加体力活动：在饮食方面要遵循平衡膳食的原则，控制高热量食物的摄入，适当控制主食用量；在运动方面，规律的、中等强度的有氧运动是控制体重的有效方法。

（4）戒烟：吸烟可引起血压和心率的骤升，血浆儿茶酚胺和血压同步改变以及压力感受器受损都与吸烟有关。长期吸烟还可导致血管内皮损害，显著增加高血压患者发生动脉粥样硬化性疾病的风险。因此，除了对血压值的影响外，吸烟还是一个动脉粥样硬化性心血管疾病重要危险因素，戒烟是预防心脑血管疾病（包括卒中、心肌梗死和外周血管疾病）有效措施；戒烟的益处十分肯定，而且任何年龄戒烟均能获益。

（5）限制饮酒：饮酒、血压水平和高血压患病率之间呈线性相关。长期大量饮酒可导致血压升高，限制饮酒量则可显著降低高血压的发病风险。每日酒精摄入量男性不应超过 25g，女性不应超过 15g。不提倡高血压患者饮酒，饮酒则应少量：白酒、葡萄酒（或米酒）与啤酒的量分别少于 50ml、100ml、300ml。

（6）体育锻炼：定期的体育锻炼可产生重要的治疗作用，可降低血压及改善糖代谢等。因此，建议进行规律的体育锻炼，即每周多于 4d 且每天至少 30min 的中等强度有氧锻炼，如步行、慢跑、骑车、游泳、做健美操、跳舞和非比赛性划船等。

2. 药物治疗　如下所述：

（1）常用降压药物的种类和作用特点：常用降压药物包括钙通道阻滞剂（calcium channel blocker，CCB）、血管紧张素转换酶抑制剂（angiotensin converting enzyme inhibitor，ACEI）、血管紧张素Ⅱ受体阻滞剂（angiotensin Ⅱ receptor blocker，ARB）、β 受体阻滞剂（beta receptor blocker）及利尿剂五类（表4-6）以及由上述药物组成的固定配比复方制剂。五类降压药物及其固定复方制剂均可作为降压治疗的初始用药或长期维持用药。

①钙通道阻滞剂（CCB）：主要包括二氢吡啶类及非二氢吡啶类，临床上常用于降压的 CCB 主要是二氢吡啶类。二氢吡啶类钙通道阻滞剂有明显的周围血管舒张作用，而对心脏自律性、传导或收缩性几乎没有影响。根据药物作用持续时间，该类药物又可分为短效和长效。长效包括长半衰期药物，例如，氨氯地平、左旋氨氯地平；脂溶性膜控型药物，例如，拉西地平和乐卡地平；缓释或控释制剂，例如，非洛地平缓释片、硝苯地平控释片。已发现该类药物对老年高血压患者卒中的预防特别有效，在延缓颈动脉粥样硬化和降低左室肥厚方面优于 β 受体阻滞剂，但心动过速与心力衰竭患者应慎用。常见不良反应包括血管扩张导致头疼、面部潮红及脚踝部水肿等。

非二氢吡啶类钙通道阻滞剂主要有维拉帕米和地尔硫䓬，主要影响心肌收缩和传导功能，不宜在心力衰竭、窦房结传导功能低下或心脏传导阻滞患者中使用，是有效的抗高血压药物，它们很少引起与血管扩张有关的不良反应，如潮红和踝部水肿。

②血管紧张素转化酶抑制剂（ACEI）：作用机制是抑制血管紧张素转化酶从而阻断肾素血管紧张素系统发挥降压作用。尤其适用于伴慢性心力衰竭、冠状动脉缺血、糖尿病（或）非糖尿病肾病、蛋白尿或微量清蛋白尿患者。干咳是其中一个主要不良反应，可在中断 ACEI 数周后仍存在，可用 ARB 取代；皮疹、味觉异常和白细胞减少等罕见。肾功能不全或服用钾或保钾制剂的患者有可能发生高钾血症。禁忌证为双侧肾动脉狭窄、高钾血症及妊娠妇女等。

③血管紧张素Ⅱ受体抑制剂（ARB）：作用机制是阻断血管紧张素Ⅱ（1 型）受体与血管紧张素受体（T1）结合，发挥降压作用。尤其适用于应该接受 ACEI，但通常因为干咳不能耐受的患者。禁忌证同 ACEI。

④β受体阻滞剂：该类药物可抑制过度激活的交感活性，尤其适用于伴快速性心律失常、冠心病（尤其是心肌梗死后）、慢性心力衰竭、交感神经活性增高以及高动力状态的高血压患者。常见的不良反应是疲乏，可能增加糖尿病发病率并常伴有脂代谢紊乱。β受体阻滞剂预防卒中的效果略差，可能归因于其降低中心收缩压和脉压能力较小。老年、慢性阻塞型肺疾病、运动员、周围血管病或糖耐量异常者慎用；高度心脏传导阻滞、哮喘为禁忌证，长期应用者突然停药可发生反跳现象。β$_1$受体阻滞剂具有高心脏选择性，且脂类和糖类代谢紊乱较小及患者治疗依从性较好。

⑤利尿剂：主要有噻嗪类利尿剂、袢利尿剂和保钾利尿剂等。起始降压均通过增加尿钠的排泄，并通过降低血浆容量、细胞外液容量和心排出量而发挥降压作用。低剂量的噻嗪类利尿剂对于大多数高血压患者应是药物治疗的初始选择之一。噻嗪类利尿剂常和保钾利尿剂联用，保钾利尿剂中醛固酮受体拮抗剂是比较理想的选择，后者主要用于原发性醛固酮增多症、难治性高血压。袢利尿剂用于肾功能不全或难治性高血压患者，其不良反应与剂量密切相关，故通常应采用小剂量。此外，噻嗪类利尿剂可引起尿酸升高、痛风及高尿酸血症患者慎用。

⑥其他类型降压药物：包括交感神经抑制剂，例如，利血平、可乐定；直接血管扩张剂，例如，肼屈嗪；α$_1$受体阻滞剂，例如，哌唑嗪、特拉唑嗪；中药制剂等。这些药物一般情况下不作为降压治疗的首选，但在某些复方制剂或特殊情况下可以使用（表4-6）。

表4-6 临床常用的各种降压药

| 服降压药物 | 每天剂量（mg/d） | 分服（次/d） | 主要不良反应 |
| --- | --- | --- | --- |
| 二氢吡啶类钙通道阻滞剂 | | | |
| 氨氯地平 | 2.5～10.0 | 1 | 踝部水肿、头痛、潮红 |
| 硝苯地平 | 10～30 | 2～3 | |
| 缓释片 | 10～20 | 2 | |
| 控释片 | 30-60 | 1 | |
| 非洛地平缓释片 | 2.5～10.0 | 1 | |
| 拉西地平 | 4～8 | 1 | |
| 尼群地平 | 20～60 | 2～3 | |
| 乐卡地平 | 10～20 | 1 | |
| 非二氢吡啶类钙通道阻滞剂 | | | |
| 维拉帕米缓释片 | 120～240 | 1～2 | 房室传导阻滞、心功能抑制 |
| 地尔硫䓬缓释片 | 90～360 | 1～2 | |
| 利尿药 | | | |
| 氢氯噻嗪 | 6.25～25.00 | 1 | 血钾血钠减低、血尿酸升高 |
| 氯噻酮 | 12.5～25.0 | 1 | |
| 吲哒帕胺 | 0.625～2.500 | 1 | |
| 吲哒帕胺缓释片 | 1.5 | 1 | |
| 呋塞米 | 20～80 | 2 | 血钾减低 |
| 阿米洛利 | 5～10 | 1～2 | 血钾增高 |
| 氨苯蝶啶 | 25～100 | 1～2 | 血钾增高 |
| 螺内酯 | 20～60 | 1～3 | 血钾增高、男性乳房发育 |
| β受体阻滞剂 | | | |
| 比索洛尔 | 2.5～10.0 | 1 | 支气管痉挛、心功能抑制 |
| 美托洛尔平片 | 50～100 | 2 | |
| 美托洛尔缓释片 | 47.5～190.0 | 1 | |
| 阿替洛尔 | 12.5～50.0 | 1～2 | |

| 服降压药物 | 每天剂量（mg/d） | 分服（次/d） | 主要不良反应 |
|---|---|---|---|
| 普萘洛尔 | 20~90 | 2~3 | |
| α、β 受体阻滞剂 | | | |
| 拉贝洛尔 | 200~600 | 2 | 体位性低血压、支气管痉挛 |
| 卡维地洛 | 12.5~50.0 | 2 | |
| 阿罗洛尔 | 10~20 | 1~2 | |
| 血管紧张素转换酶抑制剂 | | | |
| 卡托普利 | 25~300 | 2~3 | 咳嗽、血钾升高、血管性水肿 |
| 依那普利 | 2.5~40.0 | 2 | |
| 贝那普利 | 5~40 | 1~2 | |
| 雷米普利 | 1.25~20.00 | 1 | |
| 福辛普利 | 10~40 | 1 | |
| 培哚普利 | 4~8 | 1 | |
| 血管紧张素 II 受体阻滞剂 | | | |
| 氯沙坦 | 25~100 | 1 | 血钾升高、血管性水肿（罕见） |
| 缬沙坦 | 80~160 | 1 | |
| 厄贝沙坦 | 150~300 | 1 | |
| 替米沙坦 | 20~80 | 1 | |
| 坎地沙坦 | 4~32 | 1 | |
| 奥美沙坦 | 20~40 | 1 | |
| α 受体阻滞剂 | | | |
| 多沙唑嗪 | 1~16 | 1 | 体位性低血压 |
| 哌唑嗪 | 1~10 | 2~3 | |
| 特拉唑嗪 | 1~20 | 1~2 | |
| 中枢作用药物 | | | |
| 利血平 | 0.05~0.25 | 1 | 鼻充血、抑郁、心动过缓、消化性溃疡 |
| 可乐定 | 0.1~0.8 | 2~3 | 低血压、口干、嗜睡 |
| 甲基多巴 | 250~1000 | 2~3 | 肝功能损害、免疫失调 |

（2）降压药物选择：应根据药物作用机制及适应证，并结合患者具体情况选药。推荐参照以下原则对降压药物进行优先考虑：见表4-7和表4-8。

①一般人群（包括糖尿病患者）：初始降压治疗可选择噻嗪类利尿剂、CCB、ACEI 或 ARB。

②一般黑人（包括糖尿病患者）：初始降压治疗包括噻嗪类利尿剂或 CCB。

表4-7　降压药的适应证和禁忌证

| 药物种类 | 适应证 | 禁忌证 |
|---|---|---|
| 噻嗪类或噻嗪样利尿剂 | 心力衰竭 | 痛风 |
| | 高龄 | |
| | 收缩期高血压 | |
| β 受体阻滞剂 | 心绞痛或既往心肌梗死 | 哮喘或慢性阻塞性肺疾病 |
| | 心力衰竭 | 心脏传导阻滞 |
| | 心动过速 | |
| | 妊娠期高血压疾病 | |

| 药物种类 | 适应证 | 禁忌证 |
|---|---|---|
| 钙通道阻滞剂 | 高龄 | 心脏传导阻滞（维拉帕米、地尔硫䓬） |
| | 收缩期高血压 | |
| | 妊娠期高血压疾病 | |
| ACEI | 心力衰竭或左室功能障碍 | 妊娠 |
| | 既往心肌梗死 | 双侧肾动脉狭窄 |
| | 糖尿病或其他肾病或蛋白尿 | 高血钾 |
| ARB | ACEI 相关的咳嗽 | 妊娠 |
| | 糖尿病或其他肾脏病或蛋白尿 | 双侧肾动脉狭窄 |
| | 充血性心力衰竭 | 高血钾 |

**表 4-8  在特殊临床情况下优先选择的药物**

| 临床情况 | 药物 |
|---|---|
| 无症状的器官损害 | |
| 左心室肥厚 | ACEII/ARB、CCB |
| 无症状动脉粥样硬化 | CCB、ACEI/ARB |
| 微量清蛋白尿 | ACEI/ARB |
| 肾功能障碍 | ACEI/ARB |
| 临床心血管事件 | |
| 既往卒中 | 任何有效的降压药 |
| 既往心肌梗死 | β 受体阻滞剂、ACEI/ARB |
| 心绞痛 | β 受体阻滞剂、CCB |
| 心力衰竭 | 利尿剂、β 受体阻滞剂、ACEI/ARB、盐皮质激素受体拮抗剂 |
| 主动脉瘤 | β 受体阻滞剂 |
| 房颤预防 | 考虑 ACEI/ARB、β 受体阻滞剂或盐皮质激素受体拮抗剂 |
| 房颤、控制心室率 | β 受体拮抗剂、非二氢吡啶类钙拮抗剂 |
| 终末期肾病/蛋白尿 | ACEI/ARB |
| 外周动脉疾病 | ACEI、CCB |
| 其他 | |
| 单纯的收缩期高血压（老年人） | 利尿剂、CCB |
| 代谢综合征 | ACEI/ARB、CCB |
| 糖尿病 | ACEI/ARB |
| 妊娠 | 甲基多巴、β 受体阻滞剂、CCB |
| 黑人 | 利尿剂、CCB |

③大于等于 18 岁的慢性肾脏疾病患者：无论其人种以及是否伴糖尿病，初始（或增加）降压治疗应包括 ACEI 或 ARB，以改善肾脏预后。

④高血压并发稳定性心绞痛患者：首选 β 受体阻滞剂，也可选用长效 CCB；急性冠脉综合征的患者，应优先使用 β 受体阻滞剂和 ACEI；陈旧性心肌梗死患者，推荐使用 ACEI、β 受体阻滞剂和醛固酮拮抗剂。

④无症状但有心功能不全的患者：建议使用 ACEI 和 β 受体阻滞剂。

（3）药物滴定方法及联合用药推荐：药物滴定方法：以下三种药物治疗策略均可考虑：①在初始治疗高血压时，先选用 1 种降压药物，逐渐增加至最大剂量，如果血压仍不能达标则加用第 2 种药物。

②在初始治疗高血压时，先选用1种降压药物，血压不达标时不增加该种降压药物的剂量，而是联合应用第2种降压药物。③若基线血压大于等于160/100mmHg（21.28/13.30kPa），或患者血压超过目标20/10mmHg（2.66/1.33kPa），可直接启用两种药物联合治疗（自由处方联合或单片固定剂量复方制剂）。

若经上述治疗血压未能达标，应指导患者继续强化生活方式改善，同时视患者情况尝试增加药物剂量或种类（仅限于噻嗪类利尿剂、ACEI、ARB和CCB 4种药物，但不建议ACEI与ARB联合应用）。经上述调整血压仍不达标时，可考虑增加其他药物（如β受体阻滞剂、醛固酮受体拮抗剂等）。

联合用药的意义：采用单一药物的明显优点是能够将疗效和不良反应都归因于那种药物。但任何两类高血压药物的联用可增加血压的降低幅度，并远大于增加一种药物剂量所降压的幅度。初始联合疗法的优点是，对血压值较高的患者实现目标血压的可能性更大，因多种治疗改变而影响患者依从性的可能性较低。其他优点包括，不同种类的药物间具有生理学和药理学的协同作用，不仅有较大的血压降幅，还可能不良反应更少，并且可能提供大于单一药物所提供的益处。

利尿剂加ACEI或ARB：长期使用利尿剂会可能导致交感神经系统及RAAS激活，联合使用ACEI或ARB后可抵消这种不良反应，增强降压效果。此外，ACEI和ARB由于可使血钾水平稍上升，从而能防止利尿剂长期应用所致的电解质紊乱，尤其低血钾等不良反应。

CCB加ACEI或ARB：前者具有直接扩张动脉的作用，后者通过阻断RAAS和降低交感活性，既扩张动脉，又扩张静脉，故两药在扩张血管上有协调降压作用；二氢吡啶类CCB常见产生的踝部水肿可被ACEI或ARB消除；两药在心肾和血管保护，在抗增殖和减少蛋白尿上亦有协同作用；此外，ACEI或ARB可阻断CCB所致反射性交感神经张力增加和心率加快的不良反应。

CCB加β受体阻滞剂：前者具有的扩张血管和轻度增加心输出量作用，正好抵消β受体阻滞剂的缩血管及降低心输出量作用；两药对心率的相反作用可使者心率不受影响。不推荐两种RAAS拮抗剂的联合使用。图4-1是目前指南推荐的降压药物联合使用。图4-2为治疗简易流程图。

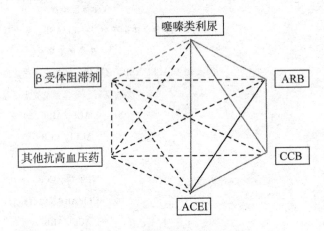

图4-1 降压药物的联合使用

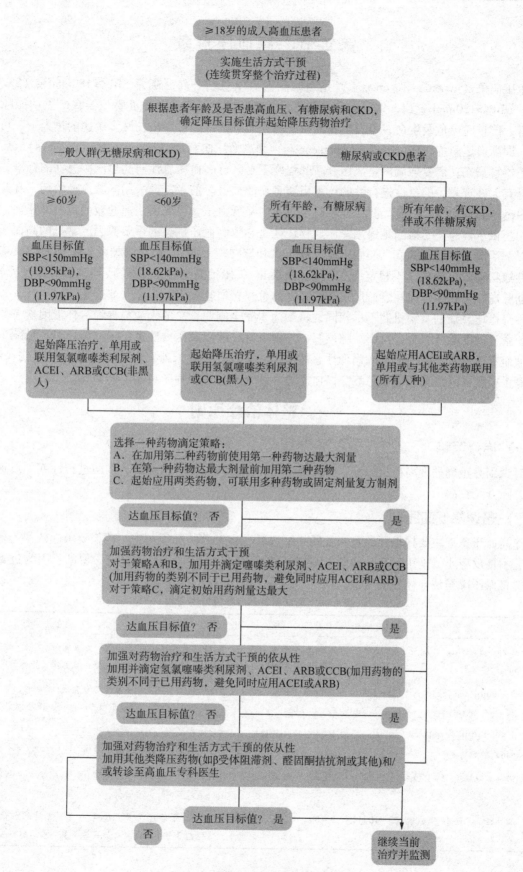

≥18岁的成人高血压患者

实施生活方式干预
(连续贯穿整个治疗过程)

根据患者年龄及是否患高血压、有糖尿病和CKD,
确定降压目标值并起始降压药物治疗

一般人群(无糖尿病和CKD) ｜ 糖尿病或CKD患者

≥60岁 ｜ <60岁 ｜ 所有年龄,有糖尿病
无CKD ｜ 所有年龄,有CKD,
伴或不伴糖尿病

血压目标值
SBP<150mmHg
(19.95kPa),
DBP<90mmHg
(11.97kPa)

血压目标值
SBP<140mmHg
(18.62kPa),
DBP<90mmHg
(11.97kPa)

血压目标值
SBP<140mmHg
(18.62kPa),
DBP<90mmHg
(11.97kPa)

血压目标值
SBP<140mmHg
(18.62kPa),
DBP<90mmHg
(11.97kPa)

起始降压治疗,单用或
联用氢氯噻嗪类利尿剂、
ACEI、ARB或CCB(非黑
人)

起始降压治疗,单用或
联用氢氯噻嗪类利尿剂
或CCB(黑人)

起始应用ACEI或ARB,
单用或与其他类药物联用
(所有人种)

选择一种药物滴定策略:
A. 在加用第二种药物前使用第一种药物达最大剂量
B. 在第一种药物达最大剂量前加用第二种药物
C. 起始应用两类药物,可联用多种药物或固定剂量复方制剂

达血压目标值? 否 ｜ 是

加强药物治疗和生活方式干预
对于策略A和B,加用并滴定噻嗪类利尿剂、ACEI、ARB或CCB
(加用药物的类别不同于已用药物,避免同时应用ACEI和ARB)
对于策略C,滴定初始用药剂量达最大

达血压目标值? 否 ｜ 是

加强对药物治疗和生活方式干预的依从性
加用并滴定氢氯噻嗪类利尿剂、ACEI、ARB或CCB(加用药物的
类别不同于已用药物,避免同时应用ACEI或ARB)

达血压目标值? 否 ｜ 是

加强对药物治疗和生活方式干预的依从性
加用其他类降压药物(如β受体阻滞剂、醛固酮拮抗剂或其他)和/
或转诊至高血压专科医生

达血压目标值? 是

否

继续当前
治疗并监测

图4-2 高血压治疗简易流程图

(杨 闯)

# 第二节　高血压危象

高血压危象（hypertensive crisis）是指短时间内血压急剧升高〔通常 SBP≥180mmHg（23.94kPa）和（或）DBP≥120mmHg（15.96kPa）〕，伴或不伴进行性心、脑、肾等重要靶器官严重功能障碍或不可逆损害，严重时可危及生命，可发生在高血压的任何阶段，亦可发生在许多疾病的过程中。可分为两种情况，即高血压急症（hypertensive emergencies）和高血压次急症（hypertensive urgencies），后者通常不伴有靶器官损伤；需要强调的是血压升高的程度不是区分高血压急症与高血压次急症的标准，两者主要区别是有无新近发生的急性进行性的严重靶器官功能损害。前者需要采用静脉途径给药，在几分钟至数小时内迅速降低血压，后者需要在几小时至 24h 内降低血压，可采用快速起效的口服降压药。高血压患者中用药依从性差，不恰当地停用降压药物往往是导致高血压危象的重要原因。常见的高血压急症主要包括以下情况：高血压脑病、颅内出血（脑出血和蛛网膜下腔出血）、脑梗死、急性心力衰竭、肺水肿、急性冠状动脉综合征（不稳定型心绞痛、急性非 ST 段抬高型和急性 ST 段抬高型心肌梗死）、主动脉夹层动脉瘤、子痫等，应注意血压水平的高低与急性靶器官损害的程度并非成正比。

各种高血压急症的发病机制不尽相同，机制尚未完全阐明，总的来说与神经-体液因素有关。交感及 RAAS 系统过度激活引起全身小动脉痉挛、外周血管收缩以及压力性多尿导致循环血容量减少，进一步引起缩血管活性物质激活，形成病理性恶性循环。最终导致终末器官灌注减少和功能损伤，诱发心、脑、肾等重要脏器缺血和高血压急症。高血压急症的临床表现因临床类型不同而异。

# 一、整体治疗原则

## （一）治疗策略

及时识别并正确处理高血压急症十分重要，可在短时间内使病情缓解，预防进行性或不可逆性靶器官损害，降低死亡率。

## （二）迅速降低血压

治疗高血压急症主要根据靶器官损害的类型选择适宜有效的降压药物，药物要求起效快、作用持续时间短、不良反应小，采用静脉途径便于调控（表 4-9）。持续血压监测是有必要的，因为过量的剂量可能突然将血压降至诱导休克的水平。

表 4-9　高血压急症治疗的常用药物

| 药物 | 剂量 | 起效时间 | 持续时间 | 不利作用 | 主要适应证 |
|---|---|---|---|---|---|
| 硝普钠 | 0.25~10.00μg/（kg·min）静脉输入 | 立即 | 1~2min | 恶心、呕吐、肌颤、出汗、硫氰酸和氰化物中毒 | 充血性心力衰竭/肺水肿、围手术期高血压（脑血管意外、妊娠慎用） |
| 硝酸甘油 | 5~100μg/min 静脉输入 | 2~5min | 5~10min | 头痛、呕吐 | 充血性心力衰竭/肺水肿、急性心肌梗死/不稳定心绞痛、围手术期高血压 |
| 尼卡地平 | 0.5~10.0μg/（kg·min）静脉输入 | 5~10min | 1~4h | 心动过速、头痛、潮红 | 围手术期高血压、先兆子痫/子痫、急性脑血管病、交感危象/可卡因过量 |
| 地尔硫䓬 | 10mg 静脉输注，5~15μg/（kg·min）静脉输入 | 3min | 30min | 低血压、心动过缓 | 交感危象/可卡因过量、急性冠脉综合征 |
| 拉贝洛尔 | 20~80mg/10min 静脉输注，2mg/min 静脉输入 | 5~10min | 3~6h | 恶心、呕吐、头麻、支气管痉挛、传导阻滞、体位性低血压 | 先兆子痫/子痫、急性脑血管病、急性主动脉夹层、围手术期高血压 |

## （三）控制性降压

高血压急症时短时间内血压急剧下降，有可能使重要器官的灌注明显减少，应采取逐步控制性降压。在通常情况下，静脉给予短效降压药物，快速、准确地控制血压，1h 平均动脉血压迅速下降，但不超过25%，6h内血压降至约160/100mmHg（21.28/13.30kPa），避免过度降压。血压控制后，口服药物逐渐代替静脉给药。如果耐受且临床情况稳定，随后1~2周内逐步降低血压达到正常水平。但在某些特殊的情况，如急性主动脉夹层，由于可在数小时之内引起死亡，此时药物治疗的重点是控制血压及心率从而减少主动脉壁剪切应力，故要求在数分钟内将收缩压控制到100~120mmHg（13.30~15.96kPa）以防止主动脉内膜撕裂进展。而对脑卒中患者，血压则不宜急剧下降。

### （四）药物使用注意事项

治疗开始时不宜使用强力的利尿剂降压，除非有心力衰竭或明显的体液容量负荷过度，因为如前所述，多数高血压急症时循环血容量减少，应避免使用利尿剂。

## 二、几种常见高血压急症的处理原则

1. 脑出血　脑出血急性期时降压治疗应该慎重，因为降压治疗有可能进一步减少脑组织的血流灌注，加重脑缺血和脑水肿。只有在血压大于200/130mmHg（26.60/17.29kPa）或平均动脉压大于150mmHg（19.95kPa），考虑在密切血压监测下应用静脉降压药物。降压目标不低于160/100mmHg（21.28/13.30kPa）。

2. 脑梗死　一般不需要做血压急诊处理，通常在数天内血压自行下降。除非血压持续升高，收缩压大于等于200mmHg（26.60kPa）或舒张压大于等于100mmHg（13.30kPa），或伴有严重心功能不全、主动脉夹层、高血压脑病，可予谨慎降压治疗，并严密观察血压变化，避免血压降得过低。

3. 急性冠脉综合征　血压升高引起心脏后负荷增加加重心肌耗氧，心肌缺血和扩大梗死面积，可选用硝酸甘油或地尔硫草静脉输入，也可选择口服β受体阻滞剂和ACEI治疗。

4. 急性左心力衰竭　选择能有效减轻心脏前、后负荷的降压药物，硝酸甘油和硝普钠是最佳药物。降压目标为血压正常或接近正常水平。避免使用增加心室率或负性肌力作用的药物，如肼苯哒嗪、β受体阻滞剂。

5. 先兆子痫/子痫　严重的先兆子痫和子痫应适时终止妊娠。降压可选拉贝洛尔、尼卡地平；当伴有肺水肿时，可选择硝酸甘油。除非有少尿，利尿剂不宜用于先兆子痫；硫酸镁静脉滴注被证明对预防惊厥（子痫）发生和终止发作有益。慎用硝普钠（可能导致胎儿氰化物中毒），禁用ACEI。

6. 高肾上腺素能状态　通常发生在嗜铬细胞瘤、服用拟交感神经药物（如可卡因）、降压药物骤停（主要指可乐定）以及食物或药物与单胺氧化酶抑制剂相互作用的患者，血儿茶酚胺急剧升高导致严重血压增高。首选α受体阻滞剂（如酚妥拉明）静脉输入。禁单独使用β受体阻滞剂，因为外周β受体激动有扩血管的作用，当单独使用β受体阻滞剂后，无法对抗α受体缩血管作用，将进一步使血压增高。

（杨　闳）

## 第三节　难治性高血压

在改善生活方式基础上，应用了足够剂量且合理的3种降压药物（包括噻嗪类利尿剂）后，血压仍在目标水平之上，或至少需要4种药物才能使血压达标时，称为难治性高血压（或顽固性高血压），约占高血压患者的5%~10%。难治性高血压的病因及病理生理学机制是多方面的。高盐摄入、肥胖及颈动脉窦压力反射功能减退等是高血压患者血压难以控制的重要原因；在此基础上，可能有多种原因参与了难治性高血压的发生发展，如循环和组织中的交感神经、RAAS的活性增强及持续存在醛固酮分泌增加等。

1. 难治性高血压原因的筛查　①判断是否为假性难治性高血压：常见为测压方法不当及白大衣高血压等。②寻找影响血压升高的原因和并存的疾病因素，如患者顺从性差、降压药物选择使用不当、仍在应用拮抗降压的药物等，患者可能存在1种以上可纠正或难以纠正的原因。③排除上述因素后，应启动继发性高血压的筛查。

2. 处理原则　①此类患者最好转高血压专科治疗。②在药物控制血压的同时，需坚持限盐、有氧运动、戒烟及降低体重为主的强化生活方式性治疗。③采用优化的药物联合方案（通常需要 3 种药物联合，其中包括一种噻嗪类利尿剂）以及最佳的、可耐受的治疗剂量，在此基础上如血压仍不能控制在靶目标水平，可根据患者的个体情况加用醛固酮受体拮抗剂或 β 受体阻滞剂、α 受体阻滞剂以及中枢神经系统拮抗药物。④确定为药物控制不良的难治性高血压或不能耐受 4 种以上药物治疗且存在心血管高风险的难治性高血压患者，在患者充分知情同意的基础上可考虑严格按照肾动脉交感神经消融术（renal denervation，RDN）入选标准进行 RDN 治疗，但鉴于 RDN 还处于研究阶段以及缺乏长期随访的结果，因此需谨慎、严格遵循操作规程，有序地开展 RDN 治疗。

（杨晓艳）

# 第四节　继发性高血压

继发性高血压（secondary hypertension）是病因明确的高血压，当查出病因并有效去除或控制病因后，作为继发症状的高血压可被治愈或明显缓解。其在高血压人群中占 5% ~ 10%。临床常见病因为肾性、内分泌性、主动脉缩窄、阻塞性睡眠呼吸暂停低通气综合征及药物性等，由于精神心理问题而引发的高血压也时常可以见到。提高对继发性高血压的认识，及时明确病因并积极针对病因治疗将会大大降低因高血压及并发症造成的高致死及致残率。

## 一、肾性高血压

### （一）肾实质性

肾实质性疾病是继发性高血压常见的病因，占 2% ~ 5%。由于慢性肾小球肾炎已不太常见，高血压性肾硬化和糖尿病肾病已成为慢性肾病中最常见的原因。病因为原发或继发性肾脏实质病变，是最常见的继发性高血压之一。常见的肾脏实质性疾病包括急、慢性肾小球肾炎，多囊肾、慢性肾小管 - 间质病变、痛风性肾病、糖尿病肾病及狼疮性肾炎等；也少见于遗传性肾脏疾病（Liddle 综合征）、肾脏肿瘤等。

临床有时鉴别肾实质性高血压与高血压引起的肾脏损害较为困难。一般情况下，前者肾脏病变的发生常先于高血压或与其同时出现，血压水平较高且较难控制、易进展为恶性高血压，蛋白尿/血尿发生早、程度重，肾脏功能受损明显。常用的实验室检查包括：血、尿常规，血电解质、肌酐、尿酸、血糖、血脂的测定，24h 尿蛋白定量或尿清蛋白/肌酐比值、12h 尿沉渣检查。肾脏 B 超：了解肾脏大小、形态及有无肿瘤，如发现肾脏体积及形态异常，或发现肿物，则需进一步做肾脏计算机断层/磁共振以确诊并查病因。必要时应在有条件的医院行肾脏穿刺及病理学检查，这是诊断肾实质性疾病的"金标准"。

肾实质性高血压应低盐饮食（每日小于 6g）；大量蛋白尿及肾功能不全者，宜选择摄入高生物效价蛋白；在针对原发病进行有效的治疗同时，积极控制血压在小于 140/90mmHg（18.62/11.97kPa），有蛋白尿的患者应首选 ACEI 或 ARB 作为降压药物，必要时联合其他药物。透析及肾移植用于终末期肾病。

### （二）肾血管性

肾血管性高血压（renovascular hypertension）是继发性高血压最常见的病因。引起肾动脉狭窄的主要原因包括动脉粥样硬化（90%），主要是出现了其他系统性动脉硬化相关临床症状的老年患者；肌纤维发育不良（不到10%），主要是健康状况较好的年轻女性，常有吸烟史；还有比较少见的多发性大动脉炎。单侧肾动脉狭窄时，患侧肾分泌肾素，激活 RAAS，导致钠水潴留。另外，健侧肾高灌注，产生压力性利尿，进一步导致 RAAS 激活，形成肾素依赖性高血压的恶性循环。双侧肾动脉狭窄时，同样存在 RAAS 激活，但无压力性利尿，因而血容量扩张使得肾素分泌抑制，因此产生容量依赖性高血压。当血容量减少时，容量依赖性高血压可再转变为肾素依赖性高血压，如使用利尿剂治疗后容量减少，肾素再次分泌增多，可导致利尿剂抵抗性高血压。

以下临床证据有助于肾血管性高血压的诊断：所有需要住院治疗的急性高血压；反复发作的"瞬时"肺水肿；腹部或肋脊角处闻及血管杂音；血压长期控制良好的高血压患者病情在近期加重；年轻患者或 50 岁以后出现的恶性高血压；不明原因低钾血症；使用 ACEI 或 ARB 类药物后产生的急进性肾功能衰竭；左、右肾脏大小不等；全身性动脉粥样硬化疾病。

彩色多普勒超声检查是一种无创检查，为诊断肾动脉狭窄的首选方法。造影剂增强性计算机断层 X 线照相术（contrast – enhanced computed tomography，CTA）以及磁共振血管造影（magnetic resonance angiography，MRA）亦常用于肾动脉狭窄的检查。肌纤维发育异常产生的肾动脉狭窄往往会在肾动脉中部形成一个"串珠样"改变；而动脉硬化导致的肾动脉狭窄其病变一般在动脉近端，且不连续。侵入性肾血管造影（invasive renal angiography）是肾动脉狭窄诊断的金标准。

治疗方法包括药物治疗，介入治疗和手术治疗，应根据病因来选择。肌纤维发育不良性肾动脉狭窄常选用球囊血管成形术（PTCA），总体来说预后较好。对于动脉硬化性肾动脉狭窄来说，控制血压及相关动脉硬化危险因素是首选治疗手段，推荐 AECI/ARB 作为首选，但双侧肾动脉狭窄，肾功能已受损或非狭窄侧肾功能较差者禁用，此外 CCB、β 受体阻滞剂以及噻嗪类利尿剂等也能用于治疗。目前，进行球囊血管成形术的指征仅包括真性药物抵抗性高血压以及进行性肾功能衰竭（缺血性肾病）。大多数动脉硬化造成的肾血管损伤并不会导致高血压或进行性肾功能衰竭，而肾脏血运重建（球囊血管成形术或支架术）对于多数患者来说并无益处，反而存在一些潜在的并发症风险。

## 二、内分泌性高血压

内分泌组织增生或肿瘤所致的多种内分泌疾病，由于其相应激素如醛固酮、儿茶酚胺及皮质醇等分泌过度增多，导致机体血流动力学改变而使血压升高。这种由内分泌激素分泌增多而致的高血压称为内分泌性高血压，也是较常见的继发性高血压，如能切除肿瘤，去除病因，高血压可被治愈或缓解。临床常见继发性高血压（表 4 – 10）如下：

表 4 – 10　常见内分泌性高血压鉴别

| 病因 | 病史 | 查体 | 实验室检查 | 筛查 | 确诊实验 |
|---|---|---|---|---|---|
| 库欣综合征 | 快速的体重增加<br>多尿、多饮<br>心理障碍 | 典型的身体特征：向心性肥胖、满月脸、水牛背、多毛症、紫纹 | 高胆固醇血症、高血糖 | 24h 尿游离皮质醇 | 小剂量地塞米松抑制实验 |
| 嗜铬细胞瘤 | 阵发性高血压或持续性高血压<br>头痛、出汗、心悸和面色苍白<br>嗜铬细胞瘤的阳性家族史 | 多发性纤维瘤可出现皮肤红斑 | 偶然发现肾上腺肿块 | 尿分离测量肾上腺素类物质或血浆游离肾上腺素类物质 | 腹、盆部 CT、MRI[123] I 标记的间碘苄胍突变基因筛查 |
| 原发性醛固酮增多症 | 肌无力有早发性高血压和早发脑血管事件（＜40 岁）的家族史 | 心律失常（严重低钾血症时发生） | 低钾血症（自发或利尿剂引起）<br>偶然发现的肾上腺肿块 | 醛固酮/肾素比（纠正低钾血症、停用影响 RAA 系统的药物） | 定性实验（盐负荷实验、地塞米松抑制试验）肾上腺 CT<br>肾上腺静脉取血 |

### （一）原发性醛固酮增多症

原发性醛固酮增多症（primary hyperaldosteronism，PHA），通常简称原醛症，是由于肾上腺自主分泌过多醛固酮，而导致水钠潴留、高血压、低血钾和血浆肾素活性受抑制的临床综合征，常见原因是肾上腺腺瘤、单侧或双侧肾上腺增生，少见原因为腺癌和糖皮质激素可调节性醛固酮增多症。近年的报告显示该病在高血压中占 5% ~ 15%，在难治性高血压中接近 20%。

诊断原发性醛固酮增多症的步骤分三步：①筛查。②盐负荷试验。③肾上腺静脉取血（图 4 – 3）。筛查包括测量血浆肾素和醛固酮水平。尽管用醛固酮/肾素比率测定法来筛选所有高血压患者的前景乐观，但这种方法的应用还是有很多局限性，比率升高完全可能仅由低肾素引起。阳性结果应该基于血浆醛固酮水平升高（大于15ng/dl）和被抑制的低肾素水平。因此，筛查仅被推荐用于以下高度可能患有原发性醛固酮增多症的高血压患者：一是没有原因的难以解释的低血钾；二是由利尿剂引发的严重的低钾血症，但对保钾药有抵抗；三是有原发性醛固酮增多症的家族史；四是对合适的治疗有抵抗，而这种抵抗又难以解释；五是高血压患者中偶然发现的肾上腺腺瘤。

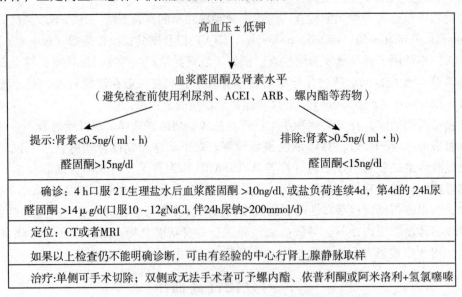

**图4-3 原发性醛固酮增多症患者的诊断及治疗流程图**

如果需检测血浆醛固酮和肾素水平的话，无论是口服还是静脉都应进行盐抑制试验以明确自主性醛固酮增多症。如果存在，则应行肾上腺静脉取样，区分单侧性的腺瘤和双侧增生，并确定需经腹腔镜手术切除的腺体。CT或MRI影像学可以帮助鉴别肾上腺腺瘤和双侧肾上腺增生症。

一旦诊断原发性醛固酮增多症并确立病理类型，治疗方法的选择就相当明确：单发腺瘤应通过腹腔镜行肿瘤切除术；双侧肾上腺增生的患者可予以醛固酮受体拮抗剂治疗、螺内酯或依普利酮，必要时还可给予噻嗪类利尿剂和其他降压药。腺瘤切除后，约有半数患者血压会恢复正常，而另一些尽管有所改善但仍是高血压状态，这可能与原来就存在的原发性高血压或长期继发性高血压损害引起的肾脏有关。

## （二）库欣综合征

库欣综合征（Cushing's syndrome）又称皮质醇增多症，是由于多种病因引起肾上腺皮质长期分泌过量皮质醇所产生的一组综合征（表4-11）。80%的库欣综合征患者均有高血压，如不治疗，可引起左室肥厚和充血性心力衰竭等，其存在时间越长，即使病因去除后血压恢复正常的可能性也越小。

**表4-11 库欣综合征的病因分类及相对患病率**

| 病因分类 | 患病率 |
| --- | --- |
| 一、内源性库欣综合征 | |
| 1. ACTH 依赖性库欣综合征 | |
| 垂体性库欣综合征（库欣病） | 60%~70% |
| 异位 ACTH 综合征 | 15%~20% |
| 异位 CRH 综合征 | 罕见 |
| 2. ACTH 非依赖性库欣综合征 | |
| 肾上腺皮质腺瘤 | 10%~20% |
| 肾上腺皮质腺癌 | 2%~3% |
| ACTH 非依赖性大结节增生 | 2%~3% |

| 病因分类 | 患病率 |
|---|---|
| 原发性色素结节性肾上腺病 | 罕见 |
| 二、外源性库欣综合征 | |
| 1．假库欣综合征 | |
| 大量饮酒 | |
| 抑郁症 | |
| 肥胖症 | |
| 2．药物源性库欣综合征 | |

注：ACTH：促肾上腺皮质激素；CRH：促皮质素释放激素。

推荐对以下人群进行库欣综合征的筛查：①年轻患者出现骨质疏松、高血压等与年龄不相称的临床表现。②具有库欣综合征的临床表现，且进行性加重，特别是有典型的症状如肌病、多血质、紫纹、瘀斑和皮肤变薄的患者。③体重增加而身高百分位下降，生长停滞的肥胖儿童。④肾上腺意外瘤患者。如果临床特点符合，则通过测定24h尿游离皮质醇或血清皮质醇昼夜节律检测进行筛查。当初步检测结果异常时，则应行小剂量地塞米松抑制实验进行确诊。当存在有异常筛查结果时，多数学者建议行另一项额外的大剂量地塞米松抑制实验，即每6h口服2mg地塞米松共服2天，然后测定尿液中游离皮质醇和血浆皮质醇水平。如果库欣综合征是由垂体ACTH过度分泌所致双侧肾上腺增生，那么尿游离皮质醇与对照组（2.0mg剂量）相对比将被抑制到50%以下，而异位ACTH综合征对此负反馈机制不敏感。血浆ACTH测定有助于区分ACTH依赖性和ACTH非依赖性库欣综合征。肾上腺影像学包括B超、CT、MRI检查，推荐首选双侧肾上腺CT薄层（2～3mm）增强扫描。对促皮质激素释放激素的反应以及下颞骨岩下窦取样可用来确定库欣综合征的垂体病因。治疗主要采用手术、放疗及药物方法治疗基础疾病，降压治疗可采用利尿剂或与其他降压药物联用。

### （三）嗜铬细胞瘤

嗜铬细胞瘤是一种少见的由肾上腺嗜铬细胞组成的分泌儿茶酚胺的肿瘤，副神经节瘤是更加罕见的发生于交感神经和迷走神经神经节细胞的一种肾上腺外肿瘤。在临床上，嗜铬细胞瘤泛指分泌儿茶酚胺的肿瘤，包括了肾上腺嗜铬细胞瘤和功能性的肾上腺外的副神经节瘤。嗜铬细胞瘤大部分是良性肿瘤。嗜铬细胞瘤可发生在所有年龄段，主要沿交感神经链分布，较少发生在迷走区域。约15%的嗜铬细胞瘤是肾上腺外的，即副神经节瘤。

剧烈的血压波动以及发作性的临床症状，常提示嗜铬细胞瘤的可能。然而在50%的患者中，高血压可能是持续性的。高血压可能并发头痛、出汗、心悸等症状。在以分泌肾上腺素为主的嗜铬细胞瘤患者中，由于血容量的下降和交感反射减弱易发生直立性低血压。如果在弯腰、运动、腹部触诊、吸烟或深吸气时引起血压反复骤升并在数分钟内骤降，应高度怀疑嗜铬细胞瘤。在发作期间可测定血或尿儿茶酚胺或血、尿间羟肾上腺素类似物，主要包括血浆甲氧基肾上腺素、血浆甲氧基去甲肾上腺素和尿甲氧基肾上腺素、尿甲氧基去甲肾上腺素。应用CT或MRI进行肿瘤定位。

嗜铬细胞瘤多数为良性肿瘤，约10%的嗜铬细胞瘤为恶性。手术切除效果较好，手术前应使用α受体拮抗剂，手术后血压多能恢复正常。手术前或恶性病变已多处转移无法手术者，可选用α和β受体拮抗剂联合治疗。

## 三、主动脉缩窄

主动脉缩窄多数为先天性，少数由多发性大动脉炎所致。先天性主动脉缩窄可发生在胸主动脉或腹主动脉，常起源于左锁骨下动脉起始段远端或动脉导管韧带的远端。主动脉缩窄的典型特征有上臂高血压、股动脉搏动微弱或消失、背部有响亮杂音。二维超声可检测到病变，诊断需依靠主动脉造影。治疗主要为介入扩张支架植入或血管手术。病变纠正后患者可能仍然有高血压，应该仔细监测并治疗。

# 四、妊娠期高血压疾病

　　妊娠并发高血压的患病率占孕妇的 5% ~ 10% ，妊娠并发高血压分为慢性高血压、妊娠期高血压疾病和先兆子痫/子痫 3 类：慢性高血压指的是妊娠前即证实存在或在妊娠的前 20 周即出现的高血压；妊娠期高血压疾病为妊娠 20 周以后发生的高血压，不伴有明显蛋白尿，妊娠结束后血压可以恢复正常；先兆子痫定义为发生在妊娠 20 周后首次出现高血压和蛋白尿，常伴有水肿与高尿酸血症，可分为轻、重度，如出现抽搐可诊断为子痫。对于妊娠期高血压疾病，非药物措施（限盐、富钾饮食、适当活动、情绪放松）是安全有效的，应作为药物治疗的基础。由于所有降压药物对胎儿的安全性均缺乏严格的临床验证，而且动物试验中发现一些药物具有致畸作用，因此，药物选择和应用受到限制。妊娠期间的降压用药不宜过于积极，治疗的主要目的是保证母子安全和妊娠的顺利进行。必要时谨慎使用降压药，常用的静脉降压药物有甲基多巴、拉贝洛尔和硫酸镁等；口服药物包括 β 受体阻滞剂或钙通道阻滞剂。妊娠期间禁用 ACEI 或 ARB。

（杨晓艳）

# 第五章

# 心绞痛

　　心绞痛为心肌的供氧、需氧两组缺乏平衡性引起的缺氧结果。心绞痛患者病理原因主要表现为冠状动脉自身发生病变，尤其是冠状动脉粥样硬化，该种病理原因在心绞痛患者中所占比例高达 80% ~ 90%。导致心绞痛发生的其他病理原因主要有梅毒性主动脉炎、严重主动脉瓣狭窄以及动脉瓣不完全关闭、冠状动脉开口、结缔组织病或病毒感染所致的冠状动脉炎、左心室流出道狭窄、左心室肥厚和肥厚型心肌病等。本章重点讨论由冠状动脉本身病变所致的心肌缺血和心绞痛。

## 第一节　病理生理基础

### （一）病因和发病机制

　　1. 冠状动脉病变及其影响冠状循环的病理生理因素　心绞痛发生病理因素中，最重要因素为冠状动脉粥样硬化引起血管管腔狭窄，占冠心病患者的 80% ~ 90%，除此以外，影响冠状循环的其他病理因素主要有冠状动脉痉挛、冠状动脉栓塞、冠状动脉肌桥以及小冠状动脉舒缩异常等。

　　2. 主动脉瓣病变　高度主动脉瓣狭窄或关闭不全都可引起心肌缺血，是冠状动脉病变以外最重要的心绞痛的病因，其机制为高度主动脉瓣狭窄致使左心室收缩压力负荷显著增高而明显增加心肌氧耗量。此外，血流通过狭窄的主动脉瓣口时产生抽吸作用使冠状动脉血流明显减少。而主动脉瓣关闭不全时，大量反流造成左心室容量负荷显著增加致左心室舒张末压异常升高而明显增加心肌氧耗量，同时由于大量反流使冠状动脉血流显著减少，这两种情况最终均导致心肌供氧和需氧的不平衡。若此类患者同时合并冠心病时，心绞痛可以在冠状动脉狭窄并不严重的情况下发生。

　　3. 冠状动脉开口病变　主要指开口于升主动脉的冠状动脉开口病变。大动脉炎、主动脉夹层动脉瘤、梅毒性主动脉炎三者皆能够累及冠状动脉开口，进而引发开口狭窄。

　　4. 冠状动脉炎　一些结缔组织病以及病毒感染等可侵犯冠状动脉致冠状动脉炎而造成血管管腔的狭窄，如多发性动脉炎、系统性红斑狼疮和川崎病。

　　5. 肥厚型心肌病　心肌肥厚时，心肌内的小血管和毛细血管床的数量与肥厚的心肌纤维不相匹配，造成肥厚心肌相对供血不足，其临床常表现为不典型胸痛。

　　6. 肺动脉高压　所有能引起肺动脉高压的疾病，如二尖瓣狭窄、存在左向右分流的艾森门格综合征、原发肺动脉高压、肺动脉栓塞及慢性阻塞性肺疾病所致的肺源性心脏病都会有不典型胸痛症状，胸痛的产生与肺动脉压力的高低无关，也不是由于肺动脉扩张所致，主要是右心室肥厚使心肌需氧量增加而产生相对供血不足所致。

　　7. 心外一些附加因素诱发和加重心肌缺血　在冠状动脉没有严重狭窄的情况下，单纯心外因素常不足以造成心绞痛，而当冠状动脉有病变时，这些因素可诱发或加重心肌缺血，如阻塞性肺部疾病、严重贫血、一氧化碳中毒均可对血液携氧能力或者氧释放能力限制，嗜铬细胞瘤、甲状腺功能亢进均因为心肌氧耗量明显增加，二者均成为诱发心绞痛的重要因素，严重高血压能够因心室后负荷增加而导致心肌缺血程度进一步加重等。

## （二）冠状动脉血流的调节机制

冠状动脉系统由心外膜大冠状动脉、小冠状动脉前血管（前小动脉）和小冠状动脉 3 部分构成。大冠状动脉又可称为运输血管，血管全段内不存在压力差，故对血流不产生阻力，而起到容纳和运输的作用。前小动脉介于大冠状动脉和小冠状动脉之间，前段内存在一些压力差，对血流构成一定的阻力，但由于前小动脉主要分布于心肌外，其口径亦较大，而且不受心肌代谢产物对血管张力的自动调节的控制，所以对血流产生的阻力相对较小，具有冠状动脉压力维持作用。在心肌中广泛分布有小冠状动脉，其与心肌毛细血管前括约肌相互连接，由于血管口径小，分支明显增多，对血流产生较大的阻力，同时小冠状动脉的收缩和舒张直接受心肌代谢产物的作用，故起到阻力血管和调节血流的重要作用。

在休息状态下，心肌能从冠状动脉血液中吸收 70% ~75% 的氧，即吸收了大部分的冠状动脉血氧。因此对心肌氧供应的增加，更多依靠增加冠状动脉血流量来实现。如处于剧烈活动状态时，心率明显加快，同时小冠状动脉明显扩张，导致冠状动脉阻力不断降低，导致冠状动脉循环血流量增加至正常血流量的 5~6 倍，显示出冠状动脉具备很大的血流储备量。

1. 冠状动脉狭窄发生时的血流动力学　处于安静状态时冠状循环表现为低流量、高阻力，处于运动状态时，快速变为高流量、低阻力。心肌局部缺氧自动调节血流为导致该种改变发生的主要原因。冠状动脉阻力主要产生于小冠状动脉，而随着心肌氧需量的改变，心肌内小动脉内在张力也会发生变化，如在心肌需氧量加大情况下，阻力血管会发生扩张，容许心肌血流也随即增多。在大心外膜冠状动脉发生狭窄的程度大于 50% 情况下，冠状循环大储备量逐渐降低。缺血引起的代谢紊乱可使自动调节机制得到激活，进而使小动脉发生扩张，冠状动脉总的阻力与正常相近。大血管梗阻加重导致小动脉出现进行性扩张，仍可保持正常的静息血流量，直至大于小动脉扩张储备能力。该种代偿机制随可有效避免静息时心肌缺血发生，但是在心脏负荷加重情况下以及其心肌氧耗量的增加大于小动脉扩张储备能力情况下，则可引发相对心肌供血不足。在心绞痛类型中最常见，同时最早被认识的便是该种因心肌需氧量加大超过固定性狭窄冠状动脉最大代偿供血能力时引发的心肌缺血。在冠状动脉狭窄程度超过 90% 情况下，小冠状动脉扩张的储备通常已基本耗竭，即阻力降低时，冠状动脉血流量不会再增加，在这种情况下，静息血流量开始受到影响，在轻度活动或安静状态下均可发生心肌缺血。

2. 对冠状动脉血流动力性阻塞产生影响的因素　冠状动脉供血骤然降低，使心肌缺血为导致心绞痛发生的另外一个重要原因。冠状动脉发生动力性阻塞为导致该种供血减少的主要原因。冠状动脉在发生狭窄病变情况下，冠状动脉痉挛为导致原发性供血减少的主要原因。冠状动脉在发生严重阻塞性病变情况下，尤其是狭窄程度超过 75% 情况下，可导致心肌供血量急剧减少，冠状动脉收缩或痉挛为最终原因，也同样可因血小板暂时性聚集、狭窄处血液流变学异常、过性血栓形成引起血流瘀滞等。

多种原因均可导致冠状动脉发生收缩及痉挛，除 20 世纪 70 年代人们提出的神经、体液学说和 20 世纪 80 年代流行的血小板前列腺素学说外，现阶段更加关注内皮功能在冠状动脉舒缩调节方面发挥的作用。内皮功能正常时，内皮细胞可相关舒血管物质，这些物质具体为一氧化氮（nitric oxide，NO）、内皮源性超极化因子（endothelium derived hyperpolarizing factor，EDHF）和前列环素（PGI$_2$），前 2 种物质被称为内皮源性松弛因子（endothelium derived relaxing factor，EDRF）。EDRF 和 PGI$_2$ 分别通过活化 cGMP 和 cAMP 依赖性机制使血管发生松弛反应。当内皮功能受损时，内皮细胞生成 EDRF 和 PGI$_2$ 的能力显著降低，使得血液中的血管活性物质，如 ADP、5 - 羟色胺、血栓素 A$_2$、凝血酶、乙酰胆碱等物质所发挥的缩血管作用无法获得对抗，使病变部位冠状动脉出现痉挛或收缩。现阶段，乙酰胆碱的应用促进正常冠状动脉扩张，进而引起动脉粥样硬化血管收缩的矛盾反应已在人体得到充分的验证，进一步说明内皮功能的完整是防止冠状动脉痉挛最重要的条件。

随着冠状动脉狭窄程度的不断加重，冠状动脉收缩或张力的变化较痉挛在心绞痛的发病中起到越来越重要的作用。冠状动脉狭窄程度超过 90% 时，在无任何附加病理性收缩因素情况下，血管生理性张力的变化也依然能够导致心肌缺血发生。该种情况通常在斑块出现偏心性狭窄时发生。这种张力性心绞痛多具有周期性发作特点，即多在后半夜、清晨出现，而同样情况下在下午就不易发作。这与冠状动脉生理性舒缩变化规律相吻合，并且硝酸甘油有明显的缓解作用。

冠状动脉发生狭窄程度严重情况下，血小板会在狭窄局部发生暂时聚集，该种情况也可使冠状动脉血流减少，进而导致心绞痛发生。Folts 等人的动物实验显示，当冠状动脉内膜损伤并呈 60% ~ 80% 狭窄时，冠状动脉狭窄远端的血流有周期性减少现象。这一血流变化的特点可被阿司匹林消除，提示周期性的血流减少是由间歇性血小板聚集所致。在狭窄程度严重的冠状动脉的动力性阻塞因素中，暂时性血小板聚集占有很重要的地位。

血液流变学的异常也可以作为动力性阻塞的因素，曾遇 1 例冠状动脉呈高度狭窄的心绞痛患者，在多次严重腹泻后出现胸痛发作，经口含硝酸甘油和硝苯地平粉后症状反而加重，而经静脉快速滴注葡萄糖盐溶液后，胸痛很快缓解。提示血液浓缩使冠状动脉狭窄处的血流瘀滞可诱发或加重心肌缺血。

3. 其他影响冠状动脉血流的因素

（1）心外膜和心内膜的血流分布的生理特点：在基础状态下心内膜较心外膜承受更大的心腔内压的影响，包括收缩期的心肌内压力和舒张期室壁张力，故同等条件下心内膜下心肌的氧需较心外膜下为高，因此在血流分配上心内膜下心肌优先享有。一般安静状态流向心内膜下的血流是心外膜下的 1.25 倍，这一生理性调节依赖于心内膜下的血管扩张作用来完成。由于平时心内膜下血管已处于一定的扩张状态，运动时心内膜下心肌的冠状动脉血流储备能力较心外膜下低。在冠状动脉已有梗阻的情况下，有效的心内膜下心肌的灌注压取决于狭窄部位和狭窄远端的压力梯度和左心室舒张末压。基于上述特点，凡降低冠状动脉灌注压、升高左心室舒张末压及心动过速等明显增加心肌氧耗量的因素，均易造成心内膜下心肌缺血。可以设想一旦发生心肌缺血，进而导致左心室舒张末压进一步升高而形成恶性循环。由此可见当冠状动脉发生严重狭窄时，心内膜下心肌较心外膜更易发生心肌缺血。

（2）心肌窃血现象：凡以扩张阻力血管即小冠状动脉为主的药物均可造成心肌窃血现象，这是因为小冠状动脉的普遍扩张使冠状动脉的阻力明显降低，更多的血液则流向正常的心肌，缺血心肌的血流反而减少。而主要扩张大的冠状动脉的药物如硝酸酯类或钙通道阻滞剂，因其相应扩张血管的狭窄部位或侧支血管使缺血区血流增加，故一般不产生心肌窃血现象。双嘧达莫（潘生丁）作为主要扩张冠状动脉阻力血管的药物，其引起的心肌窃血现象在 20 世纪 80 年代已被临床所认识。近些年来研究发现腺苷这一冠状动脉血流地重要生理性调节剂通过其强烈的扩张小冠状动脉的作用也可造成心肌窃血，使缺血现象更加严重，而在应用腺苷受体阻滞剂（如氨茶碱）后，这一窃血现象可以得到改善。

（3）冠状动脉肌桥对血流的影响：当心肌收缩时，某部分心肌压迫冠状动脉使其口径明显变窄，而在心肌舒张时，这种压迫现象消失，冠状动脉口径恢复正常，这一现象被称为冠状动脉肌桥。根据中国医学科学院阜外心血管病医院上万例造影患者的统计，国人冠状动脉肌桥的发生率小于 5%。由于心内膜下心肌的血液供应主要依赖于舒张期的血流灌注，故当肌桥压迫管腔小于 90% 时，患者大多无临床症状，若压迫管腔致收缩期狭窄大于等于 90%，剧烈运动使心率显著加快致心肌舒张期灌注时间明显缩短时，患者可出现劳力性心绞痛的症状，β 受体阻滞剂对此类心绞痛有良好的临床疗效，而硝酸酯类药物在预防和缓解此类心绞痛的发作方面均无明显疗效。

### （三）决定心肌氧耗量的主要因素

当大的冠状动脉狭窄超过 50% 时，运动能够使冠状动脉的供血出现相对不足，进而引发心肌缺血，所以实施治疗过程中，最重要的是将心肌耗量降低，促进运动耐量提高，进而减少心绞痛的发作次数。影响心肌氧耗量的因素主要有如下几点：

1. 心率　常用每分钟总射血时间来说明。

每分钟射血时间 = 左心室射血时间 × 心率

由于心室壁张力最大是出现在射血时，射血所用时间与氧耗量为正相关关系，时间越长，氧耗量随之越多，但患者的射血时间有相对固定性，因此其心率增加为导致氧耗量增加的主要因素。例如，在静息状态下采用心脏起搏的方法增加心率到静息心率的 1 倍时，心肌氧耗量也增加近 1 倍，这说明心率是决定心肌氧耗量的重要因素。

2. 心肌收缩力　氧耗量随着心肌收缩力的增强而变大。心肌收缩的强弱主要取决于动脉血压。实验研究显示，在维持心率不变的情况下，将主动脉平均压力由 75mmHg（9.98kPa）增加至 175mmHg

（23.28kPa）时，其心肌氧耗量增加近1倍，所以血压升高也是增加心肌氧耗量的重要因素。临床上一般通过血压、心率二者的乘积对心肌氧耗量进行粗略判断，该指标具有较高实用性。

3. 心室壁张力　与心腔大小、收缩期心室内压以及室壁厚度存在密切关系。以 Laplace 公式为根据，心室壁张力与心室半径、心室腔内压皆表现为正比关系，心室内容量又取决于心室半径，因此在左心、腔容量均增加的情况下，会增加心室壁张力，因此心肌氧耗量增加。例如，在维持心率和血压不变时，心腔每搏容量增加60%时心肌氧耗量增加20%，这说明心室壁张力也是影响心肌氧耗量的重要因素，然而与压力负荷相比，增加容量负荷，氧耗量增加相对较少。

（周　青）

# 第二节　临床表现

作为一种术语，心绞痛已不仅指因心肌缺血导致发生的疼痛表现，其同时还包含因心肌缺血导致发生的呼吸困难、极度疲乏等一系列其他不适症状，这些症状均被视为等同于心绞痛的症状。

## （一）心绞痛的部位

胸骨后为心绞痛发生的一个典型部位，疼痛范围无局限性，大小为手掌、拳头左右大，疼痛部位有时会向左侧偏移，即发生于左前胸区域，超过乳头线较为少见，上述典型部位的心绞痛占心绞痛患者的50%～60%。胸部以外也可发生心绞痛，较为常见的是腹部不适或疼痛，其次为颈部、左肩臂、颌骨、咽部、头部、牙齿等部位。该种疼痛须与相应器官引起不适鉴别。50%患者在疼痛症状出现时感觉到疼痛放射向身体中的其他部位，最为常见的是放射向左臂、左肩以及左手指内侧；除此之外，疼痛还可朝咽部、颈部、牙齿、下颌骨、面颊放射，有时也出现于头部；朝下主要放射至腹部，偶然朝双腿、肛门放射；朝下主要放射至左肩胛骨，朝右主要放射至右臂、右肩、右手指内侧。疼痛每次发作部位通常是固定的。

## （二）心绞痛性质及特点

在同一患者中，疼痛每次发作的程度可存在差异性，但疼痛性质一般具有一致性。典型性症状主要为压迫、紧缩样疼痛，同时伴有濒死或焦虑恐惧感，在心绞痛患者中所占比例为50%～60%。缺乏典型性的症状为钝痛或烧灼样疼痛等，触电样锐痛、刺痛较为罕见。疼痛发作时，极少患者主诉有胸闷、胸憋症状，部分患者无法将疼痛性质清晰表述，笼统描述为胸部不适，同时常可用拳头或手掌指明不适具体部位。发作时伴有窒息感的患者，常将此症状描述为呼吸困难，但不难与真正的呼吸困难相鉴别。少数患者心肌缺血发作时仅表现为极度疲乏，这种症状的出现可能与缺血发作时心搏量骤减有关。由于文化和社会背景的不同，患者对心绞痛这一主观感觉的描述存在很大的个体差异，因此症状不典型已不作为排除诊断的要点，然而根据典型劳力性心绞痛的主诉，如走路快时即有胸痛，停下休息一会儿症状可很快缓解，其诊断冠心病的准确性在90%以上。

劳力性心绞痛引发的疼痛通常为逐渐发生，即发作初期程度较轻，之后快速加剧，进而导致患者运动立即停止、处于静息状态时，疼痛特点主要表现为来势较慢、去势快。痉挛性心绞痛通常在初期便较重，但缓解速度也较快，疼痛增长与增长消退所用时间相同。症状改善后，部分患者会遗留前胸壁发酸或皮肤感觉过敏现象。

## （三）心绞痛发作诱因

情绪激动、运动、体力及脑力劳动均为诱发心绞痛的因素，如上楼梯、走急路、上坡时产生的胸痛均为典型劳力性心绞痛。通常是在活动当时出现该种疼痛，且活动停止后症状可迅速消失。愤怒、过度兴奋、焦虑不安时，会增加血浆儿茶酚胺分泌量，伴有交感神经兴奋，与劳动时类似，可导致血压上升、心率加快。

导致心绞痛发生的另外一个常见因素为饱餐，进餐过程中发生的心绞痛属于劳力性心绞痛；餐后15～30min 发生的心绞痛属于餐后心绞痛。Figreras 又提出餐后心绞痛为一种自发性心绞痛。国内研究结果表明，该类心绞痛的发生主要是因进餐导致阈下心肌缺血，进而冠状动脉出现反射性收缩，导致供血量明显减少因素相加，因此其被归属于混合型心绞痛。饱餐是导致心绞痛发生的一个附加因素，具体表现为进餐之后活动耐量明显降低，增加心绞痛发生风险，原因可能为饱餐导致潜在性心肌缺血出现。心绞痛另外一个重要特点主要表现为在寒冷季节更易发生。温度较低的冷环境可使血压水平上升，同时往往导致冠状动脉发生收缩，进而减少心肌供血。所以，冷天迎风骑自行车或行走时发生的心绞痛为诸多因素共同造成的。大量吸烟可使心绞痛患者运动耐量明显降低，因此大量吸烟后活动为导致心绞痛发生的另一个因素。部分患者在步行过程中心绞痛发生，但坚持继续走时心绞痛症状反而有所好转，该种心绞痛被称为走过心绞痛。该种情况通常在清晨开始活动时发生，因此又被部分人称为首次用力心绞痛或清晨第 1 次心绞痛。在发生机制方面，该种心绞痛的发生可能与血管收缩、痉挛有关，也可能与代谢产物刺激侧支循环血管扩张，导致缺血区血流增加有关。

心绞痛也可发生于安静平卧状态，如患者从夜间睡眠中惊醒并被迫坐起以取得缓解，这种由平卧位诱发的心绞痛为卧位性心绞痛；亦可发生于午休或白天平卧时，此型心绞痛多在平卧后 1～3h 发作，严重者可于平卧数十分钟后发作。由于此类患者均有严重多支冠状动脉阻塞性病变，又多伴有心肌肥厚和左心室舒张功能异常，所以平卧后回心血流量的增加所导致的室壁张力、心肌收缩力及其心肌氧耗量的增加是卧位性心绞痛的主要诱发原因。

### （四）发作持续时间及缓解方式

心绞痛表现为阵发性发作，通常持续疼痛 3～5min/次，通常均少于 15min。劳力性心绞痛一般经休息，症状均能很快缓解，若同时含硝酸甘油，心绞痛缓解更快。出现于熟睡过程中的卧位性心绞痛，症状持续的时间相对较长，患者改为站立或坐位后，症状可逐渐得到改善。变异型心绞痛症状持续时间存在较大差异，可长达 20～30min，可短至几十秒，多数为小于 5min。硝酸甘油对劳力性或自发性心绞痛均有良好的疗效，其特点为：①心绞痛症状改善作用较快，通常为 3～5min，甚至可短于 3min。②心绞痛改善作用具有完全性的，而非部分性。③口含硝酸甘油可起到心绞痛预防作用，同时还可促进患者运动耐量得到有效增加。对于一些冠状动脉固定性狭窄大于 90% 的患者，若自发性心绞痛发作时伴有血压的明显升高，这种心绞痛的持续时间往往较长，硝酸甘油的缓解作用较差，常需含硝苯地平粉使其血压迅速下降才能使心绞痛得以缓解。一般而言，有动力性阻塞因素参与的心绞痛对硝酸甘油的反应均较好，没有动力性阻塞因素参与的心绞痛对硝酸甘油反应的好坏取决于冠状动脉机械性阻塞的严重程度，阻塞程度越重则硝酸甘油的疗效越差，因此硝酸甘油能否迅速缓解心绞痛可作为粗略判断血管固定性狭窄程度的指标。

### （五）非心绞痛的胸痛特点

（1）胸痛部位为一点，而非一片，两个手指可将疼痛位置指出。

（2）刺痛时间仅为短暂的数秒或者持续几个小时，甚至持续几日的闷痛、隐痛。

（3）胸痛与其他影响胸廓的运动或呼吸存在相关性。

（4）常于劳力后出现疼痛感，而非劳力当时疼痛。

（5）其他因素可将胸痛症状转移，如在交谈过程中，患者胸痛症状可得到一定缓解。

（6）含服硝酸甘油在 10min 以后才见缓解的发作。

（周　青）

## 第三节　鉴别诊断

心肌缺血所造成的胸痛及其等同症状常需要与其他因素和疾病所致的类似症状相鉴别。

### （一）精神因素

因精神因素包括神经症所引发胸痛症状在心绞痛的鉴别诊断中是最常见的。其疼痛特点多表现为刺痛或尖锐胸痛，范围较局限，常可用一两个手指指出胸痛的部位，疼痛可持续数秒至数十秒。表现为隐痛时，常可持续数小时甚至数日，多在劳累后出现，休息不能使之缓解。具有焦虑性神经症的患者胸痛同时多伴有乏力、气短、心悸和头晕等症状，运动试验可呈假阳性，β受体阻滞剂可改善其运动试验的结果。患有精神抑郁的患者除有胸痛主诉外，还常伴有精神不集中、失眠和性功能低下等症状。少数患者其胸痛可归为心脏神经症，女性较多见。

### （二）胃肠道疾病

1. 反流性食管炎　由于食管下端括约肌松弛，酸性胃液反流，引起食管炎症、痉挛，表现为下胸部和上腹部烧灼样痛为特点。此症常于饱餐后平卧位时发生，发作时坐起、站立和行走及服用制酸剂均可使之缓解。酸滴注试验可诱发胸部症状：患者取坐位，将胃管放置在食管中部，沿胃管滴入稀释的酸性液体（0.1mol/L 盐酸）约90%的患者可产生上述症状。

2. 食管裂孔疝　常伴胃液反流，其症状类似反流性食管炎，常于饱餐后弯腰或半卧位时发作，胃肠造影可明确诊断。

3. 弥漫性食管痉挛　属于食管运动障碍性疾病，食管发生痉挛时可产生类似心绞痛的症状，并且硝酸甘油可使之缓解，与心绞痛的鉴别点在于此症通常发生在进餐时或进餐后，多与饮冷饮料或液体有关，发作时常伴有吞咽困难，活动不加重症状。食管镜和食管造影可明确诊断。

4. 胆绞痛慢性胆囊炎或胆石症　患者可由于胆囊或胆管的阻塞致胆囊压力升高而产生胆绞痛，疼痛多表现在右上腹，局部可有压痛，但亦可表现在上腹部或心前区。疼痛持续时间多在 2~4h，常伴有恶心、呕吐，严重者可伴有巩膜黄染、发热、白细胞计数增高。既往病史中常有消化不良、胀气和厌油的情况。腹部 B 超可明确诊断。

### （三）颈、胸脊神经根病变

所有累及颈、胸脊神经根的疾病均可引起胸痛，其部位和放射范围与心绞痛相似，疼痛的发生常与颈部和脊椎的动作、平卧或提重物有关，有时可伴有感觉缺失。此类疾病有椎间盘病变、颈椎病和胸廓出口综合征等。

### （四）胸壁神经、软组织来源的胸痛

此类型包括扭伤、肋间神经炎和肋软骨炎（Tietze 综合征）等。其胸痛的共同特点是：①疼痛固定于病变局部，并有明显的压痛。②胸廓运动，如深呼吸、咳嗽和举臂，可使疼痛加剧。

### （五）肺动脉高压性疼痛

胸痛可发生在所有能引起肺动脉高压疾病的情况下，如二尖瓣狭窄、存在左向右分流的艾森门格综合征、原发性肺动脉高压、肺动脉栓塞和由于慢性肺部疾病所致的肺源性心脏病。胸痛的产生与肺动脉压的高低无关，也不是由于肺动脉扩张所致，主要是与右心室肥厚使心肌需氧量增加而产生相对供血不足有关。这种胸痛也多发生于活动时，常伴有气短、头晕和晕厥症状。物理检查可发现胸骨旁抬举性搏动、第二心音亢进，心电图显示右心室肥厚的特点。

（陈　慧）

# 第四节　临床分型

在心绞痛的分型方面，目前仍未统一，主要采用 WHO 的心绞痛分型和 Braunwald 心绞痛分型这两种，前者是按心绞痛的发作性质进行分型，优点是有助于理解心绞痛的病理生理特点和指导心绞痛的药物治疗，后者按心绞痛的发作状况进行分型，优点是较为实用，医师初诊时易于做出诊断，但在使用时应以注明亚型为妥。

### （一）心绞痛的临床分型

1. 以 WHO 心绞痛分型为框架的心绞痛分型

（1）劳力性心绞痛：指由运动或其他增加心肌需氧量的情况所诱发的短暂胸痛发作，休息或含服

硝酸甘油可使之迅速缓解。劳力性心绞痛可分为以下 4 类：①初发劳力性心绞痛，劳力性心绞痛病程在 1 个月内。②稳定劳力性心绞痛，劳力性心绞痛病程稳定在 1 个月以上。③恶化劳力性心绞痛，同等劳力程度所诱发的胸痛发作次数、严重程度和持续时间在 1 个月内突然加重。④卧位性心绞痛，指平卧位后发生的心绞痛，发作时需立即坐起或站立方可使心绞痛症状逐渐缓解。

（2）自发性心绞痛：其特征是胸痛发作与心肌需氧量的增加无明显关系。发作时心电图出现 ST 段压低或 T 波变化。当发作时出现暂时性 S－T 段抬高，称为变异型心绞痛。

（3）混合型心绞痛：兼有劳力性心绞痛和自发性心绞痛发作的临床类型。

2. 习用分型

（1）稳定型心绞痛。

（2）不稳定型心绞痛：Braunwald 对不稳定型心绞痛进行如下分类（表 5－1）。

**表 5－1　Braunwald 不稳定型心绞痛分类**

|  | A. 有心外因素（继发性） | B. 无心外因素（原发性） | C. 心肌梗死后 2 周内 |
| --- | --- | --- | --- |
| Ⅰ 型初发或恶化劳力性心绞痛，无休息时发作 | Ⅰ A | Ⅰ B | Ⅰ C |
| Ⅱ 型 1 个月内的安静性心绞痛 48h 内无上述发作 | Ⅱ A | Ⅱ B | Ⅱ C |
| Ⅲ 型 48h 内的安静性心绞痛发作 | Ⅲ A | Ⅲ B | Ⅲ C |

注：按心绞痛不稳定化前药物治疗程度分为 3 类：①从未经治疗的稳定型心绞痛开始发病。②已接受药物治疗的稳定型心绞痛开始发病。③心绞痛治疗已十分充分但仍发展至不稳定型心绞痛。

（3）变异型心绞痛：定义同 WHO 分型中的变异型心绞痛。

分型的目的为便于理解心绞痛的不同发病机制以指导治疗和方便临床使用。这两种分型从表面上看是有区别的，但实际上又是相融的，按照 Braunwald 新的分型，不稳定型心绞痛分为初发型心绞痛、恶化劳力性心绞痛（Ⅰ 型）和静息心绞痛（Ⅱ、Ⅲ 型），与 WHO 的心绞痛分型基本达到一致，而在 WHO 心绞痛分型中注明稳定型和不稳定型心绞痛的范围，而两种分型已相兼容（表 5－2）。

**表 5－2　以 WHO 心绞痛分型为框架的新的分型**

1. 劳力性心绞痛
（1）稳定劳力性心绞痛
（2）初发劳力性心绞痛
（3）恶化劳力性心绞痛
（4）卧位性心绞痛
2. 自发性心绞痛
（1）单纯自发性心绞痛
（2）变异型心绞痛
3. 混合型心绞痛
4. 梗死后心绞痛

广义不稳定型心绞痛除去变异型心绞痛即 Braunwald 不稳定型心绞痛

## （二）各型心绞痛的临床特点

1. 劳力性心绞痛　当冠状动脉粥样硬化狭窄超过 50％ 时，冠状循环的最大储备力开始下降，并随阻塞的不断加重呈进行性下降。此时一旦运动等因素所致的心肌氧耗量的增加超过狭窄的冠状动脉代偿供血能力时，则产生心肌缺血和劳力性心绞痛。

（1）初发劳力性心绞痛：指心绞痛病程在 1 个月内，以前又未发生过心绞痛。由于此型心绞痛中约一半的患者兼有休息时或睡眠时心绞痛，故也有学者将其称为初发心绞痛。但不应包括变异型或仅在休息时发作的自发性心绞痛。

与稳定劳力性心绞痛相比，此型心绞痛患者年龄相对较轻，其临床表现差异较大。心绞痛可在较重劳力、轻劳力甚至休息时发作，提示动力性阻塞因素在其发病中起重要作用。此型心绞痛病情很不稳定，前 1 个月有 10％ ～20％ 的急性心肌梗死的发生率。冠状动脉造影显示此型患者多有冠状动脉阻塞性病变，其中单支病变的比例较大，以前降支受累最常见。突发心绞痛的主要原因为：①斑块破裂诱发血管痉挛或不全堵塞性血栓形成或两种因素同时并存。②粥样斑块迅速发展使管腔狭窄进行性加重。

（2）稳定劳力性心绞痛：胸痛发作有明确的劳力或情绪诱因；发作持续时间和程度相对固定；疼痛可经休息或舌下含硝酸甘油后迅速缓解。上述病情稳定在 1 个月以上即可诊断为稳定劳力性心绞痛。

此型患者其冠状动脉均有固定性阻塞病变，多支较单支更常见，缺血相关血管的狭窄程度多在 70%～95%。当狭窄超过 90% 时，皆有良好的侧支循环。斑块形态学上常为同心性病变，或呈边缘平滑、底部较宽的偏心性病变。不具有显著的偏心性、血栓和溃疡病变的特点。按诱发劳力性心绞痛的体力活动量可分为 4 级：Ⅰ级，一般日常活动不引起心绞痛，费力、速度快、长时间的体力活动引起发作；Ⅱ级，日常体力活动稍受限制，在饭后、寒冷、着急时受限更明显；Ⅲ级，日常体力活动明显受限，以一般速度在一般条件下平地步行 500m 或上一层楼即可引起心绞痛；Ⅳ级，轻微活动可引起心绞痛，甚至休息时亦有心绞痛。

稳定劳力性心绞痛的预后主要取决于心肌缺血的程度和心功能状况，前者与冠状动脉病变程度和支数有关，后者与有无心肌梗死有关。

（3）恶化劳力性心绞痛：稳定劳力性心绞痛患者 1 个月内心绞痛突然增频，发作时间延长和程度加重，被称为恶化劳力性心绞痛。

多数患者心绞痛加重前无明显诱因，心绞痛突然发生在原能很好耐受的劳力水平下。部分患者症状的恶化与较重的一次劳力因素或精神刺激有关。心绞痛以清晨日常活动时易发作为特点，白天活动量亦较前受限。有些患者短期内活动耐量呈进行性下降，甚至出现休息时和睡眠时发作。发作时常出现 ST 段明显压低，发作持续时间延长，但无血清酶的升高。8%～15% 的患者于不稳定期发生急性心肌梗死。本型心绞痛患者常有多支或左冠状动脉主干病变，缺血相关血管的狭窄多在 90% 或 90% 以上。病情突然加重可归于：①斑块破裂诱发血管收缩或不全堵塞性血栓形成使管腔狭窄明显加重或两种因素并存。②粥样斑块因脂质浸润而急剧增大，加剧管腔的狭窄。③在冠状动脉严重狭窄基础上，血小板聚集于病损处可机械性阻塞血流或狭窄局部血液流变学异常均可致冠状动脉供血减少引发心绞痛。

（4）卧位性心绞痛：指平卧位后发生的心绞痛，发作时需立即坐起或站立。对于这种心绞痛以往曾使用夜间心绞痛和心绞痛状态来描述。近些年来亦有学者将其归入自发性心绞痛。我们的研究显示卧位性心绞痛的发作与心肌氧耗量的增加有明确的关系，故应属于劳力性心绞痛的一种类型。鉴于变异型和自发性心绞痛也好发于夜间，故夜间心绞痛这一名称易造成概念上的混淆，使用心绞痛状态这一术语不易与严重恶化劳力性心绞痛相鉴别，所以上述用于描述卧位性心绞痛的 2 种术语均不妥当。

根据中国医学科学院阜外心血管病医院 72 例卧位性心绞痛的报道，此类患者在出现卧位性心绞痛前均已有劳力性心绞痛，冠状动脉造影显示均有极为严重的血管阻塞性病变，3 支和 2 支血管病变各占 86.2% 和 13.8%，其中约 30% 的患者合并左冠状动脉主干病变。血管狭窄程度在 50%～74%、75%～89%、90%～99% 和 100% 占全部有意义的狭窄病变的 16.8%、13.1%、32.8% 和 37.2%。卧位性心绞痛患者中约 70% 的患者有高血压史，41.7% 的患者有陈旧性心肌梗死。左心室造影显示 61.4% 的患者左心室舒张末压明显升高，然而 90.3% 的患者左心室射血分数是正常的或接近正常。

卧位性心绞痛患者的夜间第一次发作多在平卧后的 1～3h，一夜可发作多次，白天平卧特别是餐后平卧也常能诱发。少数患者其发作可于平卧后的数十分钟内发生。血流动力学监测发现，这些患者平卧后至胸痛发作前先有心率与血压乘积的增加，心搏量于平卧后增加亦较明显。大多数患者平卧后至发作前肺动脉舒张压逐渐升高，但不伴有每搏量的下降。发作时心率、血压和肺动脉压显著升高，心排血量明显降低，少数患者可出现肺水肿的临床征象。

关于卧位性心绞痛的发病机制，长期以来一直认为可能与左心室收缩功能不全有关。上述血流动力学结果显示，平卧至发作前虽有肺动脉舒张压的逐渐升高，但不伴有每搏量的下降，而且这些患者的左心室射血分数大多是正常或接近正常的，表明左心室收缩功能不全不是卧位性心绞痛的主要发病因素。我们认为其发病机制主要与以下因素有关：①冠状动脉严重粥样硬化狭窄使冠状循环储备力明显降低是卧位性心绞痛最重要的病理基础。②存在不同程度的左心室舒张功能异常，因而对容量负荷的增加特别敏感，使心肌氧耗量于平卧后明显增加。③平卧后心室容量负荷增加使心肌收缩力增强。综合以上因素，平卧后回心血流量的增加所导致的室壁张力、心肌收缩力及其心肌氧耗量的增加是卧位性心绞痛的主要诱因。至于左心室舒张功能的异常，可能与慢性持久性心肌缺血和（或）长期高血压所致的心肌顺应性减低、左心室肥厚有关。

β受体阻滞剂能有效地控制卧位性心绞痛的发作，可作为首选药物。而传统的强心、利尿治疗常不能奏效，对于无整体收缩功能障碍的患者洋地黄类药不仅无利，反而有害。β受体阻滞剂和扩张血管药物，如硝酸盐类和钙通道阻滞剂合用可产生有益的血流动力学效应。对于有明显左心室舒张功能异常的患者，β受体阻滞剂与利尿剂合用可增强疗效。但单独血管扩张剂和利尿剂治疗的效果较差。在使用上β受体阻滞剂应从小剂量用起，当用量较大时需警惕诱发左心室功能不全。若卧位性心绞痛患者已存在左心室收缩功能不全，如心脏扩大特别是左心室射血分数明显减低时，可在强心、利尿治疗的基础上并用β受体阻滞剂。本型心绞痛患者都有极为严重的血管阻塞性病变，尽管进行有效的药物治疗，仍随时有发生心脏事件的可能。因此，尽早行冠状动脉造影和血管重建治疗是十分必要的。

2. 自发性心绞痛　发作与心肌氧耗量的增加无明显关系的一组心绞痛为自发性心绞痛，其中发作时心电图出现一过性ST段抬高被称为变异型心绞痛。

（1）变异型心绞痛：属于自发性心绞痛中的一种类型。Prinzmetal首先报道，并认为此型心绞痛由在冠状动脉粥样硬化部位的血管收缩所致。

①病因和发病机制：目前认为冠状动脉痉挛的发生原因是复杂的、多因素的，临床所见的变异型心绞痛可能是多种诱因相互作用的结果。

A. 神经因素：冠状动脉内有α受体和β受体，前者兴奋引起血管收缩，后者则显示扩张作用。在正常的冠状动脉交感神经兴奋的净效应使冠状动脉发生扩张，主要由于β受体在分布上较α受体占优势。但在有病变的冠状动脉，病变局部对缩血管物质的敏感性增加，因而交感神经兴奋可通过兴奋α受体诱发冠状动脉痉挛。迷走神经兴奋通过释放乙酰胆碱亦可诱发冠状动脉痉挛。

B. 体液因素：变异型心绞痛好发于后半夜和清晨，可能与夜间代谢因素有关。已知钙离子是维持动脉张力和使平滑肌发生收缩的最终介质，夜间当氢离子浓度降低时，钙离子则更多地进入细胞内增加了冠状动脉张力并使其易于发生痉挛。

C. 血小板和前列腺素：血小板聚集时释放出来的血栓素$A_2$具有强烈的缩血管活性，与之相拮抗的物质是内皮细胞产生和释放的前列环素。动脉发生粥样硬化时前列环素生成减少，相反损伤部位的血小板聚集增强，血栓素$A_2$释放增加而破坏了两者间的平衡，导致血管发生收缩或痉挛。

D. 内皮的作用：内皮细胞在调节血管舒缩方面的重要性及其与冠状动脉痉挛的关系，近年来倍受重视。已发现维持血管的舒张有赖于内皮细胞产生的EDRF。当内皮受损不能产生该物质时，血小板聚集释放的和血液中存在的一些内皮依赖性血管扩张物质，如5-羟色胺、ADP、凝血酶和乙酰胆碱等则诱发血管的收缩或痉挛。例如，人体实验已证明乙酰胆碱使正常冠状动脉发生松弛，使有粥样硬化的血管发生收缩，说明冠状动脉痉挛似乎是内皮保护作用丧失的一种病理反应，即损伤部位对缩血管物质呈高度敏感性和收缩性。

②临床特点：变异型心绞痛多发生于休息和一般活动时，发作常呈周期性，几乎都在每日的同一时间发生，尤以后半夜、清晨多见，午休时亦可有发作。疼痛发作的持续时间短则数十秒钟，长可达20～30min，相对而言短暂的发作更常见。动态心电图经常可见无痛性ST段抬高现象。舌下含硝酸甘油或硝苯地平可迅速缓解发作。发作时心电图显示暂时性ST段抬高，伴对应导联ST段压低；T波常呈高尖或表现为"假正常化"；R波幅度可相应增高或增宽；S波幅减小；部分患者发作时可见T波倒置。中国医学科学院阜外心血管病医院的临床观察发现变异型心绞痛发作缓解后30%～40%的患者在原ST段抬高导联出现T波倒置，倒置的T波多在24h内恢复。这些患者没有心肌酶的升高，由于T波倒置时间相对ST段抬高明显延长，容易捕捉，故此心电图特征可作为变异型心绞痛的重要诊断线索。变异型心绞痛发作时常并发各种类型的心律失常，以快速性室性心律失常最常见，其次为缓慢性心律失常，包括窦房和房室传导阻滞等。冠状动脉痉挛发生于造影显示正常的冠状动脉，占变异型心绞痛患者的10%

~20%，而发生于有严重固定性狭窄的冠状动脉则占50%~70%，然而造影显示冠状动脉正常并不意味着冠状动脉全无病变。MacAlpin 发现约90%的患者冠状动脉痉挛准确地定位于原有器质性病变的部位，表明冠状动脉痉挛与其病变有密切的联系。冠状动脉痉挛可表现为闭塞性和非闭塞性痉挛，前者造成透壁性心肌缺血伴S-T段抬高；后者致心内膜下缺血和S-T段压低。有时1支冠状动脉的多段可同时发生痉挛，或痉挛呈迁移形式，但多支冠状动脉同时痉挛极少见。冠状动脉痉挛的总发生率以前降支最高，其次为右冠状动脉，但在冠状动脉无明显病变的变异型心绞痛患者中，右冠状动脉痉挛的发生率略高于前降支，女性相对多见。

③激发试验：当临床怀疑患者有变异型心绞痛，但未能捕捉住发作时的心电图时，可行激发试验协助诊断。

A. 麦角新碱激发试验：选择性冠状动脉内麦角新碱激发试验。本试验适用于怀疑变异型心绞痛而冠状动脉未见明显异常或仅有轻中度狭窄的单支病变的患者，禁忌用于新近心肌梗死、脑血管病、未控制的高血压和心力衰竭患者。该激发试验诱发冠状动脉痉挛的敏感性和特异性在90%左右。

B. 乙酰胆碱激发试验：于冠状动脉内注射乙酰胆碱诱发血管痉挛，近年来已引起重视。因该药半衰期短，除右冠状动脉内注射时偶见缓慢性心律失常外，并发症少，故已被推荐作为变异型心绞痛的激发试验。

C. 过度换气或静脉输碱性药+过度换气：此方法较实用，不良反应亦少。

其他激发试验的方法还有运动试验，于上午运动试验其阳性率约为40%。

（2）自发性心绞痛：主要由于冠状动脉暂时性痉挛或收缩以及其他动力性阻塞因素造成一过性心肌供血减少所致，亦可称其为静息心绞痛或休息时心绞痛。实际上自发性心绞痛不仅发生于静息时，也可发生于一般活动时。而卧位性心绞痛虽发生于静息时，但其发作却与心肌氧耗量增加有关。因此，静息心绞痛或休息时心绞痛不完全等同于自发性心绞痛。

自发性心绞痛发作时心电图显示S-T段压低，发作缓解后S-T段迅速恢复正常。根据有无劳力性心绞痛又分为单纯型和混合型，后者将在混合型心绞痛中讨论。单纯自发性心绞痛患者其冠状动脉病变相对较轻，临床发作特点与变异型无差异。发作时呈现S-T段压低而非抬高可能与冠状动脉痉挛的程度、部位和侧支循环有关。由于冠状动脉痉挛变化多端，实际上这两型心绞痛可相互转变。在变异型心绞痛患者中，除有S-T段抬高外，有时也可出现S-T段压低的自发性心绞痛，甚至1次发作中心电图呈现S-T段抬高和降低的交替变化。而自发性心绞痛患者可于一段时间后出现变异型心绞痛，而且发作时心电图的缺血部位多与此前自发性心绞痛发作的缺血部位相吻合。因此，单纯自发性心绞痛可属于变异型心绞痛的范围，其治疗原则亦同于后者。

3. 混合型心绞痛 Aseri 提出混合型心绞痛，认为具有一定劳力阈值的劳力性心绞痛患者，如在静息时或应能很好耐受的劳力水平下也发生心绞痛时，建议用混合型心绞痛一词来诊断。

（1）发病机制：决定混合型心绞痛需要有两个因素：一是1支或多支冠状动脉有临界性固定狭窄，限制了最大冠状动脉的储备能力，即使在无任何附加冠状动脉血流减少的情况下，超过一定的劳力限度或心肌氧需水平，即产生劳力性心绞痛；二是动力性阻塞或其他使冠状动脉血流短暂减少的因素，如果血流减少程度不重，则心绞痛可在通常能很好耐受的劳力限度下发生，若血流减少到低于静息水平，则发生自发性或变异型心绞痛。因而混合型心绞痛可归因于不同程度的固定性和动力性狭窄的共同作用。

（2）临床类型：混合型心绞痛的发作除有心肌需氧量增加的因素外，根据冠状动脉痉挛、收缩或仅有张力增强所引起的动力性阻塞机制的不同，其临床表现亦不同，可分为以下几种类型：①劳力性合并变异型心绞痛，此型患者多先有劳力性心绞痛数月或数年，近期突然出现变异型心绞痛。少数患者其两型心绞痛的病程大致相同。②劳力性合并自发性心绞痛，在劳力性心绞痛基础上近期出现夜间和清晨的自发性发作。根据中国医学科学院阜外心血管病医院的报道，此类患者均有极为严重的冠状动脉阻塞性病变，当缺血相关血管的狭窄达到90%时，其自发性心绞痛的发生率最高，提示这种自发性心绞痛的出现与冠状动脉狭窄到一定程度密切关联，可能除血管张力变化的因素外，暂时性血小板聚集、一过性血栓形成及局部血液流变学异常均可能起到诱发自发性心绞痛的作用。③劳力性心绞痛伴冠状动脉收缩，此类型是指当冠状动脉狭窄尚未达到一种临界状态，单纯冠状动脉收缩虽不足以诱发自发性心绞痛，却使运动诱发心绞痛的阈值下降。例如，在冷空气中行走或骑自行车时发生的心绞痛；好发于清晨轻度活动后，而下午同等活动量不易诱发的心绞痛；餐后心绞痛、走过性心绞痛和一些情绪激动时发生的心绞痛，以及运动引起冠状动脉舒缩异常所致的劳力性心绞痛等。

4. 梗死后心绞痛　定义并不十分明确，一般指急性心肌梗死发病48h后至1个月内出现的心绞痛，亦有学者将其病程限制在2周内。由于梗死后心绞痛对急性心肌梗死（AMI）患者的近期预后有一定的影响，即易于发生再梗死，故目前将其归入不稳定型心绞痛的范畴。

（1）发病机制和临床特点：根据中国医学科学院阜外心血管病医院66例的报道，梗死后心绞痛发病的主要病理因素是梗死相关血管存在严重的残余狭窄，而非梗死相关血管所致的梗死后心绞痛所占比例很少（9.1%）。梗死后心绞痛可由冠状动脉的收缩、痉挛及短暂的心肌氧耗量增加等因素诱发。若按心绞痛的发作性质进行分类，梗死后心绞痛实际上包括了所有心绞痛类型，其中以梗死后自发性心绞痛最常见（43.9%），其后依次为梗死后混合型心绞痛（25.7%）、梗死后劳力性心绞痛（16.7%）和梗死后变异型心绞痛（13.6%）。如果按心绞痛发作状态分类，则安静状态下发作的患者占83.3%，有劳力时发作的患者占42.2%（一些患者同时兼有劳力和安静时发作）。

从缺血相关血管的狭窄程度分析，梗死后混合型心绞痛的狭窄程度最为严重，其狭窄程度均大于等于90%，其次是梗死后自发性心绞痛和梗死后劳力性心绞痛，而梗死后变异型心绞痛患者的狭窄病变相对较轻。

（2）预后：梗死后心绞痛患者住院期间再发AMI的发生率明显高于无梗死后心绞痛患者，并且其住院期间的病死率是后者的近1倍，因此对于梗死后心绞痛患者应尽早行介入治疗或外科手术治疗以减少再梗死的发生率。

## （三）心绞痛危险度分层

心绞痛的病理生理基础为心肌供氧和需氧失衡导致心肌缺氧的结果。在氧的供需矛盾中，供血减少是最关键的因素。如果供血减少是由于冠状动脉管腔固定性狭窄所致（主要为动脉粥样硬化），心绞痛则表现为活动或运动诱发的劳力性心绞痛；如果供血减少是由于冠状动脉痉挛引起，心绞痛多表现为无明显诱因的自发性或变异型心绞痛；如果供血减少兼有固定性狭窄和血管收缩因素参与，心绞痛常表现为混合型。

无论心绞痛是哪种类型，其危险性主要取决于左心功能状况和冠状动脉病变的严重程度。而患者病情稳定与否主要与"罪犯"斑块是否发生破裂及破裂程度有密切的关系，后者常决定急性血栓形成的速度和大小。在判断冠心病患者预后方面，冠状动脉造影无疑是最佳的检查手段，然而对于我国广大的基层医院无冠状动脉造影的条件，或即使有造影条件的医院，医师对于急诊患者需要迅速做出分诊决定时（根据患者病情的严重性），都需要寻找一种简便易行的危险度分层的方法来指导临床工作。由于国际上尚无统一的心绞痛危险度分层的指南，根据中国医学科学院阜外心血管病医院多年来在心绞痛领域中的诊治经验，认真借鉴国外专家的意见，我们草拟了稳定型心绞痛和不稳定型心绞痛的危险度分层，供临床医师参考。

冠心病心绞痛的临床分型目前常采用稳定型和不稳定型心绞痛的分型法，稳定型心绞痛即指稳定劳力性心绞痛，不稳定型心绞痛则包括除稳定劳力性心绞痛以外的所有类型，实际上是一组临床心绞痛综合征，其亚型有：初发劳力性心绞痛、恶化劳力性心绞痛、卧位性心绞痛、静息心绞痛、梗死后心绞痛、变异型心绞痛。

稳定型心绞痛的危险度分层（表5-3）主要依据运动试验的结果。由于冠状动脉严重固定性狭窄是该型心绞痛的主要发病基础，故在其危险度分层中掌握一个基本思路，即诱发心肌缺血、心绞痛发作的运动量越低，缺血范围越大，其危险度也越高，前者反映冠状动脉阻塞的程度，后者反映阻塞的部位，即诱发缺血的运动量越低，血管阻塞程度越重，缺血越广泛，狭窄阻塞部位越靠血管的近端。例如，前降支起始部或左冠状动脉主干病变缺血发作时常伴有广泛导联的S-T段压低，其预后都是较差的。

表 5 - 3　稳定型心绞痛临床危险度分层

| 组别 | 加拿大心脏病学会心绞痛<br>分类（Ⅰ～Ⅳ） | 运动试验指标（Bruce 或 MET 方法） | 发作时心电图 |
|---|---|---|---|
| 纸危险组 | Ⅰ、Ⅱ | Ⅲ级或 6Mets | S－T 段压低≤1mm |
| 中危险组 | Ⅱ、Ⅲ | 低于Ⅲ级或 6Mets 心率 >130 次/min | S－T 段压低 >1mm |
| 高危险组 | Ⅲ、Ⅳ | 低于Ⅱ级或 4Mets | S－T 段压低 >1mm |

　　不稳定型心绞痛危险度分层（表 5 - 4）主要依据心绞痛类型、发作时心电图缺血改变和肌钙蛋白指标进行综合判断，在心绞痛类型中，恶化劳力性心绞痛患者近期出现反复休息时心绞痛发作为最严重的病情，提示该患者血管血栓性阻塞程度已超过 90%，并且有进一步进展的可能，故属于最不稳定的类型。静息心绞痛发作时 S－T 段明显压低且持续时间超过 20min，硝酸甘油不能有效缓解发作，也常提示其缺血相关血管已濒临闭塞，是需要紧急介入治疗的指征。

表 5 - 4　不稳定型心绞痛临床危险度分层

| 组别 | 心绞痛（AP）类型 | 发作时心电图 | 肌钙蛋白 |
|---|---|---|---|
| 纸危险组 | 初发、恶化劳力型、无静息时发作 | S－T 段压纸，≤1mm | 阴性 |
| 中危险组 | 1 个月内出现的静息心绞痛，但 48h 内未再发作<br>（多数由劳力性心绞痛进展而来） | S－T 段压低，>1mm | 阴性或弱阳性 |
| 高危险组 | a. 48h 内反复发作静息心绞痛<br>b. 梗死后心绞痛 | S－T 段压低，>1mm | 常呈阳性 |

　　注：陈旧性心肌梗死患者，若 AP 由非梗死区缺血所致时，应视为高危险组。

　　左心室射血分数小于 0.4，应视为高危险组。

　　若心绞痛发作时并发左心功能不全、二尖瓣反流或低血压 [收缩压小于等于 90mmHg（11.97kPa）]，应视为高危险组。

　　当横向指标不一致时，按危险度高的指标归类，如心绞痛类型为低危险组，但心绞痛发作时 S－T 段压低大于 1mm 应归入中危险组。

　　当左心室射血分数小于 0.4 时，心肌对缺血的耐受性明显降低，猝死的发生率增加。既往有陈旧性心肌梗死病史，特别是缺血由非梗死相关血管所致时，应引起高度重视，因为一旦此血管发生急性闭塞常导致急性心肌梗死（AMI）伴心源性休克。此外，心绞痛发作时并发急性左心功能不全、二尖瓣反流或低血压等，常提示为严重缺血所致，如左冠状动脉主干病变等，故这些患者都应视为高危患者。

（员小利）

# 第五节　治疗

## （一）劳力性心绞痛的药物治疗

　　冠状动脉的严重狭窄病变限制了活动时心肌供血的增加，当心肌氧耗量的增加超过其代偿供血能力时则产生劳力性心绞痛。劳力性心绞痛的主要治疗原则应是降低心肌氧耗量，增加心肌供血，针对造成冠状动脉狭窄加重的病因学治疗。

　　1. 降低心肌氧耗量　β 受体阻滞剂通过减慢心率、减弱心肌收缩力和降低血压而起到明显降低心肌氧耗量的作用，是劳力性心绞痛患者的首选药物。临床上常用的 β 受体阻滞剂有阿替洛尔（氨酰心安）、美托洛尔（美多心安）和比索洛尔等。根据我们的经验，阿替洛尔在降低心率方面略优于美托洛尔和比索洛尔，常用剂量为 25～100mg/d，分 1～2 次口服；美托洛尔常用量为 50～200mg/d，分 2～3 次口服，当剂量超过 100mg/次时，则心脏选择性消失；比索洛尔的血浆半衰期长，故每日只需服 1 次，一般用量为 2.5～20.0mg。一般而言，服用 β 受体阻滞剂使白天安静时的心率降至 60 次/min 左右较为稳妥，如果心绞痛频繁发作，活动耐量很低，还可将静息心率降至50次/min左右，最大限度地减少心绞痛的发作次数。在降低心肌氧耗量方面，多年来常忽视降低血压对减少心肌氧耗量的作用，劳力性心绞痛患者若合并高血压，仅降低血压即可明显减少心绞痛的发作次数，即使血压正常的劳力性心绞痛患者，由于服用了钙通道阻滞剂（如硝苯地平等），可明显延长运动诱发心肌缺血的时间，其原因主要是抑制了运动时血压的升高。因此，有学者认为最有效地降低心肌氧耗量的药物组合是β受体阻滞剂加钙通道阻滞剂，可明显增加劳力性心绞痛患者的运动耐量。由于钙通道阻滞剂又有扩张冠状动脉的作用，可达到一举多得的功效，但临床应用时应注意密切随访患者的血压及心率。

2. 增加缺血心肌的供血　临床上常用的硝酸盐类药物和钙通道阻滞剂都是通过其扩张冠状动脉的作用，增加缺血区的血液供应。近些年来的研究发现，当冠状动脉固定性狭窄大于90%时，血管扩张剂使缺血区心肌血流的增加更多来自侧支循环。

硝酸盐类和钙通道阻滞剂扩张冠状动脉的机制是不完全相同的。前者的作用是通过最终释放的一氧化氮（NO）激活平滑肌细胞内的鸟苷酸环化酶（cGMP），使cGMP生成增加而加速钙离子从细胞内释出，引起平滑肌的松弛。后者则是通过阻断钙离子内流使细胞内钙离子减少而达到平滑肌松弛的作用。因此，当血管张力的增加是由于细胞内钙离子增加所致时，则钙通道阻滞剂有良好的疗效，若血管张力的增加是因为cGMP生成减少所致，则硝酸盐类药物有更佳的效果。

硝酸盐类和钙通道阻滞剂在抗心绞痛作用上的另一差别是前者主要扩张静脉系统，减少回心血流量，降低心脏前负荷，使心肌氧耗量减少；后者则主要扩张动脉系统，降低血压和心脏后负荷而减少心肌氧耗量。所以从理论上讲，硝酸盐类药物与钙通道阻滞剂合用在抗心绞痛的疗效上有协同作用。

3. 改善心肌能量代谢　治疗心肌缺血通过改变心肌缺血时的能量代谢方式改善心肌缺血是近年来提出的治疗心绞痛的新观念和新领域，其疗效仍有待临床进一步验证。

心脏收缩功能主要靠葡萄糖和脂肪酸代谢产生的三磷酸腺苷（ATP）水解来维持，在正常情况下后者是心肌细胞能量的主要来源，与前者相比较在产生等量ATP时具有消耗氧高的缺点。

当心肌发生缺血时，脂肪酸代谢又明显增强，心肌耗氧亦随之增加，同时由于脂肪酸代谢产生乙酰辅酶A增加使葡萄糖代谢受到明显的抑制，糖酵解代谢由此增强，最终导致心肌细胞乳酸和氢离子蓄积。而心肌细胞在清除上述物质时又需要消耗ATP，故进一步加重心肌细胞缺氧而形成恶性循环。因此，当心肌缺血时，增加葡萄糖有氧代谢，抑制脂肪酸代谢途径是阻断心肌缺血时ATP过量消耗，保护心肌细胞的重要措施。

目前，临床上使用的曲美他嗪（万爽力）就是此类药物，曲美他嗪属于哌嗪类化合物，在实验条件下可减轻阻断冠状动脉时出现的S-T段抬高，对离体缺血模型起心脏保护作用。欧洲心脏中心临床研究（TEMS）双盲比较曲美他嗪和普萘洛尔对稳定劳力性心绞痛的作用，结果证实曲美他嗪治疗疗效与普萘洛尔相当。从理论上来讲该药适用于有心肌缺血发作或有无痛性心肌缺血的患者，也适用于由心肌缺血所致的左心功能不全的冠心病患者。

4. 抗心绞痛药物的合理应用　对于Ⅰ级、Ⅱ级劳力性心绞痛患者一般采用β受体阻滞剂加硝酸盐类治疗，若患者并发高血压以加钙通道阻滞剂为佳。对于Ⅲ级、Ⅵ级劳力性心绞痛患者，因活动耐量显著降低可以采用β受体阻滞剂、钙通道阻滞剂和硝酸盐类联合治疗，联合治疗的优点是各自的不良反应可相互抵消，如血管扩张剂反射性增加心率的作用可被β受体阻滞剂所抑制，后者使血管张力和心脏容量增加的不良作用可被血管扩张剂化解。采用联合用药时各自的使用剂量可相应减少，所以从整体上并不一定增加患者的经济负担。

对于稳定劳力性心绞痛患者，医师习惯使用长效药物，减少患者的服药次数，增加患者的依从性。然而对于不稳定劳力性心绞痛，如初发劳力性和恶化劳力性心绞痛，短效药物的作用明显优于长效药物，尤其是长效硝酸盐类药物，易产生耐药性而使其作用大打折扣。

劳力性心绞痛患者其心绞痛发作都集中在白天并与活动有关，因此用药时间也应集中在白天，如硝酸异山梨酯（消心痛）可采用每日3~4次，每次剂量可在10~40mg，依患者心绞痛症状是否被控制而不断增加剂量，绝对不要采用每6h 1次，因硝酸异山梨酯的有效作用时间仅持续4h，上述用药方法不仅不利于控制白天心绞痛发作，而且增加了 1 次不必要的夜间服药，同样原则也适用于硝苯地平、地尔硫䓬等短效药物。若使用单硝基异山梨醇酯，可采用每日 2 次，而不宜每 12h 1 次，对于劳力性心绞痛合并夜间发作者，用药方法宜采用每 6h 1 次，但不宜长期使用，硝酸异山梨酯无间歇期给药也会逐渐产生耐药性，特别是应用剂量较大时（大于 30mg/次）。

### （二）自发性和变异型心绞痛的药物治疗

对自发性和变异型心绞痛初发期的治疗，应采取积极态度，目的在于迅速缓解痉挛发作，减少急性心肌梗死的发生率。急性发作时可口含硝酸甘油和硝苯地平粉。首次以 1 片为宜，口含硝酸甘油 3 ~ 5min 胸痛不缓解，应即刻追加 1 片或 2 片，口含。同样，口含硝苯地平粉 10mg，10min 内不能缓解发作时亦可重复。这两种药物还可交替使用，如硝酸甘油无效时可换硝苯地平粉，反之亦然。短期内反复发作者可给予硝酸甘油持续静脉滴注 24 ~ 48h，但不要依赖硝酸甘油静脉滴注，仍应加强口服制剂。在预防痉挛发作的药物中钙通道阻滞剂为首选药物，并可配合使用硝酸盐类药物，这两种药物合用可产生协同作用而增强疗效。钙通道阻滞剂中硝苯地平扩张血管作用最强，可增加缺血区血流，并防止冠状动脉痉挛，通过扩张外周血管，减轻后负荷而降低心肌耗氧量。对于劳力性心绞痛并发高血压的患者和冠状动脉无严重固定性狭窄的变异型心绞痛患者，治疗效果尤佳。其他常用的钙通道阻滞剂有地尔硫䓬和维拉帕米，前者扩血管作用亦较强，并有减慢心率、降低心肌耗氧量的作用；后者扩张冠状动脉的作用虽相对较弱，但有抗心律失常的作用，对于心动过缓或充血性心力衰竭患者相对禁忌。更新一代的钙通道阻滞剂尼卡地平（nicardipine）较上述钙通道阻滞剂有更强的选择性扩张血管的作用，可迅速缓解冠状动脉痉挛。对于变异型心绞痛反复发作者还可同时并用两种钙通道阻滞剂，如硝苯地平和地尔硫䓬，但应注意血压不宜降得太低。地尔硫䓬和维拉帕米不宜合用，以防加重对心率和房室传导的抑制。一般用药剂量：硝苯地平 40 ~ 80mg/d、地尔硫䓬 120 ~ 240mg/d、维拉帕米 240 ~ 480mg/d。为控制夜间和清晨变异型或自发性心绞痛的发作，用药时间应每 6h 1 次，其中以 9、3、9、3 时间点给药最佳。对于夜间和清晨发作已不频繁的患者，还可采用睡前服长效钙通道阻滞剂或单硝酸酯类药物等。对于单纯变异型心绞痛患者，一般不主张单独应用 β 受体阻滞剂，而并发劳力性心绞痛者，可酌情给予适量的 β 受体阻滞剂。

变异型心绞痛患者经上述药物治疗，基本上都能很快控制心绞痛发作，一般不需要行紧急介入或外科手术治疗，待病情稳定后根据冠状动脉造影结果再决定是否需要血管重建治疗。

### （三）混合型心绞痛的药物治疗

混合型心绞痛的治疗应包括使用血管扩张剂以防止血管痉挛和收缩以及降低心肌耗氧量、提高运动耐量这两方面。根据其临床类型的不同，治疗可有所侧重。对劳力性并发变异型心绞痛者，因主要表现为变异型心绞痛，并且多数患者冠状动脉储备良好，故治疗采用钙通道阻滞剂加硝酸盐制剂以控制冠状动脉痉挛的发作，并佐以短期抗凝治疗。对劳力性并发自发性心绞痛患者，因其冠状动脉狭窄程度均较严重，冠状动脉循环储备很低，治疗则需兼顾扩张血管和降低心肌耗氧量，可联合应用 β 受体阻滞剂和钙通道阻滞剂以及硝酸盐制剂，以更有效地改善心肌的氧供需平衡。对于以劳力性心绞痛为主兼有血管收缩因素参与的患者，以 β 受体阻滞剂为主配合使用硝酸盐制剂或钙通道阻滞剂。根据中国医学科学院阜外心血管病医院的临床经验，一些自发性发作时伴有血压明显升高者，口含硝苯地平粉的疗效明显优于硝酸甘油。其理由是硝酸甘油对严重狭窄的冠状动脉的有限扩张作用，不足以抵消因血压急剧增加而增加的心肌耗氧量。而前者通过扩张冠状动脉和降低血压减少心肌氧耗量的双重效应，使心绞痛迅速缓解。此型心绞痛患者经药物治疗，病情稳定后，还可行介入治疗或冠状动脉旁路移植术。但对于劳力性并发变异型心绞痛患者，需待冠状动脉痉挛控制后才可考虑。

### （四）抗血小板和抗凝治疗

对于冠心病患者，无论心绞痛类型如何，是稳定型还是不稳定型心绞痛，抗血小板治疗都是常规治疗，目前临床常用的抗血小板药物有阿司匹林、噻氯匹定（ticlopidine）和氯吡格雷（clopidogrel）以及血小板糖蛋白 IIb／IIIa 受体拮抗剂。阿司匹林是血小板内环氧化酶的抑制剂，主要阻断血小板内血栓素

$A_2$（$TXA_2$）的生成，是目前最常用的抗血小板药物。对于不稳定型心绞痛患者，阿司匹林开始剂量应为300mg/d，口服1~3d后改为75~100mg/d，长期维持治疗。噻氯匹定和氯吡格雷均为腺苷二磷酸（ADP）受体拮抗剂，由于氯吡格雷不良反应明显低于噻氯匹定并且口服后起效快，目前已基本取代噻氯匹定，对于不稳定型心绞痛推荐首剂300~600mg，以后75mg/d维持治疗。根据CURE和CREDO临床试验的结果，目前主张对于非S-T段抬高的急性冠状动脉综合征（ACS）患者（包括不稳定型心绞痛）和置入支架的冠心病患者建议采用阿司匹林与氯吡格雷联合治疗，由于抗血小板的作用环节不同，这种联合治疗可产生更强的抑制血小板聚集和抗血栓的作用，可明显降低ACS患者心脏事件的发生率。推荐用法是对于置入非药物支架的冠心病患者阿司匹林300mg/d，从介入治疗手术前1d开始，加用氯吡格雷首剂300~600mg（术前）以后改为75mg/d，至少联用3个月，阿司匹林可在联用1~3d后酌情减量，但不宜小于100mg/d；置入药物支架者，联用时间可延长至9个月或更长，对于未行介入治疗的ACS患者阿司匹林300mg/d，口服1~3d后改为75~100mg/d，氯吡格雷首剂300mg后，以75mg/d与阿司匹林联用，一般联用1个月。有条件者，无论是否行介入治疗都可联用9个月至1年。根据TIMI38和PLATO临床试验结果，目前已有普拉格雷和替格瑞洛2种新型ADP受体拮抗剂应用于临床，前者替代氯吡格雷仅适用于出血风险低的AGS患者，后者可作为抗血小板治疗的Ⅰ类推荐药（B级）。血小板糖蛋白Ⅱb/Ⅲa受体拮抗剂如阿昔单抗（abciximab）、依替巴肽（eptifibatide）和替罗非班（tirofiban），通过阻断血小板最终环节即纤维蛋白原与其膜糖蛋白Ⅱb/Ⅲa受体的结合，达到抑制血小板聚集的目的，该类药目前主要是静脉制剂，多用于高危的ACS患者和介入治疗的患者。

抗凝治疗主要是指抗凝血酶的治疗，肝素为最有效的药物之一，近些年来ESSENCE和TIMI 11B大样本临床试验显示低分子量肝素（克赛，enoxaparin）在降低不稳定型心绞痛患者的急性心肌梗死发生率方面优于静脉应用普通肝素，故低分子量肝素已作为不稳定型心绞痛的常规用药。目前临床常用的低分子量肝素有依诺肝素（克赛）、那曲肝素（速避凝）、达肝素钠（法安明）等，使用剂量依诺肝素为1mg/kg，每12h 1次，速避凝为0.4~0.8ml，每12h 1次，以治疗3~7d为宜，最短不应少于48h。根据近年来的OASIS-5的临床试验研究，一种新型的人工合成的抗凝因子Ⅹa的药物磺达肝癸钠（安卓）在抗凝治疗非S-T段抬高型ACS疗效方面明显优于依诺肝素（克赛），故指南已推荐该药可作为上述患者抗凝治疗的首选药物。近年来的ACUITY研究结果显示比伐卢定在抗血栓方面的疗效明显优于普通肝素，该药没有血小板减少的不良反应，故可作为肝素的替代药物用于急性冠状动脉综合征或介入治疗的患者。

### （五）其他病因学治疗

在冠心病的易患因素中，高胆固醇血症是最重要的因素之一。血浆胆固醇升高不仅可加速粥样硬块内的胆固醇沉积，使其脂质核心越变越大，斑块越变越软，而且局部胆固醇的沉积刺激血管发生收缩，使斑块表面的张力增大，这两种因素相加易导致斑块发生破裂，斑块破裂后，脂质暴露于血液循环又是极强的促凝因素，易于形成闭塞性血栓。因此，降胆固醇治疗已是冠心病患者最重要的治疗之一。在欧洲4S（Scandinavian Simvastatin Survival Study）研究中，对4444例冠心病并发高胆固醇的患者进行了为期5.4年的辛伐他汀（舒降之）治疗观察，结果显示辛伐他汀治疗组较安慰剂组减少42%的冠心病死亡率，减少34%的心脏事件发生率和减少37%的血管重建治疗术。

目前国内对降胆固醇治疗仍不够重视，表现在：①忽视对轻度胆固醇升高的患者进行降脂治疗。②对于胆固醇明显升高的患者，仅满足于将胆固醇降至"正常范围"，故普遍存在使用剂量较小的情况。③不能坚持持续性降胆固醇治疗。

除降脂治疗外，治疗高血压和糖尿病也是延缓冠状动脉粥样硬化进展的重要措施。

### （六）血管重建治疗

血管重建治疗包括介入治疗（PCI）和外科手术治疗（CABG）。由于近些年来介入治疗器械和技术的不断发展，特别是药物洗脱支架良好的临床疗效，介入治疗的适应证也不断拓宽。目前对于冠心病择期PCI治疗的原则是：单支冠状动脉病变者，如其血管狭窄小于等于70%、斑块稳定、运动试验阴性，可行内科治疗且有良好的预后；如果血管狭窄大于70%，特别是斑块形态学呈不稳定性，应选择 PCI 介入治疗，可明显改善患者生活质量和近期预后；对于多支血管病变，病变为局限性，PCI 和 CABG 的近远期疗效均明显优于内科保守治疗。由于 PCI 创伤小、风险低、见效快，常为首选治疗；单纯左冠状动脉主干病变伴有良好的左心功能者，PCI 治疗亦有良好的疗效，可行首选治疗；CABG 术后发生心肌缺血提示桥血管病变者，PCI 应为首选治疗；对于多支并呈弥漫性狭窄，在无药物洗脱支架的情况下，CABG 远期疗效要优于 PCI 治疗；对于左冠状动脉主干病变并发多支血管病变或多支血管病变并发左心功能不全（LVEF <0.40），CABG 应为首选治疗。

总之对于稳定劳力性心绞痛患者，冠状动脉病变越重，越宜尽早行血管重建治疗，对于不稳定型心绞痛患者应先行危险分层，低危险性患者选择内科保守治疗或择期 PCI 治疗，而中、高危险组患者经内科治疗病情仍不稳定可行急诊 PCI。

（赵文霞）

# 第六章

# 心肌梗死

## 第一节 定义和分类

### （一）定义

随着心肌坏死生物标志物检测技术敏感性和特异性的提高、成像技术不断的发展与成熟以及操作相关性心肌梗死发生率的增高，从流行病学调查、临床研究到公共卫生政策的制定以及临床实践，都需要一个更为精确的心肌梗死（myocardial infarction，MI）定义。据此，2012 年欧洲心脏病学会（ESC）、美国心脏病学院（ACC）、美国心脏学会（AHA）和世界心脏联盟（WHF）联合颁布了第三次全球 MI 的通用定义。该定义维持了急性心肌梗死（AMI）的病理学定义，即由持续较长时间的心肌缺血导致的心肌细胞死亡。急性 MI 的诊断标准为：检测到心脏生物标志物心肌肌钙蛋白（cTn）水平升高超过 99% 正常值上限，且符合下列条件中至少 1 项：①心肌缺血的症状。②心电图提示新发缺血性改变（新发 ST－T 段改变或新发左束支传导阻滞）。③心电图出现病理性 Q 波。④影像学证据提示新发局部室壁运动异常或存活心肌丢失。⑤冠状动脉造影或尸检发现冠状动脉内存在新鲜血栓。

### （二）分类

第三次全球心肌梗死的定义对心肌梗死的临床分型进行了较大的更新。1 型：自发性心肌梗死（MI），由原发性冠状动脉事件如粥样斑块破裂、溃疡、侵蚀和（或）破裂、裂隙或夹层导致一个或多个冠状动脉内血栓形成。2 型：继发性心肌缺血性 MI，主要由心肌氧供减少或氧耗增加（如冠状动脉痉挛、冠状动脉栓塞、缓慢或快速心律失常、低血压等）而非冠状动脉本身疾病引起。3 型：猝死型MI，此型患者有前驱心脏不适症状和心电图改变，但死亡发生在心脏生物标志物升高前，或没有采集到心脏生物标志物。4a 型：经皮冠状动脉介入治疗（PCI）相关性 MI，存在支持诊断的阳性症状、心电图改变、血管造影结果和区域变化成像，cTn 较 99% 正常值上限升高需达 5 倍，如果基线值原本已升高，cTn 再升高 20% 并稳定且有下降趋势，也具有诊断价值。4b 型：支架内血栓相关性 MI，通过冠状动脉造影或尸检可检出与支架内血栓形成，cTn 升高超过 99% 正常值上限 1 倍。5 型：冠状动脉旁路移植术（CABG）相关性 MI，cTn 升高超过 99% 正常值上限的 10 倍，还应具备以下标准之一：①新发病理性 Q 波或新发 LBBB。②冠状动脉造影显示新的移植血管或原冠状动脉闭塞。③影像学证实新发的存活心肌丢失或室壁运动异常。

近年来，随着心脏瓣膜病介入治疗的发展，除 PCI 相关性 MI 外的介入相关性 MI 也有发生，如经皮主动脉瓣置换术和二尖瓣修复术等均有导致心肌损伤的风险，主要是源于操作相关的直接心肌损伤和冠状动脉闭塞所致，这与 CABG 相似，也会导致心肌生物标志物升高和预后恶化，但由于临床资料较少，尚难确定诊断标准，可参照 CABG 相关性 MI 的诊断标准。

（杨　闯）

# 第二节　病理机制

## （一）冠状动脉斑块易损与破裂

冠状动脉粥样硬化是导致几乎所有 MI 的病理基础。MI 的多样临床表现均由冠状动脉病变的急性变化（即粥样斑块的破裂）所致。

易损斑块的组织学特征包括：①薄帽纤维粥样硬化（即有较大的脂质核心、薄纤维帽和富含巨噬细胞的斑块）。②富含糖蛋白基质或炎症导致内皮受侵蚀和血栓形成。③钙化结节斑块。研究显示65%～70% 的血栓由薄纤维帽引起，25%～30% 的血栓来源于斑块侵蚀，2%～5% 的血栓由钙化结节突出管腔所致。决定纤维帽的易碎性的因素主要有 3 个：圆周壁张力（或称纤维帽"疲劳"性）、病变特征（位置、大小和坚固度）及血流特征。近年来的研究发现，导致粥样斑块破裂的机制为：①斑块内 T细胞通过合成细胞因子 γ - 干扰素（interferonγ）能抑制平滑肌细胞分泌间质胶原使斑块纤维帽结构变薄弱。②斑块内巨噬细胞、肥大细胞可分泌基质金属蛋白酶（metalloproteinase），如胶原酶、凝胶酶、基质溶解酶等，加速纤维帽胶原的降解，使纤维帽变得更易损。③冠状动脉管腔内压力升高、冠状动脉血管张力增加或痉挛、心动过速时心室过度收缩和扩张所产生的剪切力以及斑块滋养血管破裂均可诱发与正常管壁交界处的斑块破裂。实际上，具有相似特征的斑块可有不同的临床表现，这要归因于很多其他因素，如较强的凝血功能等。易损斑块的形成与很多因素有关，如血小板及凝血因子活化、炎症、氧化应激、细胞凋亡、血管重构、内皮功能障碍、白细胞迁移、细胞外基质降解等都对易损斑块的形成及发展起到重要作用，而且这些因素之间互相影响，共同促进，其中血小板对易损斑块的形成起到关键作用。动脉血栓是建立在动脉粥样硬化病变破损基础上的急性并发症，它已成为最常见的致急性冠状动脉综合征及致死的原因。血小板、炎症细胞和内皮细胞相互作用成为启动动脉粥样硬化的基石。此外，1/3 急性冠状动脉综合征猝死患者并无斑块破裂，而是出现明显管腔狭窄和斑块纤维化，这是由于全身因素启动了高凝状态导致血栓形成。这些全身因素包括低密度脂蛋白（LDL）增加、高密度脂蛋白（HDL）减少、吸烟、糖尿病及与血栓复合物相关的止血过程。

一系列炎症因子均参与易损斑块的形成过程。当存在血管内或血管外源的氧化应激和感染等促炎危险因素时，机体即在白细胞介素 - 18（IL - 18）、肿瘤坏死因子（TNF - α）等促炎细胞因子作用下，通过信使细胞因子白细胞介素 - 6（IL - 6）诱导肝细胞产生 C - 反应蛋白（CRP）等，继而会触发急性炎症反应，使大量的白细胞、单核细胞浸润在斑块局部，激活为巨噬细胞，分泌基质金属蛋白酶，如基质金属蛋白酶 - 1（MMP - 1）、基质金属蛋白酶 - 9（MMP - 9）以及妊娠相关蛋白 A（PAPP - A）等，可以降解细胞外基质，使斑块的纤维帽变薄，也可使斑块变得不稳定，最后导致斑块破裂和血栓形成，同时伴有血小板活化。此外，内皮黏附分子活化，如细胞间黏附因子 - 1（ICAM - 1）和 E - 选择素，也能促进单核细胞及白细胞渗出到血管外间隙中；斑块内的炎症还能刺激血管生长，从而导致斑块内出血和斑块不稳定；血管内皮生长因子（VEGF）、胎盘生长因子（PIGF）和肝细胞生长因子（HGF）都是有力的血管生长因子，都易引起斑块出血破裂。

## （二）急性冠状动脉血栓性狭窄与闭塞

冠状动脉病变或粥样硬化斑块的慢性进展，可导致冠状动脉严重狭窄甚至完全闭塞，但由于侧支循环的渐渐形成，通常不一定产生 MI。相反，冠状动脉的粥样硬化病变在进展过程中即使狭窄程度不重，但是只要发生急性变化即斑块破裂，就会经血小板黏附、聚集和激活凝血系统诱发血栓形成，致冠状动脉管腔的急性狭窄或闭塞而产生 MI。若冠状动脉管腔急性完全闭塞，血供完全停止，临床上则表现为典型的 S - T 段上抬型 MI，导致所供区域心室壁心肌透壁性坏死，即传统的 Q 波 MI；若冠状动脉管腔未完全闭塞，仍有血供，临床则表现为非 S - T 段上抬型即非 Q 波 MI 或不稳定型心绞痛，心电图仅出现 S - T 段持续压低或 T 波倒置。如果冠状动脉闭塞时间短，累计心肌缺血小于 20min，组织学上无心肌坏死，也无心肌酶的释出，心电图呈一过性心肌缺血改变，临床上就表现为不稳定型心绞痛；如果冠状动脉严重狭窄时间较长，累计心肌缺血大于20min，组织学上有心肌坏死，心肌坏死标志物也会异常升高，心电图上呈持续性心肌缺血改变而无S-T段上抬和病理性Q波出现，临床上即可诊断为非S-T段上抬型或Q波MI。非S-T段上抬型MI虽然心肌坏死面积不大，但心肌缺血范围往往不小，临床上依然很高危；这可以是冠状动脉血栓性闭塞已有早期再通，或痉挛性闭塞反复发作，或严重狭窄的基础上急性闭塞后已有充分的侧支循环建立的结果。

MI时冠状动脉内血栓既有白血栓（富含血小板），又有红血栓（富含纤维蛋白和红细胞）。S-T段上抬型MI的闭塞性血栓是白、红血栓的混合物，从堵塞处向近端延伸部分为红血栓；而非S-T段上抬型MI时的冠状动脉内附壁血栓多为白血栓，也有可能是斑块成分或血小板血栓向远端栓塞所致；偶有由破裂斑块疝出而堵塞冠状动脉管腔者被称为斑块灾难（plaque disaster）。

### （三）冠状动脉栓塞与无再流

无再流（no-reflow）是指闭塞的冠状动脉再通后，无心肌组织灌注的现象。冠状动脉造影表现为血流明显减慢（血流TIMI≤2级），而无冠状动脉残余狭窄、夹层、痉挛或血栓形成等机械性梗阻存在。无再流产生的病理生理机制还不完全清楚，但其结果是由于微循环损伤或功能障碍使微血管水平血流受阻致心肌组织无血流灌注已被公认。目前可能的机制有：①毛细血管结构完整性破坏。②毛细血管功能完整性损伤。③血小板激活。④微栓子栓塞。⑤白细胞聚集。⑥氧自由基损伤，氧自由基能破坏细胞膜的通透性和功能、钙的内环境稳定和微循环的完整性。无再流或慢血流的临床表现与冠状动脉急性濒临闭塞或完全闭塞相似，发生率为1%~5%，无再流现象使MI的死亡率明显升高。

### （四）心肌缺血与坏死

冠状动脉闭塞后的心肌坏死是由心内膜下扩向心外膜下，坏死范围的大小取决于冠状动脉供血减少的程度、供血停止的时间和侧支循环血流的多少。不少患者的MI呈间歇性加剧和缓解，相应提示冠状动脉血流完全中断和部分再通。这种由冠状动脉张力变化或痉挛所产生的梗死相关冠状动脉血流的动态变化可能与血小板激活释放出血管活性胺和血管内皮功能丧失有关。

病理学上，MI可分为透壁性和非透壁性（或心内膜下）。前者MI累及心室壁全层，多由冠状动脉持续闭塞所致；后者坏死仅累及心内膜下或心室壁内，未达心外膜，多是冠状动脉短暂闭塞而持续开通的结果。不规则片状非透壁梗死多见于非S-T段上抬型MI，在未形成透壁梗死前，早期再灌注（溶栓或经皮冠状动脉介入治疗）成功的患者。

光学显微镜下，MI心肌坏死有3种类型：①凝固性坏死（coagulation necrosis），主要由心肌持续严重缺血所致，多位于梗死中央区，心肌细胞静止于舒张期并处于被动拉长状态。所见肌原纤维被动拉长，核固缩，血管充血，线粒体损伤伴絮状物沉积而无钙化，坏死细胞通过吞噬作用而消除。②收缩带坏死（necrosis with contraction bands）又称凝固性心肌细胞溶解（coagulative myocytolysis），主要是心肌严重缺血后再灌注的结果，心肌细胞死亡过程中由于钙离子内流增加而停止于收缩状态，多位于大面积MI的周围，在非透壁MI中更多见，是MI成功再灌注（如溶栓或经皮冠状动脉介入治疗）后的特征性心肌坏死。可见肌原纤维高度收缩伴收缩带形成，线粒体有钙超载损伤，血管明显充血，坏死细胞可溶解而使MI愈合。③心肌细胞溶解（myocytolysis），是长时间严重缺血的结果，多位于梗死边缘区，镜下特征为细胞水肿或肿大、肌原纤维和核溶解呈空壳样，无中性粒细胞浸润，通过坏死细胞溶解、被吞噬和最终瘢痕形成而愈合。

MI再灌注后的典型病理改变为不可逆心肌损伤区内心肌细胞坏死和出血；再灌注区内的凝固性心肌细胞溶解伴收缩带形成和细胞结构变形，非存活细胞线粒体中有磷酸钙沉积并最终导致细胞钙化，加速胞质内蛋白（血浆标志物）如肌钙蛋白T、肌钙蛋白I和酶（如CK-MB）的快速洗出并产生提前峰值。

MI后坏死心肌的组织学改变和修复过程如下：发生MI后2~3h，光镜下可见梗死边缘区心肌纤维呈波浪样；8h后，心肌间质水肿，心肌纤维内脂肪沉积，有中性粒细胞和红细胞浸润，心肌细胞核固缩核溶解，小血管坏死；24h后胞质成团失去横纹，呈局灶玻璃样变性，核固缩甚至消失，心肌毛细血管扩张，中性粒细胞在梗死周边或中央区聚集；头 3d 内，心肌间质水肿，红细胞外渗；第 4d，巨噬细胞开始从梗死边缘区清理坏死组织，随后淋巴细胞、巨噬细胞和纤维白细胞浸润；第 8d，坏死心肌细胞全部分解；第 10d，白细胞浸润减少，肉芽组织在边缘区开始生长；直到此后 4～6 周，梗死区血管和成纤维细胞（纤维母细胞）一直在生长，伴胶原修复，替代坏死心肌细胞；梗死后 6 周前，梗死区被坚固的结缔组织瘢痕修复，其间可见散在完整的心肌纤维。

（杨晓艳）

## 第三节　病理生理

### （一）左心室节段运动异常、整体收缩功能降低

MI 的病理生理特征是由于心肌丧失收缩功能所产生的左心室收缩功能降低、血流动力学异常和左心室重构。

MI 的直接结果是梗死区心肌收缩功能丧失．产生左心室节段收缩运动异常。当冠状动脉闭塞使前向血供终止后，MI 区心肌随即丧失收缩功能，相继出现下列不同程度的收缩功能异常：①收缩不协调（dyssynchrony），即与相邻节段正常收缩运动不同步。②收缩运动低下（hypokinesis），指收缩运动程度降低。③无收缩运动（akinesis），即收缩功能消失。④收缩矛盾运动（dyskinesis），即收缩期向外膨出，呈矛盾运动。同时，非 MI 区心肌出现代偿性收缩运动增强（hyperkinesis），这对维持左心室整体收缩功能的稳定有重要意义。倘若非梗死区有心肌缺血，即"远处缺血（ischemia at a distance）"存在，则收缩功能也可降低，主要见于非梗死区域冠状动脉早已闭塞，供血主要依靠此次 MI 相关冠状动脉者。同样，若 MI 区心肌在此次 MI（冠状动脉闭塞）以前就已有冠状动脉侧支循环形成，则对于 MI 区乃至左心室整体收缩功能的保护也有重要意义。

### （二）左心室重塑扩张与心力衰竭

MI 致左心室节段和整体收缩、舒张功能降低的同时，机体启动了交感神经系统兴奋、肾素 - 血管紧张素 - 醛固酮系统激活和 Frank - Starling 等代偿机制，一方面通过增强非梗死节段的收缩功能、增快心率代偿性增加已降低的每搏量（SV）和心排血量（CO），并通过左心室壁伸长和肥厚增加左心室舒张末容积（LVEDV）进一步恢复 SV 和 CO，降低升高的左心室舒张末期压（LVEDP）；但另一方面，其也同时开启了左心室重构的过程。

急性 MI 时左心室重塑（LV remodelling）是指 MI 后所产生左心室大小、形状和组织结构的变化过程，即梗死区室壁心肌的变薄、拉长，产生"膨出"，即梗死扩展（infarct expansion）和非梗死区室壁心肌的反应性肥厚、伸长，致左心室进行性扩张和变形伴心功能降低的过程。急性 MI 左心室重塑与临床上产生心脏破裂，真、假室壁瘤形成等严重并发症和心脏扩大、心力衰竭有关，是影响急性 MI 近期、远期预后的主要原因之一。

梗死扩展是梗死区重塑的主要表现，也是急性 MI 早期重塑的特征。其实质是梗死区室壁的局限性变薄、扩张和膨出。梗死扩展是梗死心肌愈合过程中，薄弱的心室壁在左心室腔压力作用下形成，始于急性 MI 后数小时，1～2 周时最重，4～6 周时结束；其组织学表现为心肌纤维束的侧向滑行（side to side slippage）和心肌细胞本身被动拉长（stretch），在室壁变薄中分别占 75% 和 25%。产生机制主要是由于收缩期梗死区室壁张力增加所致（室壁张力 = P×R/2h，P、R、h 分别为左心室腔压力、半径和室壁厚度）。梗死扩展与 MI 早期严重并发症有关，心脏破裂或假性室壁瘤（亚急性心脏破裂）可认为是梗死区极度扩展所致。真性室壁瘤多在梗死扩展基础上形成，MI 早期左心室扩大、心力衰竭多是梗死扩展的直接结果。影响梗死扩展的因素有：①梗死范围和透壁程度，大面积透壁梗死几乎无例外地会产生梗死扩展。②梗死部位，前壁和心尖部的梗死，因梗死范围大，心尖部室壁薄且弯曲度大而更易发生梗死扩展；下、后壁梗死，则因梗死范围小、室壁弯曲度小和膈肌的保护作用而不易发生梗死扩展。③心脏负荷，MI 早期持续高血压和输液过多或过快可增加心脏前、后负荷而促使梗死扩展；相反，降

低心脏前、后负荷的措施如降压、限制入量和硝酸酯类的应用可防止梗死扩展。④室壁强度，心肌肥厚或因反复心肌缺血或梗死产生的瘢痕组织，可使局部的抗张强度增强，阻抑梗死扩展。⑤药物，MI 早期应用甾体类激素或非甾体抗炎药可抑制炎症反应和胶原形成，延长组织修复和瘢痕形成的时间，促进梗死扩展。⑥梗死相关冠状动脉（IRA）的再通和侧支循环形成情况，IRA 未再通，而又无侧支循环形成多有梗死扩展，IRA 成功再通或已有侧支循环形成则可防止梗死扩展。

心肌肥厚是非梗死区重塑的主要表现，也是急性 MI 晚期重塑的特征。病理上表现为离心性肥厚，即既有肥厚，又有扩张；组织学上既有心肌细胞肥大和心肌间质增生，又有心肌细胞间的侧向滑行和心肌细胞本身变长。它也始于 MI 早期，而且贯穿于左心室重塑的全过程，是 MI 恢复以后产生左心室进行性扩大、收缩功能降低和心力衰竭的主要原因。心肌肥厚产生的机制较复杂，除 MI 后左心室舒张末压升高和左心室扩张，使舒张期室壁张力（左心室内径/室壁厚度或左心室容积/重量）增加产生非梗死区心肌反应性肥厚外，同时由于肾素 – 血管紧张素 – 醛固酮（RAA）系统和交感神经系统激活所产生的神经内分泌因子（如血管紧张素 II、去甲肾上腺素和其他细胞因子等）在心肌细胞肥厚和心肌间质增生中起更为关键的作用。心肌肥厚早期虽有收缩功能增强，对心功能低下可起代偿作用，但心肌细胞肥厚晚期，可产生严重的间质纤维化，收缩和舒张功能均严重受损，进而产生心力衰竭。

梗死扩展和心肌肥厚的共同结果，即 MI 左心室重塑的突出表现是左心室进行性扩张和变形（球形变），伴心功能进行性降低，最终导致心力衰竭的发生、进展、恶化和失代偿，直至死亡。MI 后左心室越扩大，左心室射血分数（LVEF）越低，左心室形状呈球形和二尖瓣反流越明显，心力衰竭越重，预后越差。因此，积极防治 MI 的左心室重塑对于预防严重并发症和心力衰竭发生，进一步改善 MI 患者的近期、远期预后均有着重要的临床意义。MI 左心室重塑的有效干预措施包括：①早期（小于 6h）再灌注治疗包括溶栓和急诊 PCI。②晚期（大于 6h）冠状动脉溶栓再通、补救性 PCI 和延迟性或择期 PCI。③血管紧张素转换酶抑制剂（ACEI）、血管紧张素受体拮抗剂（ARB）、硝酸酯类和 β 受体阻滞剂。④避免使用糖皮质激素和非甾体抗炎药。

### （三）心肌修复与再生、心肌干细胞移植

人左心室包含了 20 亿~40 亿个心肌细胞，而一次 MI 在几小时内就可以丢失掉 5 亿~10 亿个心肌细胞。一般认为心肌细胞缺乏增殖分化能力，心肌梗死后心肌细胞不能再生而被瘢痕组织替代，并逐渐发生心室重构及心力衰竭。但近年来研究发现人类以及其他哺乳动物的心脏在正常衰老及疾病过程中同样具有一定程度的再生能力，这些研究证实了人类成体心脏核分裂的存在和可能的心肌细胞数目增殖，但这是一个非常有限而缓慢的过程，并不足以在心肌梗死或心脏受到其他损伤时修复心脏使心脏功能恢复正常。因此，促进心肌细胞的再生，**恢复有功能的心肌细胞数量**，从根本上修复损伤的心肌组织就成为亟待发展的治疗策略。

大量动物实验发现，心肌干细胞移植可以增加细胞因子（如血管内皮生长因子）的释放，促进缺血区域新生血管的形成，改善心肌灌注、冬眠心肌和顿抑心肌功能，减少心室扩张及心室重构。自 2001 年起大量循证医学研究从探讨合适的移植细胞类型、理想的细胞移植途径、细胞移植的安全性和有效性、细胞移植适应证扩张等方面进行了相关研究，发现干细胞移植能改善急性心肌梗死、陈旧性心肌梗死和心肌梗死后心力衰竭的临床症状以及梗死后心脏收缩和舒张功能，阻止心室重构，有可能改善患者的远期预后。然而，目前对干细胞移植的远期疗效及安全性等方面仍存在一定争议，其相关研究仍处于审慎研究的状态。

（周　青）

# 第四节 临床表现

## （一）诱因和前驱症状

1. 诱因 临床上约有一半 AMI 患者可追及诱因的存在。任何可能诱发冠心病粥样"软化"斑块不稳定或破裂的因素均是 AMI 的诱因。相对于患者平时的任何"过度"甚或"极度"的日常活动均可能成为 AMI 的诱因，主要包括：①过度体力活动，如过度用力（搬运重物、排便）、剧烈运动（长跑）等。②过度情绪（精神）波动，如大喜、大悲、生气、激动、压抑等。③过度不良生活方式，如过饱、过度吸烟或饮酒、过度熬夜或娱乐等。④过度辛劳，如连续加班工作、远途旅行劳顿、身体疲惫不堪等。⑤过度气候变化，如冬季清晨外出遇冷、遇大风，甚至夏日进入过冷的空调环境等。⑥身体疾病或应激状态，如手术、感染、发热、休克、低氧、低血压、低血糖、肺栓塞、应用拟交感神经药物和可卡因使用等。上述各种诱因刺激均可导致心率增快、血压升高和冠状动脉痉挛而诱发斑块不稳定和破裂，而启动 AMI 的病理生理过程。

此外，AMI 的发病也存在明确的"昼夜节律"规律，以每日早上 6 时到中午时发病率最高。这主要是由于人体生理状态和生化指标受到"昼夜节律"影响，使早晨血浆儿茶酚胺和皮质醇激素增高以及血小板聚集性增强。事先服用 β 受体阻滞剂和阿司匹林的 AMI 患者则无特征性的"昼夜节律"现象。另外，AMI 是多种因素的复合和叠加诱发的，受季节和自然灾害应激的影响。

2. 前驱症状 是指 AMI 前患者所表现的与随后发生 AMI 有关联的症状，亦可视为 AMI 的先兆症状。任何提示易损斑块已破裂的不稳定型心绞痛发作，均可视为 AMI 的前驱症状或先兆。患者往往多表现为频发劳力性心绞痛或自发性心绞痛，特别是第一次或夜间发作均提示 AMI 很快会发生。只是前驱症状轻而短暂，难以引起患者的警觉而主动就诊，即使就诊，又因"ECG 正常，心肌酶不高"难以抓住阳性诊断依据而易漏诊。临床上如能及时询问出并确定 AMI 的前驱症状或先兆，给予及时治疗包括强化药物或介入治疗的干预，就完全可能避免此次 AMI 的发生。因此，临床上对 AMI 的前驱症状的认识，不仅有重要的诊断价值，而且还有十分重要的治疗和预防价值，患者和医师均应高度警惕和重视。

## （二）症状

典型的临床症状是诊断 AMI 的三大关键的元素或依据之一，也是临床上考虑 AMI 诊断最为重要的基础。AMI 最为特征性的临床症状是：持续性剧烈胸痛大于 30min，含硝酸甘油 1~2 片后无缓解，并伴有恶心、呕吐和大汗。疼痛部位可以从心脏的前后、左右和上下区域反映出来，多为心前区，如左胸前、胸骨后、食管和咽部；其次为胸骨下区，如心窝、上腹部；也可在后背部，个别还有心外部位疼痛，如牙痛、头痛甚至大腿痛。疼痛同时往往向左上肢前臂尺侧放射，甚至到手指；也可放射至下颌部、颜面、肩部，甚至肩胛部，以左侧为主。胸痛的性质多为压榨样或刀绞样、压迫感或窒息感、火辣感或烧灼感，也有闷痛、咽堵感或上腹痛。疼痛程度多数剧烈难忍，少数轻些。对有心绞痛病史的患者，AMI 的疼痛部位与平时心绞痛发作部位多一致，但疼痛更剧烈、更严重，持续时间更长，且休息或含服 1~2 片硝酸甘油无缓解。

AMI 时，持续剧烈胸痛往往提示冠状动脉已发生急性狭窄或堵塞，供血急剧减少或中断，使心肌发生了严重缺血。口含硝酸甘油 1~2 片不能缓解即可提示冠状动脉供血减少并非动力性痉挛所致，而是机械堵塞的结果，此时的冠状动脉血流应小于 TIMI 3 级（TIMI 2 级或以下）。因此，剧烈胸痛变化及持续时间都由冠状动脉堵塞或开通情况而定，若冠状动脉持续完全堵塞而未开通（血流 TIMI 0~1 级），则胸痛将一直持续到缺血心肌彻底坏死为止，6~12h；若冠状动脉堵塞因溶栓（或介入治疗）或自溶开通而恢复正常血流（TIMI 3 级）供应，则再剧烈的胸痛多会在数分钟或 1~2h 迅速减轻、缓解或消失。若冠状动脉堵塞因溶栓（或介入治疗）或自溶部分开通而恢复部分血流（TIMI 2 级）供应，则胸痛也会明显减轻，然后在数小时内消失。若冠状动脉完全堵塞未开通（TIMI 0/1 级血流），但伴有侧支循环形成，则也会使疼痛逐渐减轻或消失。可见，胸痛有无、剧烈程度和消长变化均反映着冠状动脉供应情况和心肌缺血的有无、程度和范围，也同时应验了中医"痛则不通，通则不痛"的医学哲理。

另一方面，恶心、呕吐和出汗也是 AMI 时较为特征性的症状和表现。特别是 S－T 段抬高型 AMI（STEMI）患者，除持续性剧烈胸痛外，几乎均伴有恶心、呕吐和大汗，即使在少数无胸痛的患者，也多会有恶心、呕吐和大汗的症状。恶心、呕吐时又往往伴有面色苍白和大汗（或冷汗），这是由于血压降低所致，与心肌缺血时刺激左心室受体产生了迷走反射（Vagal reflex 或 Bezold－Jarisch reflex）导致心动过缓和低血压有关，在下壁 AMI 多见。AMI 时出汗多伴有面色苍白，是低血压的直接结果，故几乎均为冷汗或一身冷汗，严重时大汗淋漓，这也是 AMI 需要立即急救的信号。

AMI 时，也有部分患者表现的症状不典型，包括：①心力衰竭，即无胸痛以呼吸困难为首发症状或仅表现为心力衰竭加重。②晕厥，与完全房室传导阻滞有关。③休克，是循环衰竭所致，也可由于长时间低血压引起。④只有典型心绞痛发作症状，无疼痛加重和时间延长。⑤疼痛部位不典型，如以头痛为表现。⑥中枢神经系统表现，如脑卒中，是在并发脑动脉粥样硬化基础上继发了心排血量减少所致。⑦神经精神症状，如躁狂或精神不正常，也是脑供血不足的结果；此外，还有无症状性 AMI，包括一半是确实无症状，另一半是可回顾性问出相关症状，多见于老年和糖尿病患者。

## （三）体征

AMI 患者的体征随发病轻、重、缓、急所反映的梗死相关冠状动脉（infarct related coronary artery，IRCA）堵塞及其程度、血流状态和梗死缺血范围的大小差别很大。由于 AMI 直接影响心肌的电稳定性及心脏功能和循环状态，随时可危及患者生命，因此体格检查应快速和重点检查患者的一般状况、生命体征、心律失常和心血管的阳性体征，以对 AMI 的诊断、鉴别诊断、并发症及心功能和循环状态有一初步而快速的判断。

一般状况，患者多因剧烈胸痛而呈痛苦、焦虑病容，多因不敢动而取"静卧"或因难以忍受而取"转辗不安"体位，多有面色苍白，出冷汗。神志多清楚，只有在严重快速心律失常或房室传导阻滞、心功能低下和心源性休克致心排血量明显降低出现低血压状态时，可表现为意识淡漠、嗜睡，甚至烦躁、谵妄和精神症状；心脏停搏时会立即意识丧失和抽搐。若因大面积心肌梗死（或缺血）或在陈旧性心肌梗死基础上出现左心衰竭、肺水肿时，患者可呈端坐位、呼吸困难，伴窒息感、面色苍白、大汗淋漓、咳粉红色泡沫痰。若严重低血压和（或）心源性休克时，则患者因循环衰竭而出现四肢湿冷、肢端和甲床发绀、躯体皮肤花斑等因低灌注导致的微循环淤滞的体征。

生命体征中，反映每搏量、心室率和律的脉搏，因每搏量降低而细弱，多偏快，亦可偏慢，律多不整齐或有期前收缩。反映心、肺功能状态的呼吸多平稳，亦可因大面积或反复心肌梗死并发左心衰竭而出现不同程度的呼吸困难，从呼吸增快到明显呼吸困难；老年患者或使用吗啡后还可出现潮式（Cheyne－Stokes）呼吸。直接反映循环状态的血压多因胸痛和交感神经兴奋而升高，平时血压正常者可升高［＞160/90mmHg（21.28/11.97kPa）］，有高血压史者，则更高；也可因大冠状动脉（如前降支开口或左主干）突然闭塞、每搏量急剧降低而明显降低［＜90/60mmHg（11.97/7.98kPa）］，致循环状态不稳定；或因右冠状动脉近端闭塞并发迷走反射出现了房室传导阻滞和严重心动过缓，或因伴有右心室梗死、容量不足和心源性休克而出现一过性或持续低血压。一般来说，下后壁 AMI 因副交感神经刺激多会出现低血压和心率慢的体征，而前壁 AMI 因交感神经刺激则多会发生高血压和心动过速的体征。AMI 患者发病时体温一般正常，可在大面积 AMI 者于发病后 24～48h 可出现体温升高，为非特异性的坏死心肌吸收热，4～5d 恢复正常。AMI 时，室性心律失常很常见，应警惕随时发生心室颤动致心脏骤停。

AMI 时，反映右心房压力的颈静脉通常无扩张或怒张，搏动也无特殊改变。若有"大范围"右心室 MI 影响右心室血流动力学异常时，左心衰竭伴有肺动脉血压升高时，心源性休克和右心室乳头肌梗死或缺血并发了三尖瓣大量反流时，可见颈静脉明显"充盈"和"搏动"，超声心动图和漂浮导管可加以鉴别，容量不足时则颈静脉充盈不足或塌陷。颈动脉搏动更能反映心脏每搏量和血压状态，急救时有利于快速判断。

　　肺部检查应重点检查呼吸音、湿啰音、干啰音、喘鸣音。AMI 时多数患者特别是首次下后壁 AMI 患者呼吸音正常，无干湿啰音，提示呼吸功能和心功能均无异常。若伴有心力衰竭时，则除了呼吸困难、呼吸增快外，可闻及湿啰音，往往先出现在双肺底部，中度心力衰竭时多限于 50% 的肺野内，重度心力衰竭时多大于 50% 肺野，甚至满肺野。心力衰竭时也可出现干啰音，甚至喘鸣音或心源性哮喘。此时与肺源性哮喘的鉴别要点除病史外，主要根据胸片上的"肺气肿"和"肺水肿"的特征加以鉴别。

　　心脏检查在小面积 AMI 患者可以无特殊发现；但对于大面积梗死，特别伴有泵功能低下或冠状动脉近端完全堵塞者，心脏体征明显，且有重要临床诊断和预后诊断意义。有过陈旧性心肌梗死并发心力衰竭或室壁瘤者，心尖搏动可向左下移位，搏动弥散偏弱亦可触及矛盾运动，收缩期前和舒张早期时搏动。第一心音（$S_1$）多低钝甚至难以听到，第二心音（$S_2$）在伴完全左束支阻滞或严重左心功能低下者可有逆分裂；在大面积梗死伴左心衰竭者可闻及第三心音（$S_3$），是由于舒张期左心室快速充盈使左心室充盈压迅速上升至充盈急减速的结果，心尖部明显，左侧卧位容易听到；多数患者可闻及第四心音（$S_1$），提示左心室因顺应性降低在舒张晚期充盈时左心房收缩增强。如果 $S_3$ 和 $S_4$ 来自右心室梗死时，则在左侧胸骨旁才能听到，并有吸气时增强。心率多偏快、律多不整齐，可有期前收缩；亦可有严重窦性心动过缓，见于下、后壁 AMI 伴低血压、房室传导阻滞和迷走反射者。心尖部可有但不易听到的收缩期杂音，多由继发于乳头肌功能不全或心室扩大的二尖瓣反流所致；心尖部或心前区新出现全收缩期杂音，粗糙伴震颤时，提示有乳头肌断裂致极重度二尖瓣反流或有室间隔破裂穿孔致心内左向右分流存在，此时多伴有严重心力衰竭或心源性休克。如果收缩期杂音是由于三尖瓣反流（如右心室 MI、乳头肌功能不全或心力衰竭）所致，则其收缩期杂音在右胸骨左缘最响，吸气时增强并伴随颈静脉搏动和 $S_4$。发病后第 2d 至 1 周左右可闻及心包摩擦音，有心脏破裂风险。在大面积透壁 AMI 和肝素抗凝者多见，应警惕。

　　AMI 患者的体格检查时应注意有针对性。重点判断患者 AMI 面积的大小、心功能状态、血流动力学状态（即循环状态稳定与否）以及有无并发症。若患者有颈静脉压升高充盈、肝大则提示右心室梗死存在。若 AMI 患者呈端坐位，面色苍白伴大汗，呼吸困难伴咳嗽、咳泡沫痰和发绀，窦性心动过速和两肺满布湿啰音等体征时，提示大面积心肌梗死或缺血并发了肺水肿。若呈现低血压伴面色苍白或青灰、皮肤湿冷，口唇和甲床微循环缺血、瘀滞和发绀，四肢皮肤青紫、瘀滞带花斑，少尿、意识淡漠，甚至躁动、谵语等组织灌注不足的体征时，则提示心肌梗死或缺血面积很大，左心室泵血功能极低和心源性休克存在，此时死亡率极高。即使体格检查未发现明确异常体征，虽提示梗死范围小或当下尚未产生大面积心肌梗死或坏死，也应警惕心脏破裂的风险。

（关思虞）

# 第五节　实验室检查

## （一）心肌损伤标志物

　　AMI 后，随着心肌细胞坏死和细胞膜的完整性破坏，心肌细胞内的大分子物质即心肌损伤标志物（心肌酶和结构蛋白）开始释放入血，使血中浓度出现异常升高和恢复正常的过程，这是临床上心肌损伤标志物诊断 AMI 的基础和依据。理论上，只要有心肌坏死，血中的心肌损伤标志物就应异常升高；若要诊断 AMI，就必须要有心肌损伤标志物的异常升高。因此，心肌损伤标志物异常升高已成为 AMI 诊断的主要依据和最终依据。目前，临床最常用的心肌损伤标志物包括肌酸磷酸激酶（CPK）或肌酸激酶（CK）及其同工酶 MB（CK - MB）、肌红蛋白、肌钙蛋白 T 或 I（cTnT 或 cTnI）、乳酸脱氢酶（LDH）和同工酶 LDHI 等。

　　1. CK 和 CK - MB 同工酶　肌酸激酶（creatinekinase, CK）是最早用于常规诊断 AMI 的生物标志物。但其唯一缺陷是在肌病、骨骼肌损伤、剧烈运动后、肌内注射、抽搐和胸廓出口综合征、肺栓塞、糖尿病及饮酒后可出现假阳性升高。因此，其同工酶因组织分布的特异性（BB 主要分布在脑和肾中，MM 主要分布在骨骼肌和心肌中，MB 主要分布在心肌中）使 CK - MB 同工酶多年来一直成为诊断 AMI

更特异的生物标志物。然而由于骨骼肌中也有 1% ~3% 的 CK – MB 存在，另一些器官（如小肠、舌、膈肌、子宫和前列腺）内也有少量存在，因此剧烈运动和上述器官的创伤、手术或甲状腺功能亢进时，也可出现 CK – MB 异常升高。可见，CK – MB 的心肌特异性只是相对的。

2. 心肌特异性肌钙蛋白 I 和肌钙蛋白 T  肌钙蛋白是调节横纹肌肌动蛋白收缩过程的钙调节蛋白，包括肌钙蛋白 C（TnC）、肌钙蛋白 I（TnI）和肌钙蛋白 T（TnT）三个亚单位，分别结合钙离子、肌动蛋白（actin）和原肌球蛋白（tropomyosin）组成了肌钙蛋白附着于肌动蛋白细丝点，TnT 和 TnI 除结合在肌钙蛋白上，分别还有 6% 和 2% ~3% 溶于细胞胞质内。由于骨骼肌和心肌中的 TnT 和 TnI 的基因编码不同，就可使用特异性抗体检测心肌的 TnT 和 TnI（cTnT 和 cTnI），并予以定量测出，这就是其心肌特异性的组织学和分子基础。只是 cTnT 检测技术由一家公司掌握，其正常值的载值是相对统一的；而 cTnI 检测技术则有数家公司开发，又受血清中所检测 cTnI 的不同片段（游离或复合的 cTnI）影响，故其正常载值就难以统一。无论是 cTnT 还是 cTnI，其异常升高的载值通常定义为 99% 正常参考上限值。就肌钙蛋白和 CK – MB 对 AMI 的诊断价值而言，如果以 CK – MB 为诊断标准，cTnT 或 cTnI 可诊断出更多的"假阳性"AMI 患者，反之如果以 cTnT 或 cTnI 为诊断标准，则 CK – MB 又可诊断出"假阴性"AMI 患者。可见，根据临床需要敏感性高（把所有 AMI 患者都诊断出来）和特异性强（把所有非 AMI 患者都除外）的诊断指标的基本要求，显然 cTnT 和 cTnI 比 CK – MB 诊断 AMI 敏感性和特异性更高，从而更准确。

3. 肌红蛋白  从坏死心肌释放入血更快、更早，在 AMI 后 1 ~2h 即可检出，血中峰值明显提前至 4h 左右，对 AMI 早期诊断有帮助，只是缺乏特异性，需要与 cTnT 或 cTnI 联合检测，才有 AMI 的诊断价值。

LDH 和 LDHI 是非心肌特异性生物标志物，而临床上已不再用于诊断 AMI。

上述这些心肌酶或心肌损伤标志物，一般在 AMI 发病后 4 ~8h 在血中开始异常升高，平均 24h 达峰值，2 ~3d 降至正常水平。只是肌红蛋白升高和峰值提前至 1 ~2h 和 4h，对 AMI 早期诊断有帮助；cTnT 或 cTnI 峰值更往后，持续时间更长，理论上 1 ~2 周才消失，可为延误就诊的 AMI（早期已误诊者）诊断提供证据，AMI 成功再灌注治疗（包括溶栓或急诊 PCI）可因血流快速冲刷作用，使血中心肌损伤标志物峰值提高并提前。近年研发的高敏肌钙蛋白 T 或肌钙蛋白 I（hscTnT 或 cTnI）可在 AMI 后 3 ~4h 在血中就升高，对早期诊断优势突出。为提高对 AMI 诊断的准确率，临床一般在发病后 8 ~10h、20 ~24h 和 48h 连续多时间点取血，并检测多个心肌酶谱或组合，观察其动态变化，以综合判断。单一 CK 和 CK – MB 升高，可见于剧烈运动、肌肉损伤、肌肉按摩和甲状腺功能低下者，此时心肌结构特有的 cTnT 或 cTnI 正常。

## （二）其他实验室检查项目

AMI 后 24 ~48h，应常规检查血常规、肝肾功能、血脂、血糖、出凝血时间和血气等项目，部分有预后预测价值，但多不做诊断之用。其中，血脂总胆固醇和高密度脂蛋白胆固醇，在 AMI 后 24 ~48h 的检查值基本维持在基础水平，此后会明显下降；AMI 患者若在发病 48h 后住院，则准确反映血脂水平的检测需在 8 周后。血白细胞计数通常在 AMI 后 2h 开始升高，2 ~4d 达高峰值，1 周左右恢复正常。峰值为（12 ~15）×10³/ml，在大面积 AMI 者可达 20×10³/ml。通常，入院时白细胞计数越高，冠状动脉罪犯病变越不稳定，临床不良预后风险也越高。AMI 后 1 ~2d，ESR 通常正常，第 4 ~5d 升高，并维持数周，与预后无关。而 C – 反应蛋白（CRP）的升高则提示梗死相关血管病变的不稳定性，易并发心力衰竭。AMI 时血红蛋白（Hb）值有很强的独立预测心血管事件的价值，Hb <150g/L 或 >170g/L 均增加心血管事件。贫血会影响组织的氧运转，而红细胞增多症的风险则与血液黏稠度增高有关。

（陈　慧）

# 第六节　辅助检查

## (一) 心电图检查

ECG 是最为方便和普及的检查，又有其特征性改变和动态演变，是诊断 AMI 的必备依据之一。故临床上只要疑有 AMI，就必须尽快记录一张 12 导联或 18 导联（加做 $V_7 \sim V_9$ 和 $V_3R \sim V_5R$）ECG 以确定或除外 AMI 的诊断。AMI 时，心肌缺血（ischemia）、损伤（injury）和梗死（infarction）在 ECG 相应导联上，分别特征性地表现为 S-T 段压低或 T 波的高尖或深倒、S-T 段上抬和 Q 波形成。AMI 超急性期，即冠状动脉全闭塞伊始，ECG 相应导联随即出现短暂的高尖 T 波，接下来很快进入急性期而出现 S-T 段上抬，伴对侧导联 S-T 段镜向性压低这一冠状动脉急性闭塞致 AMI 的特征性变化，1 ~ 2h 后由于心肌坏死而渐出现病理性 Q 波和 R 波消失。因此，在 AMI 早期数小时内，ECG 的典型改变是相应导联异常 Q 波、S-T 段上抬和 T 波的直立或浅倒，偶见 T 波高尖或深倒，提示冠状动脉刚刚发生急性闭塞或闭塞后已再通。

然而，ECG 对 AMI 最具诊断价值的特征性改变是其"动态演变（evolution changes）"，即 AMI 发病后数小时、数日、数周（个别数月）在 ECG 上有一个特征性的动态演变过程：抬高的 S-T 段迅速或逐渐回复到等电位线；同时伴相应导联 Q 波的形成并加深、加宽，R 波的降低和消失，呈现典型的 QS 波形；T 波从短暂高尖到自 S-T 段末端开始倒置并渐渐加深至深倒呈对称的"冠状 T"，然后又渐渐变浅和直立。若 ECG 呈这一"动态演变"过程，则原则上可确诊为 AMI；无动态演变则可除外诊断，如早期复极综合征和恒定不变"冠状 T"的心尖肥厚性心肌病。另外，新出现的完全左束支阻滞（CLBBB）也是 AMI 的特征性改变，提示发生了 AMI 且预后差。广泛前壁 AMI 患者出现完全右束支阻滞（CRBBB）者，提示梗死范围大、坏死程度重和预后差。

ECG 依据不同部位导联的特征性变化和动态演变对 AMI 进行定位诊断。前壁导联（$V_1 \sim V_4$）、侧壁导联（$V_4 \sim V_6$）、高侧壁导联（I、AVL）、下壁导联（II、III、AVF）、正后壁导联（$V_7 \sim V_9$）加上 RV 导联（$V_3R \sim V_5R$）的变化就诊断为该部位 AMI。在新出现 CLBBB 时，则是前壁 AMI。

AMI 均是由于心外膜主要冠状动脉及其分支急性闭塞所致，故冠状动脉闭塞与 ECG 梗死部位有明确的对应关系。冠状动脉左前降支（LAD）闭塞，引起前壁加高侧壁 AMI；右冠状动脉（RCA）闭塞可引起下壁、正后壁、侧壁和 RV 的 AMI；左回旋支（LCX）闭塞可引起下壁伴前侧壁、高侧壁或正后壁 AMI，其开口部闭塞偶呈前壁心肌梗死改变；左主干（LM）闭塞除产生 LAD + LCX 都闭塞的广泛心肌缺血和梗死外，aVR 肢体导联 S-T 段上抬是其特征。重要的是，不同冠状动脉闭塞和相同冠状动脉不同部位闭塞所产生的 AMI 范围大不相同。就右优势型不同冠状动脉闭塞而言，梗死范围从大到小依次为 LM > LAD > RCA > LCX，左优势型冠状动脉时 RCA 闭塞时理论上只产生单纯右心室梗死，左心室无梗死；对相同的冠状动脉而言，三大主支近端闭塞梗死范围大，主支远端和分支闭塞则范围小，左主干闭塞（3% ~5%）的缺血和梗死范围最大，可随时因心血管崩溃（cardiovascular collapse）而死亡。因此，临床上有必要也有可能依据 ECG 所累及的导联推测梗死范围，还可反推出梗死相关冠状动脉（IRA）及其堵塞部位的高低。

此外，AMI 特别是初期和早期的 ECG 变化是冠状动脉病变和血流供应状态及其变化的反映，因此临床上也可据此推测和判断 IRA 的血流状态和变化。一般来说，冠心病患者在安静状态下，IRA 在无侧支循环供血的情况下，只要正常供血达 TIMI 3 级血流，患者多无心肌缺血症状，也无 ECG 缺血的表现；若供血急剧减少至血流小于 TIMI 3 级（TIMI 2 级或以下），患者则几乎无例外地立即出现心肌缺血症状和 ECG 的 T 波高尖和 S-T 段上抬变化；此时如果供血再恢复正常 TIMI 3 级血流，则心肌缺血症状会立即减轻，甚至消失，ECG 上抬的 S-T 段也会随之迅速回落，甚至回复至等电位线。如果有侧支循环存在，则心肌缺血症状和 ECG S-T 段上抬能得到部分代偿，心肌缺血症状和 S-T 段上抬程度会轻些；如果侧支循环较丰富，能较好代偿，则缺血症状和 S-T 段上抬程度均很轻微；如果侧支循环很丰富，能完全代偿，则缺血症状和 S-T 段上抬可以完全不发生。可见，AMI 时只要 ECG 有 S-T 段上抬（与平时相比），就提示冠状动脉供血急剧减少至 TIMI 血流小于等于 2 级，若上抬的 S－T 段迅速回落或回复至等电位线，则提示冠状动脉血流又恢复了 TIMI 3 级。这一规律性的变化在当今冠状动脉再通治疗（溶栓或急诊 PCI）时代已成为共识，并且也是临床指导急诊 PCI 治疗的基本标准。

特别重要的是，AMI 时 ECG S－T 段上抬与回落已成为反映心肌组织灌注完全与否及其程度的"金标准"，也是检验 AMI 再灌注治疗时代心肌有无获得完全再灌注的主要依据或标准。临床上约 1/3 的 AMI 患者在发病后 1~2h 胸痛迅速缓解，上抬的 S－T 段迅速回落，这是由于 IRA 自发再通并实现了心肌组织的成功完全再灌注；部分患者特别是下壁 AMI 患者，IRA 未自发再通，而是通过侧支循环的迅速开放而实现心肌组织部分或个别完全再灌注。AMI 在给予溶栓治疗特别是 PCI 植入支架后冠状动脉已成功再通，但血流未达到 TIMI 3 级，产生了慢血流或无再灌注现象，ECG 出现 S－T 段明显上抬，是因为微血管栓塞而未实现心肌再灌注；如果血流达到 TIMI 3 级，也有 3%~5% 的患者 ECG 上抬的 S－T 段不能迅速回落，表明心肌组织并无完全再灌注（心肌无再流），则可能是心肌微血管栓塞甚至破坏的结果。

### （二）影像学检查

1. 床旁 X 线胸片　能准确地评价 AMI 时有无肺瘀血和肺水肿存在以及其退吸收情况，并初步评价心影的大小，对诊断肺水肿有不可替代的重要价值。只是诊断和治疗效果评价有 12h 的延迟，特别是肺水肿吸收和肺野清亮，需延迟 1~2d。此外，对心脏大小的判断和主动脉夹层动脉瘤的诊断也有一定帮助。

2. 心血管 CT 或 MRI　对 AMI 的诊断和鉴别诊断有重要价值，然而只在特殊情况下如疑有大动脉夹层和急性肺栓塞时才应用。MRI 特别是钆（gadolinium）显影延迟增强 MRI，不仅能检出坏死心肌，评价心功能，还可检测心肌灌注和存活心肌，预测预后，也有重要的临床应用价值。只是 AMI 急性期需搬运患者，不能常规检查，只能在恢复期进行。此外，MRI 对陈旧性心肌梗死瘢痕检查非常敏感和特异性强，对已错过急性期诊治的疑有陈旧性心肌梗死患者有独特的确定和排除诊断价值。

3. 超声多普勒心动图　可床旁检查，能直接检出梗死区室壁节段运动异常，包括减弱、消失、矛盾运动甚至室壁瘤样膨出，并据此估测梗死范围，还能测量评价左心室大小和整体收缩功能、心内瓣膜结构和心内分流、跨瓣膜血流的情况以及心包积液情况；对 AMI 左心室功能状态及其并发症（特别是机械并发症）的诊断、鉴别诊断和预后预测均有重要价值。加之无创、便携式和床旁检查可重复操作的优势，其已成为急诊室和 CCU 的常规检查手段。唯一不足是在某些患者，如肥胖、肺气肿和气管插管机械通气者，声窗不清，影响图像质量而难以评价，此时可行经食管超声（TEE）检查。应特别注意的是，在 STEMI 患者，切不可因等待此项检查和结果而延误早期再灌注治疗的时间。

### （三）核素心肌灌注显像

虽可检出梗死区充盈缺损，对 AMI 有确诊价值，还可估测梗死面积，评价心功能状态，检测存活心肌，预测预后，但在 AMI 急性期不可作为常规检查。

（员小利）

## 第七节　诊断和鉴别诊断

依据传统 WHO 标准，临床上只要符合持续胸痛大于 30min 典型缺血症状、ECG 动态演变和心肌酶学的异常升高 3 项指标中的任何 2 条（即 2/3 条件）就可确诊为 AMI。近年来，国际上已将心肌损伤标志物（cTnT、cTnI）的异常升高为 AMI 诊断的必备标准，再加上其他 2 条的任何 1 条检测（1＋1 标准），即可确诊。但在 STEMI，一旦 ECG 有 S－T 段上抬，就应当尽早给予再灌注治疗，切不可因等待心肌损伤标志物的检查结果而延误了冠状动脉再灌注治疗。

因此，临床上患者只要有持续剧烈胸痛发作大于 20min，口含硝酸甘油不能缓解，伴有大汗、恶心、呕吐的典型表现，ECG 上 2~3 个相邻导联呈现 S－T 段大于等于 1mm 的上抬（或压低），或呈新发 CLBBB 图形，则应高度怀疑 STEMI（或 NSTEMI），应当立即给予急救治疗。特别是 STEMI，应尽快准备行急诊 PCI 或溶栓冠状动脉开通治疗，切不可因等待心肌酶学的结果而耽误。只有在临床症状和 ECG 变化均不典型时，才依赖心肌损伤标志物的结果做最终的确诊和排除诊断。

AMI 诊断过程中，需与下列疾病相鉴别：①主动脉夹层，有剧烈胸痛，ECG 无心肌梗死改变，X 线胸片有升主动脉和降主动脉增宽，超声多普勒心动图、CT 和 MRI 有确诊或排除诊断价值。②急性肺栓塞，临床发病、ECG 改变和心肌酶学与 NSTEMI 均有重叠。血气分析、超声多普勒心动图、核素肺灌注显像和 CT 有确诊或排除诊断价值。③气胸，胸片有确定或除外诊断价值。④心肌心包炎，症状可酷似 STEMI，超声心动图和冠状动脉造影有鉴别诊断价值。⑤胃痛和急腹症，以胃痛为表现的下后壁 AMI 常易被误诊为胃病或急腹症，应高度警惕。胃痛和急腹症时，ECG 无改变，并有相关的腹部体征可鉴别。⑥心绞痛或心肌缺血，症状轻，持续数分钟，呈一过性，含硝酸甘油有效，ECG 呈一过性（非持续）缺血改变。⑦应激性心肌病，又称鱼篓病（Takatsubo disease），多似广泛前壁 AMI，但有明确情绪应激诱因，症状轻，病情重，急诊冠状动脉造影显示梗死相关冠状动脉（IRCA）通畅，达 TIMI 3 级血流，但左心室心尖部呈室壁瘤样扩张，且在 1~2 周又会恢复，即有"快速可逆性"室壁瘤形成。这与 AMI 时 IRCA 闭塞左心室室壁瘤不可逆的特点完全不同。⑧上消化道大出血，部分患者呈现剑突下不适、恶心、呕吐、出汗，甚至血压偏低，临床表现与 AMI 相似，但 ECG、心肌酶学和影像学检查均正常，可鉴别。

（赵文霞）

# 第八节 并发症

MI 的并发症可分为机械性并发症、缺血性并发症、栓塞性并发症和炎症性并发症。

## （一）机械性并发症

1. 心室游离壁破裂　3% 的 MI 患者可发生心室游离壁破裂，是心脏破裂最常见的一种并发症，占 MI 患者死亡的 10%。

左心室游离壁破裂多位于大面积 AMI 中央、室壁最薄弱和冠状动脉供血末端无侧支循环保护且透壁坏死最严重的部位（如心尖部），也可位于正常收缩心肌与无运动坏死心肌交界处，以及剪切力效应最集中的部位（如侧壁）；老化心肌坏死区伴有心肌微结构的锯齿状撕裂部位，心室游离壁破裂 1~14d 都可能发生。早高峰在 MI 后 24h 内，晚高峰在 MI 后 3~5d。早期破裂与胶原沉积前的梗死扩展有关，晚期破裂与梗死相关室壁的扩展有关。心脏破裂多发生在第一次 MI、前壁梗死、老年和女性患者中。其他危险因素包括 MI 急性期的高血压、既往无心绞痛和心肌梗死、缺乏侧支循环、心电图上有 Q 波、应用糖皮质激素或非甾体抗炎药、MI 症状出现 14h 以后的溶栓治疗。临床表现依据有无完全破裂而完全不同。在未完全破裂前，症状主要是胸痛，持续性或发作性，特别是不伴有 ECGS - T 段变化的持续性或发作性胸痛，应高度怀疑心室壁破裂过程中的撕裂痛。另外，还可表现为晕厥、低血压、休克、心律失常、恶心、呕吐、烦躁不安、急性心包填塞和电机械分离等。当临床上怀疑有心脏破裂的可能性，应及时行床旁超声心动图检查。

心室游离壁破裂也可为亚急性，即心肌梗死区不完全或逐渐破裂，形成包裹性心包积液或假性室壁瘤，患者能存活数月。

2. 室间隔穿孔　比心室游离壁破裂少见，常发生于 AMI 后 3~7d。其发生率在未行再灌注治疗者为 1%~3%，在溶栓治疗者为 0.20%~0.34%，在心源性休克者高达 3.9%，病理上和左心室游离壁破裂一样，室间隔穿孔有大面积透壁心肌梗死基础，前壁 AMI 多位于心尖部室间隔，下后壁 AMI 则位于基部室间隔；穿孔直径从 1cm 到数厘米不等；可以是贯通性穿孔，也可以是匍行性不规则穿孔。病理生理特点为心室水平左向右分流。室间隔穿孔的临床表现与梗死范围、心功能状态和室间隔穿孔大小有关，多表现为突然发生心力衰竭、肺水肿、低血压，甚至心源性休克；或心力衰竭突然加重并很快出现心源性休克，伴有心前区新的、粗糙的全收缩期杂音和震颤。彩色多普勒超声心动图检查能检出左向右分流和室间隔穿孔部位和大小；右心漂浮导管检查也可检出左向右分流，两者有确诊和鉴别诊断价值。AMI 后，胸骨左缘突然出现粗糙的全收缩期杂音或可触及收缩期震颤，或伴有心源性休克和心力衰竭，应高度怀疑室间隔穿孔，此时应进一步做超声心动图和（或）Swan—Ganz 导管检查以明确诊断。

3. 乳头肌功能失调或断裂　左心室乳头肌的部分或完全断裂是透壁性 AMI 少见而致死性的并发症，发生率约为 1%，下壁、后壁 AMI 可致后内侧乳头肌断裂，比前侧壁产生的前侧乳头肌更多见。左心室乳头肌完全横断断裂，由于突发大量二尖瓣反流造成严重的急性肺水肿往往是致死性的；而乳头肌的部分断裂（通常是尖部或头部），虽有严重的二尖瓣反流，但往往不会立即致命。右心室乳头肌断裂并不常见，但可产生大量三尖瓣反流和右心衰竭。与室间隔穿孔并发于大面积 AMI 不同，一半的乳头肌断裂患者可并发于相对小面积的心肌梗死，有时冠状动脉仅为中度病变。

和室间隔穿孔一样，左心室乳头肌断裂的临床表现为心力衰竭进行性加重、低血压，甚至心源性休克。左心室乳头肌断裂造成不同程度的二尖瓣脱垂或关闭不全，心尖区出现收缩中晚期喀喇音和收缩期吹风样杂音，第一心音可不减弱，伴有心前区全收缩期杂音，杂音可随血压下降而减轻变柔和，甚至消失。彩色多普勒超声心动图能够正确诊断出乳头肌断裂和大量二尖瓣反流，并与室间隔穿孔相鉴别。因此，临床上对任何怀疑有乳头肌断裂的 AMI 患者应立即做多普勒超声心动图检查，以尽快确诊。

4. 左心室室壁瘤　又称左心室真性室壁瘤，是指在左心室室壁大面积透壁性 AMI 基础上，形成的梗死后室壁变薄、膨出、瘤样扩张和矛盾运动，发生率约为 5%。其多伴有左心室扩张、心功能低下，常发生在前壁 AMI，也可发生在下壁、后壁 AMI 患者，多在 AMI 早期形成，恢复期明显，出院后持续扩大。发病多位于前壁心尖部，瘤部的室壁明显变薄，尸检发现有的薄如牛皮纸，主要由纤维组织、坏死心肌和少量存活心肌组成，多伴有附壁血栓形成。其病理生理机制明确为梗死区心肌透壁坏死、变薄、膨出，即扩展（expansion）和重构的结果，由于瘤部无收缩运动，血流多瘀滞于此，容易诱发附壁血栓形成。基础冠状动脉病变多是 LAD 单支急性闭塞而无侧支循环形成，又未行早期冠状动脉开通治疗，或成功开通而无有效再灌注的结果。

临床表现可出现顽固性充血性心力衰竭以及复发性、难治的致命性心律失常。体检可发现心浊音界扩大，心脏搏动范围较广泛或心尖抬举样搏动，可有收缩期杂音。心电图上除了有 MI 的异常 Q 波外，约 2/3 的患者同时伴有持续性 S－T 段弓背向上抬高，恢复期仍然不回落，则提示室壁瘤存在。超声心动图、心脏 MRI 和 CT，以及左心室造影，均可见梗死区膨出、瘤样扩张伴矛盾运动，非梗死区收缩运动代偿性增强即可确诊。左心室室壁瘤的风险有心力衰竭、恶性心律失常和动脉系统栓塞，预后差。

5. 假性室壁瘤　在心室游离壁亚急性在破裂过程中，通过血肿、机化血栓与心包粘连一起堵住破裂口而不出现心包积血和心脏压塞，渐渐形成假性室壁瘤。假性室壁瘤需与真性室壁瘤相鉴别：鉴别要点在于病理解剖上假性室壁瘤实际上没有发生心包积液和心脏压塞的心室壁破裂，故瘤壁只有机化血栓、血肿和心包，无心肌成分；而真性室壁瘤则是梗死区扩展和膨出形成，瘤壁就是梗死的心室壁，由心肌组织和瘢痕组织组成。另外，前者瘤体很大，但瘤颈狭而窄；而后者瘤体也大，但瘤颈更宽。这些诊断要点和特性均可通过超声心动图、CT 和 MRI 心脏影像而反映并明确诊断。

少数患者，临床或尸检可见超过一种心脏结构破裂，甚至会有 3 种机械并发症组合发生的病例。

## （二）心律失常

在 AMI 发生的早期即冠状动脉急性闭塞的早期，心律失常的发生率最高，不少患者也因发生严重心律失常而猝死于院外。院内心律失常也与冠状动脉持续闭塞致心肌缺血和泵功能低下有关，过去很常见；在目前已是再灌注时代，只在冠状动脉再通成功时多见，此后恢复期也较少见，仅在伴有严重心功能低下或心力衰竭患者常见。心律失常包括快速型和缓慢型，前者包括室性和室上性期前收缩、心动过速和颤动；后者则包括心动过缓、窦房、房室和束支传导阻滞。心律失常的诊断主要依靠 ECG。

AMI 并发心律失常的主要机制，在冠状动脉急性闭塞期是由于缺血心肌心电特性不均一致折返所致，而在冠状动脉再灌注时则是由于缺血心肌堆积的离子（如乳酸和钾离子）以及代谢毒物冲刷所致。心律失常所产生的血流动力学后果轻则无妨，重则可产生心源性脑缺血综合征，甚至发生心脏骤停；主要取决于对心脏 SV 和 CO 降低及其程度以及对循环的影响；而影响 SV 和 CO 的决定因素是心率或心室率（如太快或太慢），还有心房的收缩作用。任何心律失常只要 SV 和 CO 无明显降低，对循环无影响，则血流动力学就会稳定；如果 SV 和 CO 严重降低，且循环受损血流动力学则不稳定，若 SV 和 CO 接近 0，则会立即致心脏骤停。

### （三）缺血性并发症

1. 梗死延展（extension） 指同一梗死相关冠状动脉供血部位的 MI 范围的扩大，可表现为心内膜下 MI 转变为透壁性 MI 或 MI 范围扩大到邻近心肌，多有梗死后心绞痛和缺血范围的扩大。梗死延展多发生在 AMI 后的 2~3 周，多数原梗死区相应导联的心电图有新的梗死性改变且 CK 或肌钙蛋白升高时间延长。

2. 再梗死 指 AMI 4 周后再次发生的 MI，既可发生在原来梗死的部位，也可发生在任何其他心肌部位。如果再梗死发生在 AMI 后 4 周内，则其心肌坏死区一定受另一支有病变的冠状动脉所支配。通常再梗死发生在与原梗死区不同的部位，诊断多无困难；若再梗死发生在与原梗死区相同的部位，尤其是 NSTEMI 的再梗死、反复多次的灶性梗死，常无明显或特征性的心电图改变，可使诊断发生困难，此时迅速上升且又迅速下降的酶学指标（如 CK - MB）比肌钙蛋白更有价值。CK - MB 恢复正常后又升高或超过原先水平的 50% 对再梗死具有重要的诊断价值。

### （四）栓塞性并发症

MI 并发血栓栓塞主要是指心室附壁血栓或下肢静脉血栓破碎脱落所致的体循环栓塞或肺动脉栓塞。左心室附壁血栓形成在 AMI 患者中较多见，尤其在急性大面积前壁 MI 累及心尖部时，其发生率可高达 60%，而体循环栓塞并不常见，国外一般发生率在 10% 左右，我国一般在 2% 以下。附壁血栓的形成和血栓栓塞多发生在梗死后 1 周内。最常见的体循环栓塞为脑卒中，也可产生肾、脾或四肢等动脉栓塞；如栓子来自下肢深部静脉，则可产生肺动脉栓塞。

### （五）炎症性并发症

1. 早期心包炎 发生于心肌梗死后 1~4d，发生率约为 10%。早期心包炎常发生在透壁性 MI 患者中，系梗死区域心肌表面心包并发纤维素性炎症所致。临床上可出现一过性的心包摩擦音，伴有进行性加重胸痛，疼痛随体位而改变。

2. 后期心包炎（心肌梗死后综合征或 Dressler 综合征） 发病率为 1%~3%，于 MI 后数周至数月内出现，并可反复发生。其发病机制迄今尚不明确，推测为自身免疫反应所致；而 Dressler 认为它是一种过敏反应，是机体对心肌坏死物质所形成的自身抗原的过敏反应。临床上可表现为突然起病、发热、胸膜性胸痛，白细胞计数升高和红细胞沉降率增快，心包或胸膜摩擦音可持续 2 周以上，超声心动图常可发现心包积液，少数患者可伴有少量胸腔积液或肺部浸润。

（杨 闽）

# 第九节 治疗

无论是 STEMI 还是 NSTEMI，一旦确诊或疑诊，就应立即给予监测和急救治疗。救治原则包括：①一般救治，包括舌下含服硝酸甘油、建立静脉通道、镇痛、吸氧、持续心电、血压监测等。②及时发现和处理致命性心律失常。③维持血流动力学和生命体征稳定。④立即准备并尽早开始冠状动脉再灌注治疗，包括急诊 PCI 或溶栓治疗。⑤抗血小板、抗凝。⑥保护缺血心肌，缩小梗死面积。⑦防止严重并发症。⑧稳定"易损斑块"。

### （一）院前急救

由于 AMI 发病后 1h 内患者死亡风险很高，且多由心室颤动所致，故院前急救对挽救患者生命尤其重要，其重点任务是：①采取一切急救监护措施，保持患者存活和血流动力学稳定。②尽快转运患者到最近能行冠状动脉再通（急诊 PCI 或行溶栓）治疗的医院急诊室。③做好与冠状动脉再通治疗的相关准备，包括通信联络和药物。④如果运送时间很长（如大于 1h），又有人员和设备条件时，也可开始院前溶栓治疗。

就院前溶栓治疗而言，理论上能够"争分夺秒"地尽早开通闭塞的冠状大动脉，缩小梗死面积，改善心脏功能和预后，是院前急救的重点内容。虽然几项临床研究显示院前溶栓未能显著降低 AMI 患者的病死率，但 meta 分析结果发现其能使病死率降低 17%；而且 CAPTIM 研究显示如果在 AMI 发病 2h 内给予院前溶栓，与急诊 PCI 相比能使死亡率趋于降低。几项登记试验结果也支持院前溶栓的益处。但是，基于 AMI 发病后 60 ~ 90min 开始冠状动脉再通治疗对降低病死率的获益最大的认识，考虑到在城市一般能于 30min 左右将 AMI 患者送到医院，加上院内流水线式绿色通道的实施又可实现门 - 针时间（door to needle time）30min 给予溶栓治疗，基本能达到 60 ~ 90min 这一冠状动脉再通最佳时间的目标，院前溶栓显得似乎已无必要；院前溶栓所需人员和设备的要求太高，相当于将急诊室装上救护车，这样又不太可行。因此，当下只有在转运时间长（如大于 1h），又有人员和设备条件时，才考虑给予院前溶栓治疗。

### （二）急诊室救治

急诊室是 AMI 院内救治的入口，是最关键的一站，主要任务包括：①尽快明确 AMI 诊断。②尽快给予监护和急救治疗。③尽快完成冠状动脉再通治疗的准备工作。④努力使急诊 PCI 的门—球时间（door to balloon time）缩短在 90min 内，溶栓治疗在 30min 内开始，即门—针时间小于 30min。具体处理如下：

1. 一般治疗 采集病史，立即记录 12 导联 ECG（必要时 18 导联 ECG，即加上右心室导联和正后壁导联），给予持续心电和血压监测，建立静脉通道；准备好除颤和心肺复苏等急救设备。

2. 抗血小板治疗 是急性冠状动脉综合征（ACS）治疗的基础，也是 AMI 急诊 PCI 治疗所必需的，治疗药物包括阿司匹林（ASA）加 $P_2Y_{12}$ 受体拮抗剂的双抗血小板治疗（DAPT）。ASA 不仅在心血管事件一级预防中有效，而且在治疗急性冠状动脉综合征中也有效。因此，对所有疑诊或确诊 AMI 的患者，只要无禁忌证（消化道溃疡或过敏），都应给予水溶阿司匹林 300mg 嚼服，从口腔黏膜迅速吸收，迅速达到完全抑制血小板的效果，而小剂量阿司匹林（100mg）不能迅速（需要数日）达到抗血小板的效果。$P_2Y_{12}$ 受体拮抗剂包括氯吡格雷（clopidogrel）和替格瑞洛（ticargrelor），是当下双联抗血小板治疗（DAPT）的主要组合用药，负荷剂量分别为 300 ~ 600mg 和 180mg，口服。其中，前者是前体药，口服后经肝脏 P450 代谢成有效成分而起作用，故有 30% 左右的患者因慢代谢致无反应（non - responder）或低反应，即抵抗（resistance）而低效或无效；而后者本身就是起效成分，不经过肝脏代谢而直接起效，故不仅起效快、作用强，而且无抵抗现象，在急诊 PCI 中的优势似更为突出。$P_2Y_{12}$ 受体拮抗剂还有普拉格雷（prasugrel）。

3. 镇痛 AMI 患者来急诊室时，多数都有较为严重的心肌缺血性疼痛，有进一步刺激交感神经兴奋的不良作用，故镇痛非常重要。措施包括镇痛剂（如吗啡）、硝酸盐制剂、吸氧和选择性应用 β 受体阻滞剂。

（1）镇痛剂：首选吗啡，3 ~ 5mg，静脉缓慢注入，5 ~ 10min 后可重复应用，总量不应超过 15mg。吗啡除有强镇痛作用外，还有血管（静脉、动脉）扩张作用，从而降低左心室前、后负荷和心肌氧耗量的抗缺血作用；其不良反应有恶心、呕吐、呼吸抑制和低血压，因此血压偏低 [ < 100mmHg（13.30kPa）] 者应慎用或减量使用。

（2）硝酸甘油：因为其强大的扩张冠状动脉（包括侧支循环）和扩张静脉容量血管致去心室负荷作用，可有效抗心肌缺血和止痛，是 AMI 患者最重要的基础用药。可先给硝酸甘油 0.5 ~ 0.6mg 舌下含服，然后以 10 ~ 20μg/min 静脉持续输注。若患者血压偏高可渐加量（每 3 ~ 5min 增加 5μg/min）至收缩压降低 10 ~ 20mmHg（1.33 ~ 2.66kPa）[仍大于 90mmHg（11.97kPa）] 为止。硝酸甘油除有抗心肌缺血而镇痛作用外，还有降低左心室舒张末压达 40% 和改善心功能的作用。不良反应有低血压，在伴右心室 MI 时容易发生，可以通过停药、抬高下肢、扩容或静脉推注多巴胺 2.5 ~ 5.0mg 纠正。

（3）β 受体阻滞剂：因能降低心肌氧耗量和抗交感神经过度激活的效用，而减轻心肌缺血性疼痛，缩小 MI 面积，预防致命性心律失常。因此，对临床无心力衰竭的 AMI 患者均应使用，尤其适用于伴窦性心动过速和高血压的 AMI 患者。但是 AMI 伴心力衰竭、低血压［收缩压（SBP）小于 90mmHg（11.97kPa）］、心动过缓（HR < 60 次/min）和房室传导阻滞（P-R 间期大于 0.24s）者禁用。在前再灌注治疗时代，对西方人群 AMI 患者经典使用方法是采用美托洛尔 3 个 5mg 静脉缓慢推注方案，中间间隔 5min 观察，如果出现心率小于 60 次/min 或收缩压小于 100mmHg（13.30kPa），则不再使用下一个 5mg 剂量。最后一个剂量结束后 15min，如血流动力学稳定，则可给予口服美托洛尔 50mg，每 6h 1 次，共 2d，再改成 100mg，每日 2 次。对于我国 AMI 患者可以参照上述方法给药，也可根据患者病情给予口服 β 受体阻滞剂，从小剂量开始，逐渐加量，以维持心率在 60~70 次/min。特殊情况下如伴有心力衰竭又缺血患者，为控制心室率，可以选用超短效的 β 受体阻滞剂艾司洛尔（esmolol）50~250μg/（kg·min），然后以小剂量口服 β 受体阻滞剂开始，并逐渐加量维持。使用 β 受体阻滞剂期间应严密观察患者的心率、血压及心功能变化，我国 AMI 患者使用国外的 3 个 5mg 方案时，更应警惕伴有心力衰竭患者诱发心源性休克的风险，必要时减量或根据病情调整方案。

（4）吸氧：AMI 早期由于心功能降低或心力衰竭致肺通气 - 血流比例失调，多有低氧血症存在，如并发肺炎或原有肺部疾病的 AMI 患者，低氧血症更严重。因此，对所有 AMI 患者于入院后 24~48h 均应给予鼻导管或面罩吸氧，通过增加吸入氧浓度，增加载氧量而保护缺血心肌。通常吸入 100% 浓度的氧气，流量一般 2~4L/min，有明显低氧血症时需更大流量，如出现急性肺水肿时，还需面罩加压给氧。不过，对于无低氧血症的 AMI 患者，吸氧提高载氧量有限，反而有轻度增加外周血管阻力和血压而降低心脏输出量的不良反应，故临床上对于指氧监测血氧饱和度正常者可以不给予吸氧。对于有明显低氧血症（如氧饱和度小于 90%）的 AMI 患者，应常规监测血气分析，及时评价吸氧效果，以确保低氧血症得以及时纠正。对于吸氧效果不显著者应寻找原因，对于急性肺水肿低氧血症难以纠正者，应当及早行气管插管和呼吸机正压呼吸纠正。

4. 缩小梗死面积　梗死面积或范围大小是决定 AMI 患者预后的重要因素。因心源性休克而死亡的 AMI 患者，要么是由于一次大面积梗死所致，或者是在以往多次陈旧性心肌梗死基础上，又有小、中面积心肌梗死的结果。大面积心肌梗死患者往往心功能受损严重，长期"病死率"高，而小面积心肌梗死患者，心功能还可代偿，病死率低。由于心肌梗死面积大小对预后有很大的决定性作用，故缩小梗死面积一直是医学界基础研究和临床研究的重点和目标，也是从急诊室开始到住院期间都必须首先实施的重点治疗策略。当下，缩小梗死面积的措施如下：①早期再灌注治疗。②预防心肌缺血 - 再灌注损伤。③降低心肌能量需求即心肌氧耗量。④增加心肌能量供应。

AMI 早期除再灌注治疗外，经典缩小梗死面积的理论依据是维持最优的心肌氧的供需平衡，主要通过减少心肌氧耗以最大程度地挽救梗死边缘区的缺血心肌。决定心肌氧耗量的临床指标是心率和血压，故基本措施是将患者置于安静环境下，身心休息，并给予镇静药物，使决定心肌氧耗量的心率降低，也因此达到缩小梗死面积的作用；同时，应当禁用增加心率或心肌氧耗量的药物（包括阿托品或异丙肾上腺素），应积极有效处理各种快速心律失常和心力衰竭。另一方面，维持血压稳定，避免血压过度波动［大于 25mmHg（3.33kPa）］，因为当血压过高（室壁张力增加）会增加心肌氧耗量，过低（冠状动脉灌注压）又会减少心肌供血，均不利于缩小梗死面积。

此外，对于无禁忌证的患者均应做好冠状动脉再灌注治疗（包括急诊 PCI 或溶栓治疗）的相关准备：包括风险交代、签署知情同意书、应用双抗血小板药物、血液检查和向导管室运送等准备工作。对于部分临床表现高度怀疑 AMI，但 ECG 无诊断意义的变化（无 S-T 段上抬或下移或 T 波深倒）者，应当留院观察，给予持续心电监测，系列记录 ECG，分次抽血检测心肌损伤标志物，床旁超声心动图检测室壁节段运动异常，尽早能在 12h 内做出确诊和排除 AMI 的诊断。

## （三）再灌注治疗

再灌注治疗包括溶栓治疗和急诊 PCI，是 STEMI 患者的首选，且越早越好。因为这样能使急性闭塞的冠状动脉再通，恢复心肌灌注，挽救缺血心肌，缩小梗死面积，从而改善血流动力学、保护心功能、降低泵衰竭的发生率和住院病死率（小于 5%）。因此，它已成为治疗 STEMI 公认的首选急救措施，而且开始越早越好。对此，美国心脏病协会（American Heart Association，AHA）、美国心脏病学院（American College of Cardiology，ACC）、欧洲心脏病学会（European Society of Cardiology，ESC）和中华医学会心脏病学分会（Chinese Society of Cardiology，CSC）所制订的指南均要求，STEMI 从发病开始算起，应在 120min 内使冠状动脉成功开通。对于溶栓治疗的要求是从进门（急诊室）算起，应在 30min 内开始进针给予溶栓，即门—针时间应小于 30min；对于急诊 PCI 的要求是从进门（急诊室）算起，应在 90min 内完成球囊开通血管，即门—球时间应小于 90min，不得延误。

1. 溶栓治疗　即溶血栓治疗，是根据 STEMI 由冠状动脉血栓性闭塞所致的病理生理学机制，通过静脉注入溶栓剂溶解梗死相关冠状动脉（IRCA）内的新鲜血栓，使 IRCA 迅速再通的治疗方法，再通率可达 60%～80%。9 个临床试验（样本量均大于 1000）的 meta 研究溶栓治疗研究分析（FTT）发现，溶栓治疗比不溶栓能够降低 AMI 患者的病死率 18%（9.6% 对 11.5%，$P < 0.001$）对 45 000 例 STEMI 患者，其短期病死率则降低 25%，其中发病后 1～2h 溶栓者获益最大。FTT 中对于大于 75 岁老年人的溶栓治疗不能降低病死率，仍有争议，因为在早年临床试验中这些老年患者是除外标准之一，但是实际登记试验中其可占到 35%，其死亡率没降低。原因可能包括就医延迟、症状不典型、并发症和心电图不典型等致溶栓延迟的结果。此外，LATE 和 EMERAS 研究发现即使在发病大于 6h 给予溶栓治疗，病死率也会显著降低。

（1）适应证和禁忌证：在 AMI 发病早（小于 3h），又无条件行急诊 PCI 时溶栓治疗是首选。STEMI、发病小于 12h、年龄大于等于 70 岁又无溶栓禁忌证者，都是溶栓治疗的适应证。禁忌证包括：①出血素质及凝血功能障碍者。②胃肠道、呼吸道和泌尿生殖系统有活动性出血者。③不能控制的高血压［大于 160/110mmHg（21.28/14.63kPa）时］。④半年内有脑血管病或 TIA 发作史。⑤2 周内做过大手术或长时间的心肺复苏者。⑥严重疾病，如肿瘤、严重肝肾功能损害者。

（2）溶栓剂：即纤溶酶原激活剂（plasminogen activator），是指能将已形成的血栓溶解，使闭塞的冠状动脉再通，能通过静脉或导管法治疗 STEMI 的一类药物。溶血栓关键是溶解血栓内的纤维蛋白，需要纤维蛋白溶解酶（plasmin），后者又是溶栓剂激活纤维蛋白溶解酶原（plasminogen）而来。目前，国际公认能用于临床的溶栓剂包括：链激酶（streptokinase，SK）、茴香酰纤溶酶原链激酶激活剂复合物［anisoylated plasminogen streptokinase activat or complex，APSAC，又称复合纤溶酶链激酶（anistreplase）］、尿激酶（urokinase，UK）和基因重组组织型纤溶酶原激活物［recombinant tissue plasminogen activator，rt - PA，又称阿替普酶（alteplase）］及其重组变异衍生物替奈普酶（tenecteplase）和瑞替普酶（reteplase）。溶栓剂的基本药理机制是使无活性的纤溶酶原（plasminogen）转化成有纤溶活性的纤溶酶（plasmin），从而溶解已生成的纤维蛋白及其血栓。纤溶酶原在体内有两种储存（或存在）形式：血液中的循环纤溶酶（circulating plasminogen）和血栓中与纤维蛋白结合的纤溶酶原（fibrin - bound plasminogen）。能够选择性激活血栓中纤溶酶原的溶栓剂是纤维蛋白特异性的溶栓剂，而对血液和血栓中纤溶酶原无选择性激活的溶栓剂则是非纤维蛋白特异性溶栓剂，后者往往能使血液中的纤溶酶大量增加，触发全身的溶栓状态。阿替普酶及其变异衍生物替奈普酶和瑞替普酶属于纤维蛋白特异性溶栓剂，而链激酶、纤溶酶原链激酶复合物和尿激酶则属于非纤维蛋白特异性的溶栓剂。

链激酶是 β - 溶血性链球菌代谢产生的一种蛋白质，从 β - 溶血性链球菌培养液中提取、冷冻干燥而成，相对分子质量为 47 000。与其他溶栓剂不同，链激酶不是酶，不能直接激活纤溶酶原，而是先与其 1 : 1 结合，使之产生构象改变，暴露出激活位点，通过此位点去激活纤溶酶原为纤溶酶，产生溶栓效应。链激酶为非纤维蛋白特异性溶栓剂，全面激活血液和血栓中的纤溶酶原产生纤溶酶，溶血栓的同时，也在血液中产生大量纤溶酶，起到压倒性地拮抗 $\alpha_2$ - 抗纤溶酶的作用，也产生了全身纤溶状态。其不良反应有过敏反应，发生率约为 5%，表现为皮疹、发热、畏寒甚至寒战；也可引起低血压，可能与纤溶酶原介导的缓激肽释放有关，多需要给予升压药，如多巴胺或去甲肾上腺素。此外，接受链激酶或既往有链球菌感染者都会产生链激酶抗体，从而降低溶栓疗效。我国还有基因重组链激酶（r - SK），其药理特性和作用与 SK 相同。

纤溶酶原链激酶复合物由 SK 和等摩尔的赖氨酸 - 纤溶酶原混合而成，后者是纤溶酶的裂解形式，即 N - 端有赖氨酸残基的纤溶酶原；赖氨酸 - 纤溶酶原与 SK 结合时所暴露出的活性位点则被茴香酰基

（anisoyl group）所阻断。当静脉给药后，茴香酰基被脱酰化而缓慢去除，才暴露出两者复合物上的激活位点激活纤溶酶原，产生纤溶酶和溶栓效用，故使半衰期延长至100min，可以单次静脉或弹丸式注射给药是其优势，方便临床应用。药理机制、溶栓特性和不良反应几乎与SK相同。由于其疗效无优势，加之价格偏高，临床几乎不再使用。

尿激酶（UK）是一种内源性化合物，由肾和血管内皮细胞产生，是双链丝氨酸蛋白酶，相对分子质量为34 000，能直接将纤溶酶原转变成纤溶酶而发挥溶栓作用。UK无免疫原性，过敏反应罕见，为非纤维蛋白特异性，会产生全身纤溶状态。国际上除我国外，并未评价过治疗STEMI的溶栓疗效，仅用于导管内给药治疗深静脉、冠状动脉或外周动脉血栓症。因为国际上生产的尿激酶是从人胚胎肾细胞培养液中提取、价格偏高；而国产尿激酶主要从尿液中提取，纯化而成，价格明显低，是我国最早用于治疗STEMI的溶栓剂。

阿替普酶，即rt-PA，是用基因重组技术产生的单链t-PA溶栓剂。单链t-PA是人体内一种丝氨酸类蛋白酶，由血管内皮细胞分泌，相对分子质量为68 000，主要结构包括指状（finger，F）、表皮生长因子（epidermal growth factor，EGF）、三环结构1区和2区（kringle 1&2）和蛋白酶5个功能区域，其中，指（趾）状和三环结构区可介导与纤维蛋白的相互作用。在血栓内纤溶酶能使阿替普酶迅速转化成双链形式，以激活更多的纤溶酶原转化成纤溶酶，产生纤溶放大效应。阿替普酶是纤溶蛋白特异性溶栓剂，有纤维蛋白存在时的催化激活效应比无纤溶蛋白存在时高2~3个数量级，但这也受限于交联纤维蛋白的可溶性降解产物（DD）E的竞争性抑制。于是，其在纤维蛋白表面的纤溶酶产生溶栓效用，而在（DD）E表面的纤溶酶则降解纤维蛋白原，结果是纤维蛋白原的降解产物X碎片的积聚，可引起血管损伤处已形成的微血栓溶解导致出血。

替奈普酶（tenecteplase）是rt-PA的"点突变"变异体，主要为了延长半衰期和抵抗纤溶酶原激活物抑制物-1（plasminogen activator inhibitor-1，PAI-1）的灭活。前者通过在三环结构1区增加一个糖基化位点，同时为抵消其削弱纤维蛋白特异性作用而移去原有的糖基化位点；后者是通过在主控t-PA和PAI-1相互作用的蛋白酶区引入四丙氨酸而实现。因此，替奈普酶可以一次性弹丸式注射给药。另外，其纤维蛋白的特异性比rt-PA更强。因其与（DD）E的亲和力更弱，产生纤维蛋白原溶解作用也更弱。

瑞替普酶（reteplase）是rt-PA的缺失变异体或衍生物，是去除了rt-PA的前3个功能区，仅剩余后两个区的衍生物，相对分子质量仅为39 000。瑞替普酶因缺指状区的纤维蛋白特异性减弱，又因为大肠杆菌生产，未有糖基化，半衰期更长。

新溶栓剂包括去氨普酶（desmoteplase）和蛇毒纤溶酶（alfimeprase），前者是吸血蝙蝠唾液中纤溶酶原激活物的基因重组产物，纤维蛋白特异性比rt-PA好，曾经应用于临床缺血性卒中的治疗；后者是蛇毒溶栓酶（fibrolase），即蛇毒液的截短部分，属于金属蛋白酶，循环中其活性被$\alpha_2$-巨球蛋白所抑制，故只能导管内给药，用于外周动脉堵塞或中心静脉导管堵塞的溶栓治疗。但是临床试验均令人失望，前者疗效与安慰剂相当，病死率反而更高；后者无效。可见，开发新型溶栓剂遭遇挑战和瓶颈。

（3）方案和疗效。

①尿激酶（UK）：UK溶栓治疗STEMI，是我国的"八五"攻关项目，也是国际上首先开展的临床试验，因此一直没有国际经验的借鉴。该研究通过1023例发病6h内的STEMI，在负荷阿司匹林300mg基础上，随机分为低剂量（2.2万IU/kg）和高剂量（3.3万IU/kg）UK（均在30min内静脉输注完毕）两组溶栓治疗，结果2h的冠状动脉通畅率（patency rate）、4周病死率和出血并发症的发病率分别为（67.3%对67.8%）、（9.5%对8.7%）和（9.7%对7.7%），均无显著性差异，只是仅有的2例致命性脑出血（0.6%）均发生在高剂量组，故推荐UK低剂量为安全有效剂量。

②链激酶（SK）和APSAC：SK溶栓治疗STEMI最早在欧洲实施，方案明确统一为：SK 150万U静脉输注，30~60min内输完，溶栓后12h给予皮下肝素12 500IU每12h次（对我国患者的应用剂量应同UK方案）。而APSAC半衰期长，可使用30mg，只需静脉推注用药1次，3min内推完方案，余同SK。

③阿替普酶（rt‑PA）：rt‑PA 溶栓治疗 STEMI 最早在美国应用，目前的治疗方案为 rt‑PA 加速（100mg/90min）方案 [15mg 冲击量；50mg 或 0.75mg/（kg·30min）；35mg 或 0.5mg/（kg·60min）]。对我国 STEMI 患者，还可使用 rt‑PA 加速方案的半量方案（50mg/90min，8mg 推注，余下 42mg 静脉输注 90min），此为我国 rt‑PA 和 UK 对比研究（t‑PA and urokinase comparison in China，TUCC）结果而推荐。

④瑞替普酶（r‑PA）：因其半衰期比 rt‑PA 长，给药方案为静脉推注 2 次，中间间隔 30min（10IU + 10IU）。其疗效和风险虽与 rt‑PA 几乎相同，但给药更方便。

⑤替奈普酶（tenecteplase，或 TNK）：其半衰期长，只需 1 次给药（0.53mg/kg）。

（4）并发症。

①出血：常见有牙龈、口腔黏膜和皮肤穿刺部位出血及尿中大量红细胞，可密切观察，不必处理；若出现消化道大出血（发生率为 1%～2%）或腹膜后出血则应给予止血药和输血治疗；颅内出血则是最为严重的并发症，占 1%～2%，通常是致命性的。

②过敏反应：主要见于 SK 溶栓的患者，可有寒战、发热、支气管哮喘、皮疹，甚至出现低血压和休克。

③低血压：可以是再灌注的表现（在下后壁 AMI 时），也可能是过敏反应（如 SK）或因溶栓剂输注过快所致。一旦发生，应立即给予处理，如扩容和输注多巴胺，对并发心动过缓者应给予阿托品。

（5）血管再通的判断：临床上尽快判断溶栓治疗成功与否，这对于接下来的补救治疗十分重要。对于临床判断溶栓成功使冠状动脉已再通（胸痛明显减轻或消失，上抬的 S‑T 段明显回落）的患者，可直接转入冠心病重症监护病房（coronary care unit，CCU）进行监护和救治；对于临床判断溶栓未成功（胸痛无明显减轻或消失，上抬的 S‑T 段无明显回落），则应立即转送到导管室，行补救性急诊 PCI；若本院无急诊 PCI 设备或条件，则在给予患者溶栓治疗开始后，应着手转运患者到附近能做急诊 PCI 中心，以便及时行补救性 PCI。

临床上主要依据溶栓开始后 2h 内的以下特点，可考虑血管再通成功：①胸痛突然减轻或消失，或突然加剧后再明显减轻。②上抬的 S‑T 段迅速（2h 内）回落大于 50%，甚至回到等电位线。③出现再灌注心律失常。前壁 AMI 时常出现快速心律失常包括室性期前收缩、加速性室性自主心律，甚至出现个别心室纤颤；下壁 AMI 时常出现缓慢心律失常，如窦性心动过缓、窦房阻滞或窦性停搏等长间歇伴低血压。再灌注心律失常虽为一过性或自限性，往往需要迅速处理，否则同样有生命危险。④CPK 或 CK‑MB 的酶峰值提前。分别提前至距发病 16h 和 14h 以内。

（6）溶栓治疗中的特殊问题：①发病超过了时间窗（大于 12h）的溶栓。理论上，STEMI 发病已经超过了 12h 这一溶栓的时间窗，只要患者仍有胸痛和 S‑T 段上抬，提示存在存活心肌和心肌缺血，就有溶栓的指征。因为 AMI 发病或症状出现的时间不一定就是 IRCA 完全闭塞的时间，部分患者冠状动脉急性闭塞后会经过几十分钟甚至数小时的间歇性开通后才完全闭塞，临床上会相应地表现为持续胸痛的间歇性加重。因此，发病时间上虽已大于 12h 时间窗，但是从冠状动脉完全闭塞的时间看，可能还在 12h 以内。然而，LATE 和 EMERAS 研究发现发病 12～24h 的 STEMI 患者常规溶栓，并无降低病死率的获益；老年患者（大于 65 岁）心肌梗死在发病大于 12h 溶栓治疗者，心脏破裂的风险增高。因此，对超过时间窗的 STEMI 患者，特别是老年患者应首选急诊 PCI 治疗，但是此类患者急诊 PCI 同样有较高心脏破裂的风险，应充分认识并告之患者。②老年患者的溶栓及早期危险，迄今，所有 STEMI 溶栓治疗的临床试验均将大于 75 岁的老年患者排除在外，然而在当今心肌梗死老龄化的时代，老年 STEMI 需要溶栓治疗者在临床试验中占 15%，在登记试验中占 35%。特别重要的是，老年人并发症多，症状轻，且不典型，在多年糖尿病患者甚至表现为"无痛"，容易延误就诊，超再灌注治疗时间窗（大于 12h）就诊者较常见。研究发现溶栓治疗早期危险（early hazard）即比对照组在第一个 24h 内有"过多死亡"的危险，在老年人和大于 12h 溶栓者更突出，更易发生心脏破裂、致命性脑出血、心肌再灌注不足和心肌再灌注损伤致心力衰竭和心源性休克等致死性并发症。治疗者应有充分认识并让患者和家属知情。③同部位再次心肌梗死的溶栓。这一点较为明确，只要持续胸痛伴 S‑T 段上抬，就应给予溶栓或急诊

PCI 的再灌注治疗，因为这些症状提示有大量存活心肌，需要挽救。④溶栓剂及其方案的选择。临床上，选择了溶栓则自然选择了方案，可根据临床疗效和费用的费效比来选择溶栓剂。就临床疗效而言，纤维蛋白特异性的阿替普酶及其衍生物明显优于非纤维蛋白特异性的 UK 和 SK，然而从价格来看正好相反。因此，在费用不是问题时应首选前者，费用有限时只能选择后者。另外，在日常临床实践中，就个体化治疗而言，安全最为重要，尤其应该尽量避免与溶栓剂相关的严重出血并发症（虽然不太可能），因为这些并发症直接影响患者的生存。一旦发生，不易被患者家属甚至社会理解，容易引发医疗纠纷。此时可以从减小溶栓剂总量考虑和着手，即在溶栓方案上进行改良，采用阿替普酶的半量 rt - PA 加速方案（50mg/90min）。⑤净临床获益结果（net clinical outcome）评价溶栓疗效，溶栓治疗一方面通过早期开通 IRCA，挽救缺血心肌能降低病死率而使 STEMI 患者获益；同时，其又有严重出血并发症（特别是脑出血等致死并发症）的风险，可致死。因此，将此两方面统一起来评价，才更科学、更客观，于是就有了临床净获益这一概念和评价标准，如死亡、致死性脑卒中、非致死性 MI 或非致死性脑出血，来评价不同溶栓剂之间的净疗效。

2. 急诊 PCI 急诊经皮冠状动脉介入治疗（PCI）是应用 PCI 技术机械开通 IRCA 而治疗 AMI 的再灌注治疗方法。急诊 PCI 兴起于溶栓时代，随介入技术进步而发展，随抗栓治疗措施的完善而不断完善，已成为 STEMI 首选、最佳和主流的治疗方法。急诊 PCI 包括冠状动脉球囊扩张术（PTCA）和支架植入术，能机械开通闭塞的冠状动脉，立即恢复心肌供血和再灌注，冠状动脉 TIMI 3 级血流率可达 85% ~90%，住院病死率可降至约 5% 甚至更低，是 STEMI 治疗的首选。但由于所需设备和人员技术的要求均很高，只有在有条件并获准开展急诊 PCI 的医疗中心方可进行，医疗费用也较高。目前，根据国内外指南推荐，对 STEMI 患者，特别是有溶栓禁忌证或出血并发症患者，几乎均考虑首选原发性 PCI〔又称直接 PCI（primary PCI）或急诊 PCI〕；对溶栓治疗未成功再通者，也应行补救性 PCI（rescue PCI）；对 AMI 并发心源性休克者，应首选在主动脉内球囊反博（IABP）支持下行直接 PCI，能使其住院病死率从早年的 80% ~90% 降至 50% 以下甚或更低。

近年来的研究显示，STEMI 从无条件的医院直接转到有条件的医院做急诊 PCI 比溶栓治疗效果更好，也可在给予溶栓治疗后立即转诊行急诊 PCI。

（1）原发性 PCI：又称直接 PCI 或急诊 PCI，是指 STEMI 患者未经溶栓治疗直接进入导管室进行的急诊 PCI。研究表明，急诊 PCI 比溶栓治疗疗效好也更安全，再通率高，TIMI 3 级血流率高，可明显降低病死率、心血管事件率和出血性卒中的发生率。

直接 PCI 与溶栓治疗不同，对时间延误患者除心源性休克和高危患者外，也能获益。对 NRMI - 2 研究资料中直接 PCI（n = 27 080）资料分析发现，AMI 的病死率未随症状到球囊扩张（缺血时间）的延长，而只随门 - 球时间（治疗间歇）大于 2h 而显著增加。Zijlstra F 等也报道了 1 项研究（n = 2 635）发现，随着就诊延迟耽误，AMI 主要心血管病事件率只在溶栓患者显著增加，而急诊 PCI 患者则未再增加；因为 Schomig A 等的研究发现，随心肌缺血时间延长，急诊 PCI 挽救缺血心肌的程度恒定，而溶栓治疗则显著减少。急诊 PCI 使患者获益与溶栓的时间依赖性不同，是非时间依赖性的，除了再灌注治疗效率高外，还由于其减少了心脏破裂并发症和颅内出血的发生率。此外，就急诊 PCI 而言，缺血时间延搁只对休克患者和高危患者增加病死率，而对非休克和低危患者不增加死亡率。

直接 PCI 的基本原则：①只开通 IRCA，虽心源性休克可以但不是必须例外。虽然，最近 PAMI 研究显示，IRCA 和非 IRCA 同时急诊 PCI 比只处理 IRCA 的近远期预后更好，主要是因为对照组的非 IR-CA 严重狭窄病变在恢复期常规未行延迟 PCI 所致，实际上是反映了完全血运重建优于部分血运重建的结果。这在我国临床实践中都会常规于 AMI 恢复期出院前对非 IRCA 严重狭窄病变行延迟或择期 PCI，非但不会使患者失去长期预后的获益，还会比急性期处理更安全，是最佳策略。②只对血流小于等于 TIMI 2 级堵塞血管行 PCI，而对已恢复正常血流 TIMI 3 级者，则无 PCI 指征，即不行 PCI，特别是患者胸痛已基本消失，同时上抬的 S - T 段也已明显回落或已接近等电位线者，应当等到 AMI 恢复期行延迟 PCI。因为对 TIMI 3 级血流行 PCI，并发冠状动脉栓塞、无再流或慢血流的风险较大，对患者反而不安全。③对血栓性和复合性病变者应使用远端保护装置，包括抽吸导管、滤网导管和 GP Ⅱ b/Ⅲ a 受体拮抗剂。这可有效防范和避免冠状动脉栓塞、无再流或慢血流影响心肌再灌注的并发症。④对高危患者，如 LAD 开口或为 CTO 病变提供了侧支循环的冠状动脉闭塞者以及老年（大于等于 75 岁）、女性和伴有心功能低下者，应该术前而非术中或术后插入 IABP，以保证术中和术后患者的安全。⑤对个别极高危患者恢复 TIMI3 级血流就可。虽然急诊 PCI 包括抽吸导管、PTCA 和支架植入，但必须认识到 PTCA 有冠状动脉栓塞和无再流的风险，支架植入的冠状动脉栓塞和无再流的风险更大。因此，对个别极高危患者如为 CTO 病变提供了侧支循环的 IRCA 闭塞病变行 PCI 时，如果抽吸导管反复抽吸后已恢复 TIMI 3 级血流，则不必行 PTCA 和支架植入，以免并发冠状动脉无再流产生严重后果。同样，对近期有过活动性出血（如胃溃疡出血）的患者，只需血栓抽吸或 PTCA 即可，应绝对避免植入支架；否则，会因不能耐受双抗血小板治疗而致支架内血栓，反而是致命性的。

直接 PCI 中应注意个体化治疗的问题：①STEMI 患者伴有心源性休克、心力衰竭、血流动力学不稳定和恶性心律失常时，虽然国内外指南一致认为 I 类指征推荐急诊 PCI，但必须认识到对此类极高危患者的 PCI 风险极大，必须术前先插入 IABP 给予循环支持，术前、术中和术后均需做好各种急救准备，包括心肺复苏的准备以及向家属充分交代危重的病情和 PCI 极高病情恶化和死亡的风险。②对老年患者（大于等于 75 岁）的急诊 PCI，尤其是老年女性患者，均属高危和极高危患者，风险大、病死率高，应给予高度重视，必要时给予 IABP 支持，并做好病情、风险的充分交代。③对于发病大于等于 12h 的 STEMI 患者，特别是老年女性患者，心脏破裂的风险均很高。溶栓治疗是如此（如前述），不做急诊 PCI 是如此，做了急诊 PCI 还是如此。医师应充分认识、高度重视，做好防范和风险告知。④左主干急性闭塞的 STEMI 患者病情危重、介入风险大、预后差，应做好危重病情和介入风险交代、IABP 保驾和支持、心外科会诊、PCI 快速操作、各种急救包括心肺复苏准备和术后监护和治疗。

（2）挽救性 PCI（rescue PCI）：是指对溶栓治疗未成功的 AMI 患者行挽救性急诊 PCI 治疗，也已成为临床常规。一方面对溶栓患者 90min 时临床判断 IRCA 未再通者立即转送导管室行挽救性 PCI；另一方面也可对所有溶栓治疗的患者常规行冠状动脉造影检查，对其中 IRCA 未成功再通（小于等于 TIMI 2 级血流）者行补救性 PCI。

（3）立即 PCI（immediate PCI）：是指对溶栓治疗成功，IRCA 已达 TIMI 3 级血流但又有残余严重狭窄的患者行立即 PCI。此时患者胸痛明显减轻或消失，上抬的 S－T 段已回落甚至回到等电位线，已无立即 PCI 的指征。如果立即 PCI，若行单纯 PTCA，有冠状动脉急性闭塞的风险；若行支架植入，有无再流、远端栓塞和支架内血栓的风险，都会额外增加死亡和心血管事件风险，不安全。在我国，多在 AMI 恢复期（2 周左右）对 IRCA 行延迟 PCI。

（4）易化 PCI（facilitated PCI）：即在全量或半量溶栓治疗，有或无 GP II a/III b 受体拮抗剂抗血小板作用的基础上，再行急诊 PCI。理论上，可结合溶栓和急诊 PCI 的优势，为尽快开通闭塞的 IRCA 制订的"优化或理想"治疗方法。但 ASSENT 4 研究（n＝1 667）和 FINESS 研究都显示，易化 PCI 可增加病死率、心血管事件和出血的发生率，使患者无获益反而增加出血风险，因此其已被放弃应用。

（5）延迟 PCI（delayed PCI）：是指对溶栓成功或错过早期再灌注治疗机会的 STEMI 患者，在其恢复期（1～7d）对 IRCA 行择期或计划 PCI。当然，IRCA 若有严重狭窄存在，PCI 会使患者获益，这既是指南推荐的，也是临床上的常规。虽然 OAT（n＝2 166）研究显示，在恢复期给 IRCA 100% 闭塞患者行 PCI，随访 5 年的结果显示患者未能获益，再梗死反而显著增加，但这并没有影响到临床实践。因为，所入选的病例很低危，代表性不足；PCI 时间又过早（非最佳时机），TIMI 3 级血流率仅为 82%；72% 使用了 GP II b/III a 受体拮抗剂基础上的治疗，无再流高达 18%，再梗死率反而增加。

不过，此时（梗死后的 1～7d）的择期 PCI，对相当部分患者也过早，并非最佳时机，因为冠心病病变、梗死心肌和心功能均不稳定，除了有冠状动脉血栓栓塞、无再流、支架内血栓、心肌再灌注损伤的风险外，还有心脏破裂的风险，均可以影响预后甚至致死，应充分认识、高度重视，给予个性化处理。择期 PCI 最佳时机的选择是临床上不可规避的问题，应该是最少发生上述并发症风险，特别是应当规避心脏破裂的风险，至少 TIMI 3 级血流率应达到 95%，按此标准，最佳时机应在 2 周左右，个别需要 4 周，在伴有心力衰竭和心功能低下者甚至更长。应当牢记：延迟 PCI 仍有 10% 是很高危的，临床上应加以甄别。

另外，对于冠状动脉多发病变的延迟 PCI，为了患者安全，原则上应当优先处理 IRCA 再处理非 IR-CA，只有在顺利（无并发症）完成前者 PCI 基础上，才可"碰"后者。要知道对于非 IRCA 血管病变延迟 PCI 风险更大，一旦出现冠状动脉血栓栓塞、无再流和支架内血栓等严重并发症，即便并发小面积心肌缺血，引起非梗死区域心肌功能障碍，都可能造成整体收缩功能（梗死区和非梗死区相加）的急剧严重下降致心力衰竭、休克甚至心血管崩溃（cardiovascular collapse）而死亡。故对左心室收缩功能低下（如广泛前壁 AMI，LVEF≤40%）的高危患者，拟行非 IRCA 的延迟 PCI 前，应进行充分风险评估。然后，可选择 IABP 保驾支持下与 IRCA 同次或分次行延迟 PCI，或推迟到 2、3 个月后行择期 PCI 以规避风险；对于无法规避风险或还需植入多个支架者（如大于等于 3 个）花费太多，或患者经济状况一般难以承受者，应建议行外科 CABG 术。

（6）GPⅡb/Ⅲa 受体拮抗剂：急诊 PCI 用机械方法开通复合血栓病变的血管，然后还植入致血栓的支架，因此术前、术中和术后防治血栓是第一要务。GPⅡb/Ⅲa 受体拮抗剂包括单克隆抗体阿昔单抗（abciximab）、非肽类类似物替罗非班（tirofiban）和肽类依替巴肽（eptifibatide）三类，有强效抑制血小板"激活、黏附、聚集"三环节中的最终聚集的药理作用，从源头抗栓，在 STEMI 急诊 PCI 中使用能够有效防治冠状动脉血栓、栓塞和无再流以及支架内血栓的形成，从而能有效降低 PCI 后的缺血事件和病死率，还能改善心肌灌注、保护缺血心肌，已成为高危患者特别是高危病变（血栓、复合）的患者急诊 PCI 中的常用药。De Luca 等对 8 项临床试验（n = 3949）meta 分析结果显示，阿昔单抗能够显著降低 30d 再梗死和 6~12 个月的病死率，主要出血的发生率并无增加。Montalescot 等对 6 项研究（n = 931）meta 分析结果显示早用（救护车上或急诊室开始使用）比 PCI 开始时使用能增加 TIMI 3 级血流率（20.3% 对 12.2%，$P < 0.0001$），并有降低死亡率（3.4% 对 4.7%）和再梗死率的趋势。有研究显示冠状动脉内使用比静脉使用效果更好。鉴于提前使用 GPⅡb/Ⅲa 受体拮抗剂的易化 PCI 已被证明不能多获益，故目前临床上都在 PCI 开始时使用，先给予负荷量，然后静脉维持量持续 12~24h。由于急诊 PCI 时都是在双抗血小板和肝素化基础上使用 GPⅡb/Ⅲa 受体拮抗剂，故出血风险不言而喻，肝素量应从常规 100μ/kg 降至 70μ/kg，对出血风险高的患者，如高龄、低体重和女性等应减量使用，并密切观察、监测和处理出血并发症情况，主要并发症有出血和血小板减少。根据 meta 分析，主要出血发生率为 4.1%，颅内出血为 0.11%。根据另一项 Dasgupta 等的 meta 分析显示，阿昔单抗使血小板减少 [（50~90）×$10^9$/L] 比安慰剂有显著增加，发生率为 4.2% [对安慰剂组 2.0%（$P < 0.001$）]，使严重血小板减少 [（20~50）×$10^9$/L] 也显著增加，发生率为 1.0% [对安慰剂 0.4%（$P < 0.01$，OR 2.48）]，而替罗非班和依替巴肽则无显著增加。极度血小板减少（profound thrombocytopenia）（20 ×$10^9$/L）发生率为 0.1%~0.5%，需紧急处理。治疗原则：停药、观察出血情况，必要时输血小板。血小板减少需除外血小板凝聚（platelet clumping）和肝素诱导的血小板减少症（HIT）。

（7）抽吸导管和远端保护装置：急诊 PCI 的球囊扩张和支架植入都可因挤压斑块引起冠状动脉远端栓塞而影响心肌灌注，抽吸导管和远端保护器装置则有望解决这一问题。Zwolle 研究发现急诊 PCI 有15.2% 的患者发生了冠状动脉远端栓塞，冠状动脉血流（TIMI 3 级）和心肌灌注（心肌显影分值）显著降低，产生了梗死范围扩大、LVEF 降低和 5 年病死率升高（44% 对 9%，$P < 0.0001$）。远端保护装置用于大隐静脉桥血管 PCI 能使患者明显获益，用于自身冠状动脉病变也能使 75% 的患者吸出血栓及粥样斑块碎片。然而，EMERALD 研究（n = 501）和 PROMISE 研究（n = 200）一致显示，远端保护堵塞导管、抽吸导管和远端保护滤网导管在改善冠状动脉血流和心肌灌注以及减小梗死面积方面都不能使患者显著获益。而且 AiMI 研究（n = 480）结果显示使用 Angio - Jet 导管血栓去除系统产生的血流变溶栓（rheolytic thrombolysis）与对照组相比反而使梗死范围扩大（12.5% 对 9.8%，$P < 0.02$）和病死率增加（5% 对 2.1%，$P = 0.06$）。尽管如此，临床上对于血栓病变、复合病变均需要且常规使用抽吸导管或选择性使用远端保护滤网装置，以减少冠状动脉栓塞和无再流或慢血流的发生。

尽管，急诊 PCI 已成为 STEMI 再灌注治疗的首选和最佳方案，但还有一定的风险，包括疾病本身的死亡风险和并发症风险。AMI 的死亡风险从患者进入医院急诊室起，在院内救治和转运整个全程都持续存在，必须有严格防范和急救措施。并发症包括用药相关和PCI操作相关并发症。前者是指用双联抗血小板至少4周（裸金属支架、BMS）或1年（药物洗脱支架、DES）加术中、术后肝素化抗凝或另加第三种抗血小板药物（血小板糖蛋白Ⅱb/Ⅲa受体拮抗剂，即GPⅡb/Ⅲa受体拮抗剂）所产生的大出血、小出血并发症，如消化道大出血甚至脑出血。PCI操作相关并发症包括穿刺血管并发症，如出血、血肿、动静脉瘘和假性动脉瘤；冠状动脉血管并发症，如冠状动脉损伤夹层、急性闭塞、因栓塞产生的无再流、慢血流；急性（acute，小于24h）、亚急性（subacute，1~30d）、晚期（1~12个月）和晚晚期（大于12个月）支架内血栓（stent thrombosis）形成；还有冠状动脉破裂穿孔、心脏压塞和其他心血管损伤等。上述疾病本身和并发症风险一旦发生均可致命，因此应做好风险评估、预警、防范和急救工作。

3. 急诊冠状动脉旁路移植术（CABG） 虽然CABG也是治疗CHD的成熟技术，然就STEMI治疗早期再灌注而言，因术前准备需要长时间耽搁以及术后监护的特殊性，不可能成为首选，只是为冠状动脉多支或左主干闭塞病变、急诊PCI禁忌或极高危者提供了选择。当然，左主干闭塞病变伴或不伴心源性休克的患者行急诊PCI的技术已不是问题，但术后的病死率依然很高，急诊CABG的病死率也不低。另一方面，AMI并发了机械并发症，如室间隔穿孔、乳头肌断裂和亚急性心脏破裂，是外科修补和CABG的绝对适应证，但是手术时机需考量。因为即使手术成功，患者的病死率也会很高。最后，此类患者多异常危重，并发症多，对急诊CABG技术和团队要求很高，对术者极具挑战，需要做好自我评价和慎重选择。

4. 再灌注治疗的选择 一般来说，实际上是在溶栓治疗和急诊PCI之间选择，依据前述两种方法进行比对，虽然临床上可以简单地认为应首选PCI，次选溶栓治疗，然而理论上需要考虑：①发病到开始治疗的时间，优选快速实施者。②风险评估，包括死亡和出血风险，对病情危重和出血风险高者应优选急诊PCI。③转运到能做PCI中心的时间，使溶栓不成功者有最终行补救PCI的机会。

归根结底还需根据医院的实际服务能力来定：①有能力行急诊PCI的医院，应以急诊PCI为主，溶栓治疗为辅。也就是说对所有STEMI患者都应考虑行急诊PCI治疗，只有来院早、发病时间短（<3h）、导管室被长时间（大于1h）占用、有PCI禁忌证（如阿司匹林、肝素药物过敏）、患者因风险拒绝急诊PCI或经济条件不允许才可选择溶栓治疗。②不能行急诊PCI，只能行溶栓治疗的医院，应以溶栓治疗为主，转院行补救性PCI为辅。也就是说对所有STEMI患者只要没有禁忌证，均应行溶栓治疗，只是需要在溶栓治疗后做好转院的准备，一旦临床溶栓不成功立即转运到有能力行急诊PCI的医院行补救性PCI。对有溶栓禁忌证或高危者也可建议安排直接转院行急诊PCI治疗。③既不能行急诊PCI又不能给予溶栓治疗的医院，应首选尽快转院行急诊PCI或溶栓治疗。

急诊PCI一旦完成或溶栓成功者，应将患者转运到CCU进行监护和救治。重点进行心电、血压监测，给予特护、完善各项急诊检查并给予药物治疗以顺利度过危险期。待病情稳定后（通常为3~7d，有并发症时间更长）再转至普通病房进一步恢复、检查、治疗和健康教育后出院。

## （四）CCU监护治疗

AMI急性期患者，无论有无实施再灌注治疗，都应立即收住CCU监护和救治，时间约1周。CCU是专门收治STEMI患者的重症病房，按标准设有监护急救床位、专业人员、护理队伍、监护设施和急救设备；能使AMI患者放心而安静地卧床休息，接受专业的监测、护理和治疗，可对AMI各种并发症给予包括心肺复苏的急救以及循环和呼吸的辅助和支持。CCU还应检查ECG、心肌酶学和损伤标志物、胸片、超声心动图、三大常规（血、尿、粪）、生化全套、血气分析等，以监测患者的生命体征、循环状态，并给予抗血栓和心肌缺血治疗、保护心肌、缩小梗死范围、防治并发症和控制危险因素等相关药物治疗和健康教育。

1. 一般治疗 当患者入住CCU后，应给予安静的环境，使其卧床休息，给予心电、血压、呼吸和指氧饱和度监测；维持静脉通道并给予标准生命体征或血流动力学等稳定的用药治疗；安排并指导饮食、起居、活动和宣教；做好心脏功能、血流动力学、循环状态和预后的检查和评估；做好各种并发症的预防和处理；帮助患者度过危险期，以利于恢复。

2. 抗血小板治疗 根据AMI的冠状动脉病理生理特点，抗血小板治疗即是AMI抗血栓治疗的基石，又是其急诊 PCI 和恢复期 PCI 所必需的。血小板激活、黏附和聚集是 STEMI 冠状动脉血栓性闭塞的源头和基础，抗血小板治疗就是抗血小板聚集，从源头抗血栓对于 AMI 治疗具有举足轻重的作用。因此，所有 AMI 患者（包括溶栓治疗和急诊 PCI 者）均应给予双联抗血小板治疗。可给阿司匹林负荷量 0.3g，每日 1 次（嚼服），然后减至 100mg，每日 1 次终身服用，以及氯吡格雷负荷量 300mg（4～6h 达效）～600mg（2h 达效），然后 75mg，每日 1 次，1 年。最新的 ADP 受体 $P_2Y_{12}$ 位点抑制剂还有替格瑞洛（ticagrelor）和普拉格雷（prasugrel），抗血小板疗效更好，然而后者出血风险也更高，对我国患者应用时，需要首先评价其出血风险。对阿司匹林过敏者可选用另一种磷酸二酯酶抑制剂西洛他唑（cilotazol）50mg，每日 2 次。至于 GP Ⅱ b/Ⅲ a 受体拮抗剂阿昔单抗、替罗非班、依替巴肽，主要在急诊 PCI 中使用后的维持作用，适合血栓性和复合性病变，防治冠状动脉血栓、栓塞及冠状动脉和心肌无再流，改善心肌灌注和功能。

就急诊 PCI 患者而言，双联抗血小板治疗是基础，与支架后扩张避免贴壁不良一起，能使急性和亚急性 BMS 支架内血栓（见前述）从初期的 10% 降至 0.5% 左右，也能有效预防 DES 的晚期和晚晚期支架内血栓（约每年 0.6%）。若有氯吡格雷抵抗或阿司匹林抵抗或过敏，可改用替格瑞洛或加用西洛他唑。

3. 抗凝治疗　即抗凝血酶（凝血因子Ⅱa）治疗，使纤维蛋白原不能转化成纤维蛋白而阻止血栓形成，是 AMI 抗栓治疗中的主体治疗。抗凝治疗能有效阻止血中大量纤维蛋白原在冠状动脉内破裂病变处转变成纤维蛋白而形成血栓性堵塞；保障溶栓治疗成功后保持 IRCA 通畅；在 AMI 急诊和恢复期 PCI 术中预防冠状动脉血栓性闭塞和支架内血栓；还可预防深静脉血栓形成、肺栓塞及左心室血栓形成和脑栓塞。故目前临床上对所有 AMI 患者只要无禁忌证，均应给予肝素等抗凝治疗。抗凝剂主要包括间接凝血酶抑制剂和直接凝血酶抑制剂，前者有肝素、低分子量肝素和戊糖肝素，后者则包括水蛭素、比伐卢定和阿加曲班。

肝素即普通肝素是最早用于治疗 AMI 的抗凝剂，其疗效在溶栓治疗前时代就已经确定，也是溶栓和急诊 PCI 再灌注治疗中的主要抗凝药物。肝素通过与抗凝血酶结合，使之"抓住"凝血酶Ⅱa 因子使其失活，主要抗Ⅱa 因子而起抗凝作用。不良反应有出血、肝素诱发的血小板减少症（heparin induced thrombocytopenia，HIT）、骨质疏松症和转氨酶升高和药物疹。拮抗剂鱼精蛋白 1mg 可中和 100IU 肝素。

低分子量肝素（low molecular weight heparin，LMWH）是普通肝素经酶和化学解聚作用后的部分片段，相对分子质量约为 5000，是普通肝素的 1/3，抗凝机制同普通肝素，但由于相对分子质量小，与抗凝血酶结合后可结合但"抓不住"凝血酶，凝血酶的结合位点更易结合 X a 因子而灭活之。所以，LMWH 可抗Ⅱa 因子，但抗 X a 因子更强。LMWH 的抗凝特点有：高抗 X a/Ⅱa 值〔（2～4）∶1〕、高生物利用度（90%），稳定可靠的抗凝效果，可以皮下注射使用。与普通肝素相比，LMWH 虽不能增加早期 IRCA 开通率，但能够降低开通 IRCA 的再闭塞率、再梗死和再缺血事件的发生率，尤其溶栓治疗后再梗死的发生率。

X a 因子拮抗剂戊糖肝素（fondaparinux）是合成的肝素与抗凝血酶结合戊糖片段，相对分子质量仅为普通肝素的 1/3（1728），通过与抗凝血酶结合，只能抓住并拮抗 X a 因子活性，而无抗Ⅱa 因子作用。皮下注射后生物利用度为 100%，又无血浆蛋白和内皮细胞相结合，半衰期长达 17h，临床需要 1 次给药就可。因为从肾排血，禁用于肌酐清除率小于 30ml/min 者，并慎用于大于 50ml/min 者。ACS 患者用量为 2.5mg/d，皮下注射。PCI 者疗效在戊糖肝素则不如普通肝素，因为无抗Ⅱa 活性作用。不良反应有出血，且无拮抗剂；无 HIT 的不良反应。

凝血酶直接抑制剂包括水蛭素（hirudin）、阿加曲班（argatroban）和比伐卢定（bivalirudin），均因半衰期短，需要静脉输注给药。水蛭素用于溶栓治疗者，与普通肝素相比可降低再梗死发生率（25%～35%），但不降低病死率，出血发生率显著增加。而在 STEMI 急诊 PCI 患者中，HORIZONE 研究显示比伐卢定与普通肝素加 GPⅡb/Ⅲa 受体拮抗剂相比，能显著降低出血发生率和 30d 及 1 年病死率，但早期支架内血栓有显著增加，因为其一旦停用即无抗凝效用。其主要不良反应是出血。目前，该类药主要用于因肝素 HIT 的替代抗凝治疗。

抗凝剂选择：根据循证医学结果，STEMI 溶栓治疗的抗凝原则上按方案选择；急诊 PCI 术中抗凝可选普通肝素、LMWH 和比伐卢定，术后多选择普通肝素或 LMWH；对于未行再灌注治疗者，多常规使用 LMWH 和戊糖肝素。应注意出血并发症的防治，出血高危患者（如高血压、低体重、女性、肾功能不全等）应减量使用。

4. 其他药物 对 STEMI 患者，除了上述抗血小板和抗凝治疗的抗冠状动脉血栓并保持冠状动脉通畅外，还需要应用下列药物，保护缺血心肌，缩小梗死面积，保护心功能，从而改善预后。

（1）硝酸酯：包括三硝酸甘油酯［即硝酸甘油（nitrolglycerin，NTG）］、二硝酸异山梨酯（isosorbide dinitrate，如消心痛）和单硝酸异山梨酯（isosorbide mononitrate，如异乐啶、依姆多、欣康等），是抗心肌缺血的经典用药，也是治疗 AMI 的基础用药。硝酸酯强大扩张冠状动脉和容量血管的增加冠状动脉供血和去心室负荷作用是其抗心肌缺血的基础；在 STEMI 患者，它除了可以抗心肌缺血、止痛（如前述）外，还能缩小梗死面积，降低左心室舒张末压、肺毛细血管嵌顿压从而改善心功能，预防心室扩张和重构；还有抗血小板的作用。因此，临床上对所有 STEMI 患者，都应给予硝酸酯进行抗缺血治疗。

硝酸酯制剂有舌下含服、口腔喷雾、口服和静脉制剂，STEMI 早期应给予 NTG 1~2 片舌下含服，以除外冠状动脉痉挛性闭塞致 AMI 的可能；然后给予静脉滴注，以 5~10μg/min 剂量开始，逐渐加量 5~10μg/min，直到平均压在正常血压者降低 10%，高血压者降低 30%，收缩压不得低于 90mmHg（11.97kPa）为止，再维持 24~48h；然后改用口服制剂，必要时长期服用。

硝酸酯的不良反应有低血压，在容量不足和右心室梗死时更易发生，以及反射性心率增快和头胀痛。值得注意的是，NTG 引起的低血压同时多伴有心率减慢，而非增快，应尽快给予升压处理。虽然可以通过立即停用 NTG、扩容或抬高下肢，甚至给予阿托品处理，但最快速有效的方法是静脉快速推注多巴胺 3~5mg，以迅速纠正低血压状态，然后再给予补液等辅助处理。否则有心脏骤停的风险。

少见不良反应有高铁蛋白血症（moihemoglobinemia），在长时间大量使用 NTG 时可能发生，临床可表现有昏睡、头痛，同时会损害红细胞的携氧功能。应注意预防。

（2）β 受体阻滞剂：在 AMI 时，β 受体阻滞剂通过减慢心率和降低心肌收缩力和血压，从而降低心肌氧耗量而抗心肌缺血、缩小梗死面积，还通过抑制交感神经过度激活而预防室性心律失常。再灌注治疗前时代，临床试验（n > 52 000）发现 β 受体阻滞剂能使 AMI 患者死亡、再梗死和心脏骤停的发生率趋于降低；而在再灌注治疗时代，β 受体阻滞剂则不能降低溶栓患者的病死率，只能降低心肌缺血的事件率；COMMIT 研究（n = 45 852）发现，β 受体阻滞剂（3 个 5mg 静脉注射加口服方案）对死亡、再梗死和心脏骤停的一级复合终点无影响（9.4% 对 9.9%），仅能显著性降低再梗死和室速的发生率，还反而增加心功能严重低下患者（Killip Ⅱ级以上）心源性休克的发生率。对于以往研究和 COMMIT 中的低危患者，β 受体阻滞剂能降低 AMI 全因死亡率（13%）、再梗死率（22%）和心室颤动或心脏骤停的发生率（15%）。因此，AMI 早期 β 受体阻滞剂（静脉加口服方案）应用时注意避免心力衰竭和传导阻滞禁忌证，方能使患者获益；此外，对我国 AMI 患者，给药方法和剂量都应给予个体化实施；缺血性胸痛和室性心律失常时使用疗效最佳。

临床常用的 β 受体阻滞剂有美托洛尔（metoprolol）、阿替洛尔（atenolol）、卡维地洛（carvedilol）和艾司洛尔（esmolot），其选择原则是有内源性拟交感活性的 β 受体阻滞剂对冠心病二级预防有害，故不能用于 STEMI。CAPRICORN 研究（n = 1959）显示卡维地洛（α 受体和 β 受体双阻滞剂）在 ACEI 基础上再使 AMI 左心室收缩功能低下（LVEF < 40%）者 3 年病死率降低了 23%（11.9% 对 15.3%，P = 0.031），应该考虑优先选择。偶尔在临床上有相对禁忌证时使用 β 受体阻滞剂，可选用艾司洛尔，半衰期仅为 9min，效果在 30min 内即消失，更安全且不大可能产生严重后果。

β 受体阻滞剂的不良反应有低血压、房室传导阻滞、心力衰竭加重或产生休克，应密切监护，做好防范和急救，特别是应注意避免禁忌证使用。

（3）肾素 - 血管紧张素 - 醛固酮系统抑制剂：根据大量实验和临床研究结果，肾素 - 血管紧张素 - 醛固酮系统（the renin - angiotensin - aldosterone system，RAAS）抑制剂包括血管紧张素转换酶抑制剂（ACEI）、血管紧张素Ⅱ受体拮抗剂（ARBs）和醛固酮拮抗剂，均能从不同环节阻断RAAS，在降血压（ACEI或ARBs）或利尿的基础上，产生改善血流动力学、预防心室重构和治疗心力衰竭的作用，是用于治疗AMI的基本原理和机制。

ACEI治疗AMI，所有临床研究包括心功能低下（LVEF <40%）（SAVE研究）和非选择性AMI（I-SIS-4、GISSI-3、CONSENSUS-Ⅱ和CGS研究）都一致显示能够降低病死率20%，同时显著减少心力衰竭的发生，而且这些获益是在阿司匹林和β受体阻滞剂获益基础上的再获益，只是ACEI需要按临床研究需要用到最大耐受量。ACEI禁忌证有：低血压、已知药物过敏和妊娠。不良反应包括低血压、干咳和罕见的血管神经性水肿。因不良反应而不能耐受ACEI者可选择ARBs。ARBs与ACEI合用疗效不叠加，ARBs的不良反应同ACEI，只是咳嗽的发生率很低。至于醛固酮拮抗剂，RALES研究首先证明了螺内酯（安体舒通）能显著降低AMI的病死率，但其存在不良反应，如男性乳房发育症（gyneco-mastia）影响其应用。有研究显示选择性醛固酮抑制剂依普利酮（eplerenone，25mg/d）可使AMI伴有心功能低下和心力衰竭患者的病死率在常规药物基础上再降低15%（随访16个月），但严重高钾血症（大于等于6.0mmol/L）也显著增加。

因此，对所有AMI伴有心力衰竭或心功能低下（LVEF≤40%）、前壁大面积心肌梗死或大片节段性运动异常者，均应在24h内给予RAAS拮抗剂治疗，首选ACEI，不能耐受者可给予ARBs，或根据具体情况二选一，外加醛固酮拮抗剂，终身服用，应警惕高钾血症，对于无上述情况者，出院即可不用。

（4）钙通道阻滞剂：包括二氢吡啶（硝苯地平）和非二氢吡啶类（维拉帕米、地尔硫草），虽有抗心肌缺血的作用，但对STEMI并无帮助。因为前者的meta分析显示硝苯地平有剂量相关性的病死率增加（特别是在剂量大于80mg时），与溶栓治疗和β受体阻滞剂合用也无帮助。前者的缓释制剂迄今无研究报道；后者也无临床研究证明其在缩小梗死面积或其他复合终点上有意义，特别是INTERCEPT研究评价了与安慰剂对比，地尔硫草300mg治疗已溶栓的STEMI患者6个月随访对降低死亡、非致死再梗死、难治性缺血复合终点的无效，目前只建议用在其他药物不能控制的缺血和控制快速房颤时的心室率，只是应慎用于大于等于心功能KillipⅡ级的患者。

（5）控制血糖：AMI时，由于血内儿茶酚胺、糖皮质激素、胰岛素和游离脂肪酸水平增高，血糖升高很常见，应给予胰岛素控制血糖，使高血糖控制到接近正常水平。早年认为AMI极化液G-I-K（glucose-insulin-potassium）治疗可能有益，但CREATE-ELLA研究（n=20 201）（83%再灌注治疗）显示GIK对降低病死率（10%对9.7%）无益。

（6）心肌保护剂：STEMI再灌注治疗时代，虽然解决了大血管的开通问题，但可并发微血管堵塞（栓塞、痉挛、结构破坏）导致冠状动脉血管和心肌无再灌注，即心肌无再流（no-reflow phenomenon）或慢血流（slow-flow phenomenon）。另外，成功再灌注的心肌也可由于炎症、氧化应激、钙超载、血管内皮损伤等机制而出现再灌注损伤，均可导致心肌进一步损伤和梗死面积扩大，影响预后。虽然，大量实验研究显示，腺苷、尼可地尔、他汀、抗炎免疫抑制甚至中药通心络都有明显的心肌无再流防治和心肌再灌注损伤的保护作用，但临床研究至今未找到肯定的循证依据。然而对已成功行再灌注治疗（包括溶栓或急诊PCI）的STEMI，在术后2h内仍有S-T段持续上抬而不回落，提示心肌无再流存在的患者，应给予大剂量他汀（如可托伐他汀40~80mg/d）、通心络（4粒，每日3次）、尼可地尔甚至腺苷（100~300mg/min持续24~72h）治疗，可望能够改善其再灌注，保护缺血再灌注损伤心肌。

5. 低血压与心力衰竭的处理

（1）血流动力学评估：由于AMI时，心肌坏死的直接结果是影响心肌收缩功能，进而影响循环功能。因此，对心功能和循环状态以及有无心功能或（和）循环衰竭的评价是治疗AMI的基础，对指导临床的治疗和预后的判断以及挽救患者生命非常重要。评估方法包括临床评估和血流动力学评估。

①临床评估和Killip心功能分级：即根据心率、肺部啰音和胸片评估心功能状态及心力衰竭的有无，根据血压和组织灌注，如皮肤、黏膜、尿量等评估循环状态及循环衰竭有无，在此基础上组合成Killip心功能分级Ⅰ~Ⅳ级。KillipⅠ级：既无心力衰竭，也无循环衰竭；Ⅱ、Ⅲ级分别仅有中、重度心力衰竭，也无循环衰竭；Ⅳ级：既有心力衰竭，也有循环衰竭，属心源性休克。

②漂浮导管评价和血流动力学分型：即将漂浮导管（Swan‐Ganz 导管）嵌入肺动脉远端测定反映左心室舒张末压的肺毛细血管嵌顿压（pulmonary capillary wedge pressure，PCWP）评估心功能状态和有无心力衰竭；同时用热稀释法测定心排血量（L/min）并根据不同体表面积校正后计算出心排血指数（cardiac index，CI），反映循环状态和有无循环衰竭。1976 年，Forrester 等报道了以 PCWP 18mmHg（2.39kPa）为界值反映有无心力衰竭，CI 2.2L/（min·m$^2$）为界值反映有无循环衰竭和 AMI 的血流动力学分型：Ⅰ型，PCWP <18mmHg（2.39kPa），CI >2.2L/（m$^2$·min），即无心力衰竭，无循环衰竭，临床上为血流动力学稳定型；Ⅱ型，PCWP >18mmHg（2.39kPa），CI >2.2L/（m$^2$·min），反映心力衰竭，临床上为心力衰竭；Ⅲ型，PCWP <18mmHg（2.39kPa），CI <2.2L/（m$^2$·min），仅有循环衰竭，临床上为低血压，而无肺瘀血；Ⅳ型，PCWP >18mmHg（2.39kPa），CI <2.2L/（m·min），既有心力衰竭，又有循环衰竭，临床上为典型的心源性休克。临床上所有的 AMI 患者都可以按 Killip 分级，也都可按血流动力学分型，两者之间有着紧密联系，Killip Ⅰ级和Ⅳ级与血流动力学Ⅰ型和Ⅳ型完全一致，分别为临床和血流动力学稳定者和心源性休克患者，KillipⅡ、Ⅲ级均为血流动力学Ⅱ型，临床上心力衰竭，而所剩下的血流动力学Ⅲ型在临床上虽只能归为Ⅳ级心源性休克，然实际上完全有别于"真性"心源性休克，属"假性"心源性休克，即"容易纠正的"或可称之为"可逆性"心源性休克。典型的临床病例为下壁 AMI 伴有大面积右心室梗死时，不能使左心室充盈，产生低血压或"休克"，可通过补液扩容治疗予以纠正。很显然，血流动力学分型比临床"粗略的"Killip 分级更精确，对指导临床治疗更重要：对血流动力学稳定的 Forrester Ⅰ型患者，无须针对性用药；对Ⅱ型患者应给予利尿、抗心力衰竭治疗；对Ⅲ型患者不可给血管扩张剂特别是硝酸酯，应给予升压药，同时给予补液等纠正血流动力学的治疗；对Ⅳ型心源性休克者，既需要升压药，又需要利尿剂，还需要小剂量血管扩张剂，如硝普钠，以纠正复杂的血流动力学状态，并增加组织灌注。经过药物治疗血流动力学分型会随时发生转变，有助于疗效的评价。临床上虽然并非每个 AMI 患者都需要血流动力学监测和指导治疗，然而临床上对 AMI 伴有心力衰竭或休克患者在血流动力学分型不清晰，或诊断、治疗效果不好，病情特别危重以及并发有肺部疾病、心包疾病等复杂情况时，应给予血流动力学监测，并根据监测结果指导用药治疗。应当知道，临床上对 25% 低 CI 和 15% 高 PCWP 患者难以诊断和认识。

（2）低血压［小于 90/60mmHg（11.97/7.98kPa）］：是 AMI 特别是下后壁 AMI 初期和 AMI 早期较常见的并发症，可引起冠状动脉灌注减少，加重心肌缺血，严重时可影响循环和心、脑、肾等重要器官灌注而立即危及患者的生命，需要紧急救治。低血压往往因迷走神经过度反射（Bezold‐Jarisch 反射）、低血容量、药物（如硝酸甘油及其他血管扩张剂）过量、右心室梗死、心源性休克以及其他少见疾病，如急性肺栓塞、出血和气胸所致。治疗应给予紧急升压，并针对上述病因急救，措施包括以下内容：

①升压药：首选多巴胺 3～5μg/（kg·min）静脉输注，紧急情况下［如血压 50～60mmHg（6.65～7.98kPa）］可先推注 3～5mg（必要时可反复应用），再静脉输注维持，尽快使血压升至大于 90/60mmHg（11.97/7.98kPa）。如果升压药效果不好，血压持续下降时，可加量使用多巴胺，同时可嘱患者用力咳嗽，利用胸腔正压，维持血压。

②阿托品：0.5～1.0mg 静脉推注，5～10min 可重复一次，总量不超过 2.0mg。它适用于伴有严重心动过缓和恶心、呕吐的迷走神经过度反射的患者，理论上有效，但实际升压效果远不如多巴胺。

③扩容：适用于低血容量、出血、失血、药物如硝酸酯类过量和下、后壁伴有右心室 MI 的患者；可在升压药维持血压 90/60mmHg（11.97/7.98kPa）以上的基础上行扩容治疗；可先给予生理盐水 100ml 静脉推注，然后，根据患者血压反应和心功能状况给予快速补液以 3～5ml/min 静脉推注，直至血压恢复或升高，需减量或缓慢撤除升压药。同时应注意密切观察患者的体位、心率、血压、呼吸和肺部啰音的变化情况，重点监测心功能变化；若有心力衰竭征象，应立即停止扩容并给予利尿剂和血管扩张剂治疗。

AMI 患者经过上述处理，低血压多能迅速得以纠正。如果经过积极升压和对因处理，血压仍不能维持时，提示病情危重，随时有心脏骤停的危险，应考虑有心源性休克、心脏压塞、急性肺栓塞、机械并发症等存在，应做好诊断、鉴别和对因治疗以及心肺复苏的准备。

（3）心力衰竭：是影响 AMI 预后的主要并发症之一，常见于有或无陈旧 MI 病史的大面积 MI（如广泛前壁 AMI）、AMI 伴大面积心肌缺血，如冠状动脉多支病变或左主干及其相当病变的患者，提示主要是由于左心室收缩功能衰竭所致，虽伴有舒张功能异常。心力衰竭产生的病理生理机制除大面积缺血如左主干严重狭窄或相当病变外，在大面积 AMI 时主要是左室重构、扩大和心功能进行性降低所致。收缩功能衰竭即前向性心力衰竭，是左心室因射血分数（LVEF）、每搏量（SV）和心排血量（CO）严重降低而同时产生了左心室舒张末压增高和肺瘀血、水肿；而舒张功能衰竭即后向性心力衰竭，则是由于左心室心肌僵硬度增加舒张不开所致，只引起左心室舒张末压升高和肺瘀血、水肿，并无 LVEF、SV 和 CO 明显降低。心力衰竭的血流动力学异常属 Forrester II 型 [CI > 2.2L／（min · m$^2$），PCWP > 18mmHg（2.39kPa）]，即临床上只有肺瘀血和肺水肿，而无组织灌注不足，其主要临床表现有呼吸困难和肺部湿啰音，并随 SV 降低和肺瘀血的程度不同而差别较大。可轻至呼吸次数增加（大于 20 次／min）或平卧后咳嗽、咳白色泡沫稀痰伴肺部少量细湿啰音，又可重至肺水肿的表现如极度呼吸困难、端坐呼吸、咳粉红色泡沫痰伴面色苍白、大汗淋漓、满肺水泡音和喘鸣音。X 线床旁检查有助于心力衰竭的诊断和肺瘀血或肺水肿程度的判断，特别是在心源性哮喘时，还有助于与肺源性哮喘的鉴别诊断，因为前者肺中充满液体，后者则是气体。心力衰竭的治疗目标主要是降低肺毛细血管楔嵌压（PCWP），减轻并消除肺瘀血或肺水肿，并增加 SV 和 CO；治疗原则为利尿、扩血管和强心；治疗措施有给氧、利尿剂、血管扩张剂、正性肌力药等。

①给氧：充分给氧是治疗 AMI 并发心力衰竭的基础，以纠正因为肺血容量突然增加和间质性肺水肿、潮气量减少和呼吸抑制所产生的低氧血症，以防止加重心肌缺血。临床上根据心力衰竭的轻重程度，可以给鼻导管吸氧、面罩给氧和呼吸机面罩加压输纯氧，完全能够并应当力争使血氧分压和饱和度均达到 95mmHg（12.60kPa）和 95% 以上的正常水平。如果心力衰竭严重或因并发有严重肺部疾病时，给予面罩加压吸 100% 纯氧，仍不能维持氧分压 [小于 60mmHg（7.98kPa）] 和氧饱和度（小于 90%），则应给予气管插管和呼吸机正压呼吸，呼气末正压（PEEP）通气能够增加肺泡通气量，改善通气／血流，提高氧分压和氧饱和度；但同时也阻碍静脉血液回流至心脏，影响左心室充盈，需要降低 PEEP 压力，适当补充容量和减少血管扩张剂如 NTG 的用量。

②利尿并控制入量：利尿能通过排除过多潴留的钠和水，减少血容量和回心血量而减轻肺瘀血、肺水肿，并减轻呼吸困难和改善动脉血的氧合；同时，通过降低左心室充盈压（前负荷），增加 SV 和 CO，改善收缩功能和心肌供氧。其疗效明确是心力衰竭治疗的基本用药。多静脉使用襻利尿剂如呋塞米 10 ~40mg 推注，如需要 3 ~4h 可重复给予。给药后 30min 开始排尿，1 ~2h 内可望排出 500 ~1000ml 尿量，心力衰竭症状也会明显减轻，然后改用口服襻利尿剂每日一次或隔日一次维持使用。如果心力衰竭严重，经数日利尿治疗后效果不好时，可给予襻利尿剂持续静脉滴注。

应当注意的是，静脉推注呋塞米后 15min 内在利尿作用起效前，会有轻度降血压作用，也可明显降低肺静脉压和减轻肺瘀血的作用，可能与其直接扩血管的作用有关。因此，血压偏低者应慎用或在严密监测下使用。此外，襻利尿剂有较强的排氯、钠和钾离子作用，应当补充钾盐如氯化钾摄入，可以适当但不要太严格限制氯化钠盐摄入，如有低钠血症、低氯血症时，还需要补充钠盐。另一方面，利尿同时还需控制容量总入量（包括口服和静脉输入量），24h 内小于 1500ml 为宜，并保持 24h 出入量的负平衡。尤其在患者利尿后口渴难耐时，容易入量过多而影响治疗效果，这常常是临床难治性心力衰竭的诱因或原因。对利尿效果的评价，除了临床呼吸困难症状改善或好转和肺部湿啰音减轻或消失外，X 线胸片肺水肿渐渐吸收、肺瘀血明显减轻，肺野恢复清晰最为客观。因此，AMI 并发心力衰竭患者应每日摄床旁 X 线胸片评价对比利尿和心力衰竭治疗的效果。

③血管扩张剂：因其独特的快速改善血流动力学的作用，而常规用于 AMI 并发心力衰竭患者的治疗，包括并发了乳头肌功能不全二尖瓣反流和室间隔穿孔的患者。经典血管扩张剂有硝酸酯类、硝普钠、α 受体拮抗剂、ACEI 和 ARBS，甚至钙通道阻滞剂也可以认为是不同机制的血管扩张剂。血管扩张剂的治疗作用取决于扩张静脉还是动脉，以扩张静脉为主的静脉扩张剂（如硝酸酯类），通过减少回心血量而产生减轻肺瘀血和肺水肿的主要作用，同时由于通过降低心脏前负荷产生改善收缩心功能和抗心

肌缺血的作用；而动脉扩张剂（如硝普钠）则是通过降低心脏后负荷，增加 SV 和 CO，而产生增强心功能的主要作用，同时降低左心室充盈压而产生减轻肺瘀血和肺水肿的作用。血管扩张剂通常需要静脉给药，首选硝酸甘油、二硝酸异山梨酯或 5 - 单硝酸异山梨酯，先给小剂量，渐渐加量，硝酸甘油的用法同前述。如果血流动力学改善不明显也可加用硝普钠 5~10μg/min 静脉输注，逐渐加量 5~10μg/min，直到收缩压降低 10~20mmHg（1.33~2.66kPa）[大于 90/60mmHg（11.97/7.98kPa）] 为止，维持此剂量。血流动力学明显改善后可使用口服血管扩张剂 ACEI 或 ARBS，并逐渐加量至靶剂量。血管扩张剂的不良反应主要是低血压，因此使用时应严密监测血压的变化，一旦血压降低，应立即减量或停用。

④正性肌力药或强心剂：心力衰竭发作时血压不高，提示心脏收缩功能严重受损，是使用正性肌力药或强心剂的强指征。正性肌力药有洋地黄制剂、β 受体激动剂和磷酸二酯酶抑制剂。洋地黄对于 AMI 并发心力衰竭患者一般不使用，因为其强心作用远弱于因交感神经过度激活已产生的强心作用，而且在 AMI 早期特别是存在低钾血症时有诱发心律失常的风险，目前仅用于 AMI 伴有快速室上性心律失常（如心房扑动或颤动者）、AMI 非急性期心力衰竭患者。常用的 β 受体激动剂有多巴胺（dopamine）和多巴酚丁胺（dobutamine），均能通过激动 β 受体，增强心肌收缩力，增加 SV 和 CO，产生抗心力衰竭作用。首选多巴胺，一般使用 1~3μg/（kg·min）静脉输注，并根据需要可逐渐加量至 10~20μg/（kg·min）；因为多巴胺还有扩张肾动脉、改善肾功能的有益作用，在更大剂量 [>5μg/（kg·min）] 而且更长时间使用时致心律失常的不良反应很弱，安全性较好。而多巴酚丁胺强心作用与多巴胺相当，而无其缩血管和增快心率的不良反应。开始用量 2.5μg/（kg·min）静脉输注，可逐渐加量至 30μg/（kg·min）。多巴胺和多巴酚丁胺的不良反应有窦性心动过速、血压升高，故有潜在心肌缺血风险，因此使用中应密切监测 ECG、心率、血压，必要时行血流动力学监测。如果心率大于 100 次/min，或 ECG S-T 段明显压低，或出现了室上性或室性心律失常时，应及时减量或停用。对于磷酸二酯酶抑制剂，兼有正性肌力和血管扩张作用的非儿茶酚胺、非洋地黄制剂，包括氨力农（amrinone）和米力农（milrinone），主要适用于心力衰竭治疗效果不好、血压不低、可能通过正性肌力和扩血管治疗获益的长时间心力衰竭患者。米力农需先给负荷量 0.5μg/（kg·min）（10min 内）推注，然后以 0.375~0.750μg/（kg·min）静脉推注维持，若患者血压在临界水平则应减量或不给负荷量。

6. 心源性休克的处理　心源性休克是 AMI 后泵衰竭最严重的类型，80% 是由于大面积 MI 或心肌缺血所致，其余是由于机械并发症（如室间隔穿孔、乳头肌断裂或右心室 MI）所致；其预后很差，早年病死率高达 80%，即使在再灌注治疗时也高达 50%~60%。冠状动脉严重狭窄病变是心源性休克的病理基础。尸检发现 2/3 的心源性休克患者所有 3 支冠状动脉均有大于 75% 的严重狭窄病变，并且均累及 LAD；几乎所有心源性休克患者梗死相关冠状动脉都有血栓性堵塞并引起了左心室心肌重量大于 40% 范围的心肌坏死。另外，心肌坏死也有从梗死区延伸到缺血区的零碎坏死的特点，使心肌酶学持续升高；也可由于一次大面积心肌梗死（如广泛前壁心肌梗死）后梗死区扩展（expansion）重构所致。理论上和临床结合可以发现心源性休克患者的冠状动脉病变特点应该是 1 支 IRCA 急性血栓性闭塞时引起了双支冠状动脉供血区域（更大范围）的心肌缺血或梗死，包括：①IRCA 为另一支血管提供了侧支循环。②IRCA 是 LAD 或为 LAD 提供了侧支循环的血管。③IRCA 是 LM。当然，在大面积 AMI 基础上出现了机械并发症，则无异于临界勉强维持心功能的基础上"雪上加霜"，使心功能很快陷入休克状态而失代偿。

典型的血流动力学类型为 Forrester Ⅳ 型 [CI < 2.2L/（m²·min），PCWP > 18mmHg（2.39kPa）]。临床表现为持续（大于 30min）低血压 [SBP < 80mmHg（10.64kPa）]、低组织灌注（神志模糊、皮肤湿冷苍白、四肢冰凉、少尿和酸中毒）以及肺水肿（呼吸困难、肺部湿啰音和 X 线的肺水肿表现）。治疗原则为升压、增加 CO 和组织灌注以及降低 PCWP 减轻肺水肿。措施如下：

①升压药：升血压大于等于 90/60mmHg 是维持心、脑、肾等重要脏器灌注并维持生命的前提。首选多巴胺 5~10μg/（kg·min），甚至 10~20μg/（kg·min）或更大量静脉维持输注，以确保血压达到或接近 90/60mmHg（11.97/7.98kPa）。必要时加用间羟胺或肾上腺素。在严重低血压的紧急情况下，可先静脉弹丸式推注多巴胺 2.5~5.0mg，间隔 3~5min 可重复应用，使血压恢复至 90/60mmHg

（11.97/7.98kPa）以上，再给予静脉维持输注。如大剂量多巴胺仍不能维持血压，应加用肾上腺素 2～10μg/min 维持静脉滴注，由于其强心 α 受体和 β 受体激动的作用，多能使血压水平维持在大于 90/60mmHg（11.97/7.98kPa）。如果肾上腺素仍不能维持血压，则意味着患者很快死亡，除非找到其特殊原因如心脏压塞和肺栓塞等给予及时纠正时。心源性休克时，去甲肾上腺素因具有较强 α 受体激动的缩血管作用，而不主张使用，除非外周阻力不高（如小于 $1800dyn \cdot s/cm^5$）时才考虑试用。

②血管扩张剂：心源性休克低血压时，还同时存在着外周微血管的强烈收缩，故血管扩张剂不但非禁忌，而是有指征的，只是必须在升压药的基础上试用。首选硝普钠，也可用硝酸甘油，用量宜小，5～20μg/min 静脉维持输注。可扩张小动脉（阻力血管）而增加心排血量和组织灌注，同时可降低 PCWP 而减轻肺瘀血或肺水肿，从而改善血流动力学状态。尤其与大剂量多巴胺合用效果更好，还能抵消 α 受体兴奋引起的缩血管作用而改善组织灌注。临床上常能观察到，在升压药的基础上使用小剂量硝普钠，血压可不下降甚至会略升高，脉搏可稍强以及组织灌注明显改善。硝酸甘油除了对心肌灌注或供血有特效外，对增加其他组织灌注和改善心功能的方面均不及硝普钠。

③主动脉内气囊反搏（IABP）：对于心源性休克患者，与血流动力学不定和药物不能控制的心肌缺血发作一样，有 IABP 循环支持的强指征，且不论介入与否，均应经股动脉插入气囊导管给予反搏治疗。通过舒张期和收缩期气囊充气与放气，可明显增加冠状动脉血供和心肌灌注并降低心室射血阻力，使 SV、CO 增加 20%～30% 或更多，可为循环提供有效支持并产生有益的血流动力学效应。因此 IABP 对于对上述升压药物治疗无反应、血流动力学不稳以及为外科手术或介入治疗需做冠状动脉造影的心源性休克患者是最为重要的治疗基础。IABP 的不良反应有穿刺部位出血、穿刺下肢缺血、血小板减少、溶血、血栓栓塞和气囊破裂等并发症，在老年、女性和有外周动脉疾病患者更多见；而且 IABP 本身并不能改善心源性休克患者的预后。

④再灌注治疗：包括溶栓、急诊 PCI 或 CABG，特别是前两者及其联合应用使梗死相关冠状动脉早期再通和有效再灌注，可使心源性休克患者的住院病死率降至 35%～50%，是目前治疗 AMI 伴心源性休克的首选方法。

近年来，国际上已有使用经动脉穿刺左心辅助导管泵装置（lmpelle）或体外膜肺装置（ECMO）支持下抢救严重心源性休克成功的报道，为此类极重度患者的抢救提供了典范和希望。阜外心血管病医院也有对严重心源性休克长期脱离不了 IABP 支持患者给予心脏移植成功的病例和选择。

7. 右心室梗死的处理　临床上右心室心肌梗死（RVMI）较为常见，主要是在左心室下、后壁梗死合并发生的基础上，伴有右心室导联（$V_3R～V_5R$）S-T 段上抬是由于右冠状动脉近端闭塞使右心室支供血中断的结果。右心室心肌梗死的诊断主要依据心电图表现，即在下、后壁 STEMI Ⅱ、Ⅲ、F 和 $V_7～V_9$ 导联 S-T 段上抬大于 1mm 即可诊断。而在前壁 STEMI（$V_1～V_4$ S-T 段上抬）基础上的右心室导联 S-T 段上抬则不可诊断，因为前壁 AMI 的 IRCA 是 LAD，不会影响右心室供血致心肌梗死，而且在解剖学的横断面上，前壁 AMI 在前间隔部位恰巧与右心室前壁部位重叠地反映到右胸导联上，并非右心室梗死的结果，除非 S-T 段上抬 F 幅度 $V_5R > V_4R > V_3R$，RVMI 对血流动力学的影响主要取决于对右心室收缩功能的影响及程度，轻到中度降低，对减轻 AMI 时的肺瘀血和左心室充盈压，改善和保护左心室收缩功能反而有益；只有重度右心室收缩功能降低，致左心室充盈不足而影响到左心室 SV 和 CO 时，才会出现严重血流动力学异常——Forrent Ⅲ型心源性休克。

需要特别提醒的是，因右心室梗死所产生的 Forrent Ⅲ型心源性休克其病理生理上并非真正的左心室泵衰竭所致大循环衰竭，而是因为右心室"泵衰竭"所致"小循环衰竭"影响到左心室充盈和射血的结果，只相当于低血容量性休克。因此其临床表现除了低血压休克外，还有 Kussmaul 征：吸气时颈静脉充盈、怒张和奇脉［收缩压降低大于 10mmHg（1.33kPa）］，而并无肺瘀血或轻度肺瘀血，能平卧，呼吸平稳无呼吸困难；而肺听诊清晰，无湿啰音；X 线胸片肺野清亮正常。临床上急性下后壁 STEMI 患者如伴有低血压休克，而无心力衰竭表现，无呼吸困难和肺啰音，胸片无肺瘀血改变时，应考虑 Forrent Ⅲ型心源性休克的诊断。急救治疗除升压外，应当扩容至左心室有足够充盈量能维持血压，慎用血管扩张剂（如硝酸甘油），不需也不宜给予 IABP 治疗，否则易致动脉血容量进一步减少而加重休克。

扩容治疗（同前）应当避免扩容过度致肺水肿，应密切监测心率、呼吸、血压和肺啰音的变化；如果快速扩容量＞1000ml，低血压的纠正仍不满意时，应当考虑血流动力学监测，指导扩容和治疗。当然临床上也有在陈旧前壁心肌梗死基础上发生了再次下壁STEMI伴RVMI，即左心功能低下基础上又有右心室梗死的ForrentⅢ型心源性休克时，则扩容的容量窗较窄，虽需要扩容以维持血压，但所能承受的扩容量又低，更容易发生肺水肿，这就需要小心扩容与少量利尿剂交替使用，以平衡能维持血压又不产生心力衰竭的理想血流动力学状态。

最后需要注意的是，不是所有下、后壁STEMI伴有RVMI者均需要扩容治疗。只有RVMI伴有低血压或休克患者才需扩容，血压正常或不低者无须扩容，只需慎用或小剂量使用NTG就可。

8. 心律失常的处理

1）室性心律失常：室性心律失常包括室性期前收缩（PVCS）、室性加速性自主心律、室性心动过速（VT）和心室纤颤（VF），是AMI后第一个24h内，特别是最初数小时内常见的并发症，也是引起AMI早期猝死的主要原因。

（1）PVGS：再灌注治疗时代PVCS发生率已明显降低以及传统认为可预示室颤的高危PVCS已不再有预示作用，以往预防性使用抗心律失常药物已无必要而且可能有害。AMI发生PVCS时，通常也不急于使用药物"抗"，而是先确定有无心肌缺血、电解质和代谢紊乱存在而纠正。在AMI初期有PVCS伴有室性心动过速时，提示交感神经激动过度，应使用β受体阻滞剂治疗。AMI早期静脉内使用β受体阻滞剂能有效减少室颤的发生。AMI时只有发生频发、成对、连发、多源和R-on-T PVCS，往往提示心电不稳定或不除外更严重室性心律失常发生，临床上都应立即处理。首选利多卡因50～100mg（1mg/kg）静脉缓慢推注，接着1～4mg/min［20～50μg/（kg·min）］静脉维持注射，多有效，并于3～6h后加服美西律（慢心律）0.1g，每日3～4次，以渐渐替换静脉用药，不良反应有头晕、口眼发麻和耳鸣等神经系统症状，个别会出现神经精神症状。若无效，可加用β受体阻滞剂或改用胺碘酮。

（2）室性加速性自主心律：又称非阵发性VT，心室率在60～120次/min，往往与窦性心律交替或竞争出现，通常是良性的，多发生在前壁AMI冠状动脉再通成功后，提示与冠状动脉再通相关，多能自行终止，一般不必处理，严密观察即可。必要时可给予阿托品提高窦性心率或用利多卡因抑制。

（3）VT：包括非持续性VT和持续性VT，前者即使发生在AMI早期也与死亡风险无关，后者则常发生在AMI晚期，多与大面积透壁AMI和心功能不全有关，易致血流动力学恶化，并增加住院期间病死率。VT一旦发生就需立即处理，非持续性VT通常给予药物治疗，而持续性VT则取决于心室率和血流动力学状态。心室率快（大于150次/min）伴低血压［小于90mmHg（11.97kPa）］，则应立即行同步直流电复律（100～150J）；若心室率较慢（小于150次/min）且血流动力学稳定［SBP大于90mmHg（11.97kPa）］，则可选用药物复律：亦首选利多卡因静脉推注（方法同PVCS），可重复1～2次至总量达3mg/kg时再静脉维持输注（同上），并于6～12h后加服美西律药物（同上），再渐停静脉利多卡因；若无效则可换用胺碘酮，先给150mg静脉缓慢（10～20min）推注，必要时可重复应用，然后以0.5～1.0mg/min速率静脉维持输注5～6h，再视临床效果调整剂量或减量并常规加用口服胺碘酮。使用胺碘酮后可进一步降低心室率，有时也可转变为窦律。利多卡因的不良反应有头晕、口眼发麻等，多见于老年人、心力衰竭伴肝肾功能损害者；胺碘酮的不良反应有低血压、Q-T间期延长、心动过缓和静脉炎，个别还有严重肝功能损害。为预防低血压发生，静脉推注应缓慢并随时调整用量。当VT成功转复窦律后，应当立即纠正低氧血症、低血压、酸碱平衡或电解质紊乱和洋地黄过量等基础病生理异常状态。特别是低钾血症和低镁血症，应努力使血清钾和镁水平分别大于4.5mmol/L和大于2.0mmol/L。若VT反复发作，或经上述药物治疗效果不好而产生难治性VT时，则提示已产生了"交感电风暴"。急救处理除反复上述直流电复律或电除颤（如发生室颤时）、利多卡因、胺碘酮及其合用外，应考虑静脉β受体阻滞剂以抗"交感电风暴"，可选用短效的艾司洛尔（esmolod），以25～200μg/（kg·min）剂量维持静脉输注，然后换成口服制剂，并给予镇静剂以减轻或消除患者因恐惧导致的交感神经过度激活状态。此时，还应采取有效措施，努力纠正引起反复VT的病理生理状态，包括严重心肌缺血、低血压状态、低氧血症、心功能不全、低钾血症、低镁血症、代谢性酸中毒、Q-T间期延长和心动过缓等。如发生血流动力学极不稳定，甚至心脏骤停时，则应行心肺复苏和气管插管给予呼吸机辅助呼吸。

（4）VF：是AMI后任何时候都可能发生的最严重的致死性心律失常，直接结果是心脏骤停，是AMI早期心源性猝死的主要机制。临床上通常可分为原发性VF（primary VF），即在几乎无心力衰竭症状和体征情况下，突然发生的VF，在再灌注治疗前STEMI住院患者中的发生率达10%；继发性VF（secondary VF），即心力衰竭或心源性休克急剧恶化至终末期时发生的VF（临终性VF）；晚期VF（late VF），是AMI 48h后常发生在左心室功能严重低下的大面积心肌梗死患者的VF。前壁心肌梗死伴有持续性室性心动过速、房扑或房颤、室内传导阻滞、右心室梗死需要起搏器的AMI患者是发生晚期Vf的高危患者。VF一旦出现应立即行非同步除颤（200~300J），若除颤1次未成功，可加大能量（最大至400J）再除颤。再不成功，可给肾上腺素1~2mg后重复除颤；若VF反复发生，其原因可能有：①严重心肌缺血。②严重低氧血症或酸中毒。③严重电解质紊乱，如严重高钾血症或低钾血症。④洋地黄中毒等。⑤电交感风暴。⑥严重心功能低下或心源性休克，应予纠正。对难治性VF可给胺碘酮75~150mg静脉推注后再除颤，对怀疑电交感风暴时可给β受体阻滞剂。如果出现电-机械分离，在除外心室游离壁破裂后，可在心肺复苏胸外按压的基础上，给肾上腺素或葡萄糖酸钙。

VF的预防很重要，重点措施包括：①控制心肌缺血。②纠正低氧血症。③控制心力衰竭。④纠正低钾血症，维持血钾大于等于4.5mmol/L。⑤补镁，努力使血清镁水平接近或达到2mmol/L。⑥保持患者镇静状态。⑦在STEMI发病12h内无心电监测设备和除颤器情况下才考虑预防性使用利多卡因［以1.5mg/kg静脉推注再以20~50mg/（kg·min）静脉维持］。

2）室上性心律失常。

（1）窦性心动过速：几乎均与交感兴奋有关，在再灌注治疗前的时代，几乎每个前壁心肌梗死患者都会发生不同程度的窦性心动过速，常常是由于心力衰竭、低氧血症、疼痛、焦虑、发热、血容量过低、肺栓塞和某些药物的不良反应所致，个别情况与心肌梗死有关。窦性心动过速可引起心肌耗氧量增加，减少心肌灌注，加重心肌缺血或坏死，故应积极处理，治疗应对因。若有心力衰竭则应抗心力衰竭治疗，提示预后病死率高；若无明显心力衰竭可使用β受体阻滞剂，若有心肌缺血则应使用硝酸甘油加β受体阻滞剂如前述。

（2）房性期前收缩（PAGS）：往往是心房颤动或扑动（AF、AFL）的先兆，与心力衰竭致心房扩张或心房压升高有关，应积极对因处理。

（3）阵发性室上性心动过速（PSVT）：发生率很低，发生机制与心肌缺血的关系不确定，可能独立于缺血之外，但临床上往往因心率过快可使心肌缺血加重，故应立即处理。若伴有低血压、心肌缺血或心力衰竭，则应立即行同步直流电复律（25~50J）；若无心力衰竭且血流动力学稳定，可给维拉帕米（5~10mg）或美托洛尔（5~15mg）或地尔硫䓬（15~20mg）静脉缓注而转复，无效者可使用胺碘酮。用药过程应严格监测血压、心率、心电图和心功能变化。

（4）心房扑动和心房颤动（AFL和AF）：是心房受交感神经和（或）压力刺激的后果。往往见于大面积前壁AMI并发心力衰竭患者，并提示预后不良，也可见于并发心包炎、右心室梗死和心房缺血或梗死的AMI患者。AF或AFL因心室率过快和失去了心房收缩对左心室充盈的重要作用致SV和CO明显减少，可引起低血压或血流动力学不稳定，故一旦发生均应积极处理。若心率过快致血流动力学不稳定，应立即行同步直流电复律（分别为25~50J和50~100J能量）。若血流动力学稳定，则减慢心室率亦可。有心力衰竭时首选毛花苷（西地兰）0.4~0.8mg分次静脉注射缓注，多能减慢心室率，也可能恢复窦性心律，无心力衰竭时可用西地兰，也可用β受体阻滞剂如美托洛尔5mg静脉缓注，每5~10min可重复，总量可达15~20mg，然后给口服制剂。若无效可换用胺碘酮控制心室率，也有可能转复窦律，给药方案同前。同时，应强化抗心力衰竭治疗，AF反复发作应给予抗凝治疗，以减少脑卒中的危险。

（5）交界区性心律失常：多见于下壁AMI，且多为短暂性的，包括交界区心律和加速性交界区心律（即非阵发性交界区性，心动过速，心率在70~130次/min）。前者是窦性心动过缓时的逸搏心律，后者则多见于有洋地黄中毒者，治疗应对因。若心率不快又无血流动力学损害，则不必特殊处理；若心率过慢，血流动力学不稳定，则应行临时起搏。

3）缓慢心律失常

（1）窦性心动过缓：在下、后壁 AMI 早期最为常见，与迷走张力增强有关，常伴有低血压或血压偏低 ［SBP < 90mmHg（11.97kPa）］。单纯窦性心动过缓而不伴低血压患者，只需观察，不必处理。如果心室率太慢（小于 40 次/min）特别伴有低血压时，则应立即处理。可给阿托品 0.5 ~ 1.0mg 静脉推注，间隔 5 ~ 10min 可重复使用，至总量达 2mg 为止。伴有低血压者应首选多巴胺 3 ~ 5mg 静脉推注后 + 持续输注，使血压大于 90/60mmHg（11.97/7.98kPa）后，缓慢心律失常可同时得以纠正。上述处理若无效可做好临时起搏的准备。

（2）房室传导阻滞（AVB）：心肌缺血损伤可累及房室结和室内传导系统各水平，而产生房室传导和室内传导阻滞，由于房室结供血主要来自右冠的房室结动脉，束支供血则来自左前降支系统，故前者主要见于下、后壁 AMI，后者则主要见于前壁大面积 AMI，特别在 AMI 初起或未能成功再灌注治疗者的急性期。AVB 是发生在房室结或交界区水平的传导阻滞，主要见于下、后壁 AMI 患者，由于供应房室结动脉的右冠状动脉堵塞所致。它分为一度、二度、三度，其中二度又分为 I 型和 II 型，诊断主要依据 ECG，一度和二度 I 型 AVB 极少发展为三度即使是完全性 AVB，心率不是特别过慢者只需观察，不必处理，一般也不需要临时起搏治疗，但需注意避免药物的影响（如 β 受体阻滞剂、洋地黄或钙通道阻滞剂过量）。如果患者症状明显、心率很慢（小于 50 次/min）时，可给予阿托品（同前）以提高心率。二度 II 型（QRS 无规律脱落）和三度 AVB（房室分离）者因心率很慢，起搏点位置低而不稳定，随时有心脏停搏的风险，临床上统称为高度 AVB，则需立即给予临时起搏治疗。对于心率很慢、血压偏低或不稳定甚至已出现过心源性脑缺血发作者，可使用异丙肾上腺素（0.5 ~ 1.0μg/min）持续静脉输注，在维持心室率的基础上给予临时起搏，对已出现心脏骤停者应给予心肺复苏。

（3）束支传导阻滞（bundle branch block，BBB）：是指在束支及其分支水平产生的心室内传导阻滞，包括左束支、右束支阻滞（LBBB、RBBB）和左前分支、左后分支阻滞。通常右束支和左后分支由冠状动脉 LAD 和 RCA 双重供血，而左前分支则仅由 LAD 的室间隔支供血。在再灌注治疗前时代，束支及其分支阻滞的发生率为 5% ~ 10%，而再灌注治疗时代的发生率已降至 2% ~ 5%。AMI 新发生的束支阻滞无论是 RBBB 还是 LBBB，几乎都是由 LAD 堵塞所产生的广泛前壁 AMI 的结果，病死率高，预后差，主要与梗死面积大和并发了泵衰竭（心力衰竭或心源性休克）有关，当然束支阻滞本身特别是 LBBB 也是导致心室收缩不同步，使心功能进一步降低的直接原因。新发生单纯 LBBB、RBBB 及单纯左前、后分支阻滞引起完全 AVB 的风险很小，本身不需治疗，更不需临时起搏治疗。而新的双束支传导阻滞如完全性 RBBB 加左前半（LAB）或左后半（LPB）分支阻滞及其伴 P - R 间期延长（三束支阻滞）或完全 RBBB 与完全性 LBBB 交替时，发生完全 AVB 的风险很高，均应立即行临时起搏；而出现新的单束支阻滞并伴有 P - R 间期延长或事先存在的双束支阻滞伴 P - R 间期正常者，则应在密切观察的基础上，随时做好临时起搏治疗的准备。

（4）永久性起搏治疗：AMI 患者最终需要植入永久起搏器以预防心脏停搏者很少，主要指征如下：①住院期间持续性完全性 AVB。②房室结功能严重损害或仍有间歇性二度 II 型或三度 AVB。③新发束支传导阻滞出现了高度 AVB 者。④其他因传导系统功能损害而符合永久起搏器植入指征的患者。⑤有植入 ICD 和心力衰竭同步治疗的指征者。

9. 机械并发症的处理

（1）左心室游离壁破裂：当临床上怀疑有心脏破裂的可能性，应及时行床旁超声心动图检查，有可能发现已经发生但未完全破裂的心室壁破裂时，及时给予外科紧急修补手术；也可能发现心包中量以上积血，及时给予心包穿刺和限量的引流 ［以维持血压大于等于 90/60mmHg（11.97/7.98kPa）］，或在此基础上，行紧急外科修补术有可能挽救患者的生命。

左心室游离壁破裂往往是灾难性的，一旦发生破裂，则会无例外地立即表现为心脏骤停和电机械分离（有心电活动而无机械泵功能），当已出现心脏压塞，如果不能恢复机械活动，则会很快死亡。故在确诊之前仍应立即行心肺复苏，并行超声心动图检查，以对心脏压塞和心脏破裂确诊，然后行心包穿刺引流以证实诊断和暂时缓解心脏压塞；同时，急请外科会诊，考虑外科急诊修补治疗。若病情能相对稳定，情况允许应做冠状动脉造影，然后送外科行急诊室壁修补和 CABG 术。

（2）左心室室壁瘤、假性室壁瘤：左心室室壁瘤的风险有心力衰竭、恶性心律失常和动脉系统栓塞，预后差。治疗通常有药物治疗（如 β 受体阻滞剂、ACEI/ARB、醛固酮拮抗剂）、抗重构治疗和外科行室壁瘤切除术。有恶性心律失常病史或 LVEF 很低者则有植入 ICD 的指征，如无恶性心律失常者也可植入左心室伞样重构减容装置，如有动脉栓塞史者则应加华法林抗凝治疗。

假性室壁瘤一旦确诊，则应尽快行手术切除和修补，以免再破裂而死亡。

（3）室间隔穿孔：一旦确诊，均应在 IABP 下先行冠状动脉造影，再行外科修补和 CABG 术。导管介入方法行伞样封堵器封堵术对稳定危重患者病情有帮助。室间隔穿孔的 30d 病死率很高，其预后取决于梗死范围、穿孔大小和血流动力学状态及其稳定。

（4）乳头肌断裂：一旦确诊，就应立即着手行急诊外科修补手术。由于乳头肌断裂一旦发生，随后血流动力学会很快恶化，因此应尽快插入 IABP，并给予纠正低血压、抗心力衰竭甚至抗休克治疗，必要时插入漂浮导管行血流动力学监测，并指导用药治疗；尽快稳定血流动力学，做好外科修补的术前准备。乳头肌断裂的手术包括二尖瓣置换和冠状动脉搭桥术，预后取决于早期手术、休克的时间和左心功能损害的程度。

10. 其他并发症的处理

（1）梗死后心绞痛和再次心肌梗死：梗死后心绞痛属于不稳定型心绞痛，应给予积极处理。关键是应明确其是 IRCA 缺血还是非 IRCA 缺血，IRCA 植入支架者应高度怀疑支架内血栓形成。诊断依据胸痛时，ECG 的 S－T 段压低或上抬，以及舌下含服 NTG 使胸痛缓解后 S－T 段恢复的变化。如果胸痛时或缓解后 ECG S－T 段无明显变化则应当考虑非心肌缺血原因，如心包炎、肺栓塞、心脏扩展（expansion）甚至心腔破裂，应做好鉴别诊断。治疗应给予舌下含服和静脉给予 NTG 等抗心肌缺血治疗，必要时如怀疑支架内血栓，应行急诊冠状动脉造影和急诊 PCI 治疗。

再梗死，不论是原部位（4 周内称延展，IRCA 堵塞所致）还是非原部位（非 IRCA 堵塞所致），是 STEMI 还是 NSTEMI，只要有典型的持续严重胸痛大于 20min 伴 ECG S－T 段上抬或压低，且舌下含服 NTG 1～2 片不能缓解者，均应疑诊为再次心肌梗死，均应按 AMI 处理，包括抗心肌缺血、溶栓或急性 PCI。如果疑为支架内血栓时，应首选急诊 PCI；还应按常规于胸痛后 4～6h、10～12h 和 20～24h 抽血检查心肌酶学和 cTnT 或 cTnI。对疑为非心脏性胸痛时，还应做好鉴别诊断。

（2）心包积液、心包炎和梗死后综合征：心包积液多通过超声心动图检查而发现或诊断，在前壁大面积心肌梗死或并发心力衰竭的 AMI 患者常见。大多数心包积液为少量，也无血流动力学损害，如果积液有中量或以上，则应警惕心室壁破裂可能或已发生心包出血；如果临床上有心脏压塞征，则是由于心室壁破裂或出血性心包炎所致。有心包积液不一定就是心包炎。治疗一般无须特殊处理，但应停用抗凝药物，评价和预防心室破裂，并严密观察病情变化和心包积液的吸收情况。虽然某些情况下 AMI 时的心包积液需要数月才能吸收，但大多数在数日至数周就能完全吸收。

心包炎的临床特征包括持续胸痛、特征性向两肩胛区放射、深吸气加重，坐起或前倾位减轻或消失，伴有心包摩擦音。如果超声心动图检查发现心包积液时，则应停用抗凝治疗以防心脏压塞的可能以及数月后可能的心包缩窄发生。治疗应使用阿司匹林，只是用量比常规大，在美国为 650mg 每 4～6h 1 次，用 3～5d，国内尚无类似的使用经验，不可使用非甾体抗炎药，因为会干扰心肌瘢痕的形成和梗死心肌的愈合。

梗死后综合征或 Dressler 综合征，早年发生率高达 3%～4%，实际上少得多。临床特征为心包积液伴全身不适、发热、白细胞计数升高，红细胞沉降率快，尸检可发现心室局部纤维性心包炎伴多核白细胞浸润。发病机制不清，心脏自身抗体升高提示与自身免疫有关。治疗用大剂量阿司匹林（同上），但 AMI 4 周内避免使用激素和非甾体抗炎药。

（3）附壁血栓和动脉栓塞的处理：左心室附壁血栓，即附着于 AMI 梗死区域心腔内的血栓，发生率因积极的抗血小板和抗凝治疗，已从早年的20%降至5%左右。梗死区域心内膜炎症的致血栓性和节段运动异常的血流淤滞性，是左心室附壁血栓形成的病理生理基础。临床可表现为血栓栓塞症，也可无特殊表现，通过超声心动图检查而发现和诊断。左心室附壁血栓在超声心动图下可见两种类型：团块型或附壁型，前者呈团块状可动，似更易栓塞，与梗死面积大小不一定有关；而后者则呈平层状，成片附着在心室壁内，多见于大面积透壁AMI伴大室壁瘤形成者，似乎更结实。左心室壁附壁血栓一旦确诊，就应规范抗凝治疗3～6个月，以防动脉栓塞的并发症。而且在1～3个月内血栓多会溶解，少数附壁血栓者可能难以完全溶解而易于机化。相对于左心室室壁瘤而言，附壁血栓形成事实上可起左心室减容、严重节段运动异常减轻、预防左心室重构和心力衰竭的有益作用。

（4）出血并发症：对于AMI患者，无论是已行不是未行前述溶栓治疗和急诊PCI的AMI患者，由于强化血小板和抗凝治疗，尤其是老年患者，常见消化道出血（溃疡病史或应激性溃疡）和脑出血（多年高血压基础加上抗栓治疗）。

11. 恢复期治疗、评价和出院　STEMI患者经过急性期的急救、再灌注治疗、药物治疗和并发症防治后，经CCU监护和急救［3～5d（无并发症患者）或1～2周（有严重并发症患者）］后自然进入了恢复期，并可在病情相对稳定和生活能够基本自理后转入普通病房进一步恢复。除了继续药物治疗防治心肌缺血、心力衰竭，保护心功能和进一步恢复外，重点评价心功能（胸片和超声心动图）、控制危险因素（高血压、血脂异常和糖尿病）和行择期冠状动脉造影并对IRCA（未行急诊再灌注治疗者）以及非IRCA（对多支冠状动脉病变者）行择期PCI。有条件的还可行康复治疗。

1）心功能评价：是对每个AMI患者恢复期首先必须评价且与其临床预后密切相关的重要内容。除了临床上用血流动力学（Killip心功能分级）和患者症状（NYHA心功能分级）相关的心功能初步评价外，还包括传统的心肌酶学，主要是CK－MB峰值对梗死面积；ECG上异常Q波所累及导联数及其R波保留程度和S－T段未回落程度；对梗死范围、梗死非透壁以及梗死透壁和节段运动异常严重程度；床旁胸片或远达胸片对心影大小和肺瘀血（或水肿）有无及其变化；对心功能状态或代偿状态行进一步评价。最重要的心功能评价是应用心血管影像学方法，包括超声心动图、CT、MRI、同位素心血池和左心室造影对左心室射血分数（LVEF）及其相关的左心室舒张末、收缩末的内径（EDD、ESD）或容量（EDV、ESV）定量测定和评价。上述不同影像学方法的测量分辨率虽然不同，但只要影像清楚、稳定，测量方法重复性好就可以，测值相关性很好。根据发展历史，左心室造影方法属有创检查最早开发应用，影像分辨率好，相关研究很多，是定量评价心功能的"金标准"，其他均为后研发的无创方法，其测定准确性也经过大量研究得以验证。

临床上多选用超声心动图测定LVEF和LVEDD，因为除临床普及率高、无创、方便、可床旁检查和反复检查外，其还可以评价室壁节段运动异常及其范围和程度、心内瓣膜结构和功能以及心包情况等。其他影像学检查不很方便，但有特殊需要时使用，有重要的诊断和鉴别诊断价值。有关超声心动图测定LVEF和LVEDD的正常值，可参见相关章节，LVEF绝大多数在55%～70%，LVEDD男性在50mm左右，女性在45mm左右。至于AMI患者的心功能测定，根据我们的研究如下：对于冠状动脉未成功再灌注治疗的患者，包括无侧支循环形成或冠状动脉成功再通而心肌无再流者，前壁（LAD堵塞）比下壁（RCA或LCX堵塞）AMI的左心室整体收缩功能降低更严重，LVEF分别为40%以下和45%左右；左心室扩大更明显，LVEDD分别为55～60mm和55mm；室壁节段运动异常（RWMA）的范围更大，分别位于前壁室间隔至心尖部和下壁的基底段、后间隔和后侧壁，且程度更重，分别为严重低下、无运动和矛盾运动和多为轻、中度运动低下，很少为无运动，极少为矛盾运动。而对于冠状动脉早期再灌注治疗成功（如溶栓、急诊PCI或自通）或已有侧支循环形成者，左心室基本不扩大，整体收缩功能则明显增加，节段运动异常的程度明显减轻，范围也明显缩小；前壁和下、后壁AMI患者的LVEF分别为45%左右和55%左右，LVEDD均小于55mm，RWMA的程度多为轻、中度运动降低，很少有无运动和矛盾运动；特别重要的是LVEF在AMI后半年至1年内还会有进一步明显的提高和改善，从心功能本身角度，基本不会影响患者的生活、工作和一般运动，自然会大大改善其远期预后。另外，根据最新指南，对恢复期（40d后）AMI患者LVEF≤40%者应植入ICD，以防猝死。

2）冠状动脉病变评价：以防范患者的心肌再缺血或再梗死。鉴于任何心肌再缺血或再梗死都源于冠状动脉严重病变，而冠状动脉造影又是评价冠状动脉病变的金标准，因此对于 AMI 恢复期患者均应常规行冠状动脉造影检查，以发现 IRCA 和非 IRCA 的严重狭窄（大于等于 70%）病变，并给予 PCI 或 CABG 血运重建治疗；也应对 AMI 已行急诊 PCI 的多支冠状动脉病变患者的非 IRCA 严重狭窄（大于等于 70%）病变行 PCI 或 CABG 治疗，对伴有大室壁瘤患者也可在 CABG 术同时行室壁瘤切除折叠术；对于 IRCA 和非 IRCA 的非严重狭窄如临界病变（50%～70%）则不必行血运重建治疗，只需强化药物治疗即可。只有这样才能达到预防心肌再缺血特别是再梗死的目的，尤其基本可杜绝在 IRCA 或非 IR-CA 已堵塞基础上的非 IRCA（多提供侧支循环）急性闭塞产生心肌再梗死时的猝死和心源性休克的风险。另外对 IRCA 成功 PCI，不仅可促进梗死区存活心肌恢复功能，还可以有效防治心室重构，保护心功能，防治心力衰竭。

无条件行冠状动脉造影的医院，也可按照美国指南的要求行运动试验，包括运动平板、运动或药物激发的超声心动图和同位素试验，若运动试验阳性或有缺血，则建议行冠状动脉造影，必要时行血运重建治疗，但是运动试验前应做好安全评估，运动中应密切观察 ECG S-T 段的变化，并做好急救处理的准备；也可行冠状动脉 CT 检查，如发现严重狭窄或闭塞则可行冠状动脉造影和血运重建治疗，只是对于有过敏史者应警惕对比剂过敏的发生并做好急救准备。

对每个 AMI 患者来说，这相当于发生了一次生命上的"大地震"，由"心脏发动机"的突发故障所致，应当进行彻底检查和治疗，以使其达到"心脏发动机和供油管道"理论上均应彻底恢复的目的，从而消除隐患，使患者有机会重新恢复工作和生活。

3）心电稳定性：对预防 AMI 后 1～2 年因恶性心律失常导致猝死的风险非常重要。根据 ECG 及其 24h Holter 监测结果所检测的 Q-T 离散度（ECG 各导联间的 Q-T 间期变异性）、室性心律失常、心室晚电位（信号平均心电图）、心率变异（R-R 间期的变异性）、压力感受器的敏感性（对血压变化所产生的每搏窦性心率变化相关直线的斜率）等指标以及有创性电生理检查，均因各自低阳性预测值（小于 30%）未能证明其有效预测心电不稳定性及其恶性心律失常而在临床常规应用。虽然各指标结合的预测价值会提高，但是指导治疗的应用价值也未建立。而且常规使用 β 受体阻滞剂、ACEI、阿司匹林、冠状动脉血运重建均能够显著减低病死率，加上对抗心律失常药物的有效性和安全性、对可植入除颤器（ICD）费用的担心和考虑，至今对无创检测心电不稳定性阳性但临床上无症状的 AMI 患者是否给予抗心律失常药物治疗仍不确定，还需要临床研究的结果。另外 CAST、SWORD 研究结果显示，AMI 患者使用 I 类抗心律失常药物或索他洛尔（sotalol）病死率增加证明其有害。而根据加拿大胺碘酮（amiodarone）心肌梗死试验（CAMIAT）结果发现，胺碘酮可降低 AMI 患者的心律失常性死亡或因室颤的心肺复苏率，42% 的患者因不能耐受的不良反应而停药；欧洲研究（EMIAT）结果显示，胺碘酮主要使心功能低下者的心律失常性死亡显著降低，然而对其他心源性死亡或总病死率均无降低。因此，目前胺碘酮只用于治疗性抗心律失常，仍不能用于预防性抗心律失常，使用时应注意监测 Q-Tc、心率和甲状腺功能。

4）控制危险因素：包括对高血压、血脂异常和糖尿病的药物控制和达标，对不良生活方式改变，如戒烟、限酒和清淡饮食等的宣教以及行较全面的相关实验室检查等。

5）出院前评价：目的有两个：①出院时机。②预后评估。

（1）出院时机：从临床角度看，AMI 患者恢复期病情应当相对稳定，才可出院或出院才相对安全，包括以下几方面：①血流动力学稳定，血压、心率在正常范围，无须升压药维持。②心功能稳定，并发有心力衰竭患者心功能处代偿状态，NYHA 心功能 I～II 级。③无心肌缺血或心绞痛发作。④心电学稳定，无严重快速或慢性心律失常，或心律失常已经用药控制。⑤AMI 并发症已经有效控制、好转或治愈。⑥无药物不良反应或药物不良反应已好转或治愈。⑦多项实验室检查结果基本正常。⑧择期 PCI 患者无严重并发症或已痊愈。⑨需要外科 CABG 患者，已经请外科专家会诊，确定了手术时机和方案。⑩相关并发症已请相关专家会诊，已获得诊治方案，或已经进行有效治疗而得以控制、好转甚或治愈。

（2）预后评估：决定 AMI 长期预后的三大因素有心功能状态、潜在缺血心肌和严重心律失常的易患性，主要取决于已经坏死的心肌数量和有坏死风险的心肌数量，后者则在理论上取决于非 IRCA 的狭窄病变有无、严重程度及有无血运重建。出院前的冠状动脉造影、血运重建治疗（PCI 或 CABG）和强化药物治疗也就基本解决了这一问题。

12. 二级预防　AMI 患者二级预防的目的是预防冠状动脉粥样硬化病变的进展、再次心肌缺血或梗死以及心力衰竭的发生，即预防主要心脑血管病事件（MACCE）的发生。重点措施包括：①严格控制危险因素，如高血压、血脂异常、糖尿病等。②改善不良习惯，倡导健康生活方式，如戒烟、戒酒、戒肥腻，宜清淡（低脂、低盐）饮食、降低体重、加强运动（心功能好者）等。③坚持药物治疗，包括抗心肌缺血、预防心室重构和心力衰竭、预防支架内血栓（双联抗血小板）、稳定粥样硬化斑块及控制粥样病变进展（他汀类）等。④加强健康教育、定期门诊随访、纳入社区管理等，努力改善 AMI 患者的长期预后。

（杨晓艳）

# 参考文献

[1] 许原，李忠杰，杨晓云．无创心脏电生理诊疗技术［M］．北京：北京大学医学出版社，2017.

[2] 庄建等．心血管领域新进展［M］．长沙：中南大学出版社，2015.

[3] 葛均波．心血管系统疾病［M］．北京：人民卫生出版社，2015.

[4] 顾复生．临床实用心血管病学［M］．北京：大学医学出版社，2015.

[5] 林曙光．2015心脏病学进展［M］．北京：人民军医出版社，2015.

[6] 陈信义，赵进喜．内科常见病规范化诊疗方案［M］．北京：科学出版社，2015.

[7] 王志敬．心内科诊疗精萃［M］．上海：复旦大学出版社，2015.

[8] 杨德利，刘惠亮．心导管及冠心病介入诊疗手册［M］．北京：人民军医出版社，2013.

[9] 郑长青，孙志军．心内科用药常规与禁忌［M］．北京：人民军医出版社，2012.

[10] 曾和松，汪道文．心血管内科疾病诊疗指南［M］．北京：科学出版社，2016.

[11] 何胜虎．心血管内科简明治疗手册［M］．武汉：华中科技大学出版社，2015.

[12] 黄连军．先天性心脏病介入治疗［M］．北京：北京大学医学出版社，2015.

[13] 马爱群，王建安．心血管系统疾病［M］．北京：人民卫生出版社，2015.

[14] 郭继鸿，王志鹏，张海澄，李学斌．临床实用心血管病学［M］．北京：北京大学医学出版社，2015.

[15] 臧伟进，吴立玲．心血管系统［M］．北京：人民卫生出版社，2015.

[16] 黄振文，邱春光，张菲斐．心血管病诊疗手册［M］．郑州：郑州大学出版社，2015.

[17] 唐发宽，李俊峡，曹雪滨．心血管疾病介入技术［M］．北京：人民军医出版社，2015.

[18] 沈卫峰，张瑞岩．心血管疾病新理论新技术［M］．北京：人民军医出版社，2015.

[19] 李学文，任洁，高宇平．心血管内科疾病诊疗路径［M］．北京：军事医学科学出版社，2014.

[20] 马长生，霍勇．介入心脏病学［M］．北京：人民卫生出版社，2016.

[21] 丁淑贞，姜秋红．心内科护理学［M］．北京：中国协和医科大学出版社，2015.